増刊 レジデントノート
Vol.18-No.8

もっと診断に直結する！

検査の選び方、活かし方 Update

臨床の疑問を解決し、賢く検査を使いこなす！

野口善令／編

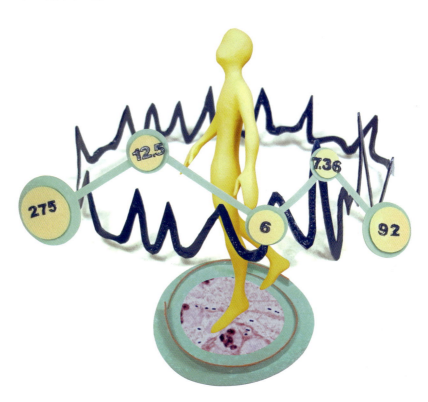

謹告

　本書に記載されている診断法・治療法に関しては，発行時点における最新の情報に基づき，正確を期するよう，著者ならびに出版社はそれぞれ最善の努力を払っております．しかし，医学，医療の進歩により，記載された内容が正確かつ完全ではなくなる場合もございます．

　したがって，実際の診断法・治療法で，熟知していない，あるいは汎用されていない新薬をはじめとする医薬品の使用，検査の実施および判読にあたっては，まず医薬品添付文書や機器および試薬の説明書で確認され，また診療技術に関しては十分考慮されたうえで，常に細心の注意を払われるようお願いいたします．

　本書記載の診断法・治療法・医薬品・検査法・疾患への適応などが，その後の医学研究ならびに医療の進歩により本書発行後に変更された場合，その診断法・治療法・医薬品・検査法・疾患への適応などによる不測の事故に対して，著者ならびに出版社はその責を負いかねますのでご了承ください．

序

　2010年にレジデントノート増刊「診断に直結する 検査の選び方，活かし方〜無意味な検査をなくし，的確に患者の状態を見抜く！」を上梓しました．

　嬉しいことに，日々の臨床のなかで検査をどう使いこなしていくかの悩みをもつ臨床医のお役に立てたようで，好評を得て増刷を重ねましたが，5年が経過して現在の診療に追いついていない内容や不足している内容などが出てきています．

　そこで，あえて体系的，網羅的に検査を概観するのではなく，いかにして診療に本当に役立つ検査を行い，適切に解釈・判断して診療を進めていくか，「診療に直結する」疑問点を集めた構成にするという当初の基本コンセプトはそのままに，現在の臨床に即するように各執筆者に内容をアップデートしていただきました．そして，より充実したものにするために新規の項目も加えました．執筆者は，いずれも臨床の現場で活躍されている臨床に造詣の深い先生方にお願いしています．

　第1章「検査の基本的考え方」では，検査の目的とそれに応じた運用の考え方を，第2章「内科医に必要な検査の基本的読み方」では，臨床医として知っておくべき基本的な検査の解釈のしかたとその検査で何がわかるか／わからないかを，第3章「検査のここが知りたい」では，診断の全体的な流れのなかで検査をどう使うかという視点を中心に，臨床の現場でのピットフォールを，第4章「Advanced Lecture：トピックスとなっている検査」では，最近のトピックスとなっている検査をとりあげています．どの項目も，日常臨床でよく遭遇する疑問，悩みに答える内容になっています．

　初版と同様に本書が，悩める臨床医の診療の助けになれば執筆者一同の幸いです．

2016年6月

執筆者を代表して
名古屋第二赤十字病院 総合内科
野口善令

増刊 レジデントノート
Vol.18-No.8

もっと診断に直結する！
検査の選び方、活かし方 Update
臨床の疑問を解決し、賢く検査を使いこなす！

　　序 ……………………………………………………………… 野口善令　　3（1359）
　　Color Atlas ………………………………………………………………　　9（1365）

第1章　検査の基本的考え方

1. 診断のための検査の考え方を教えてください …………… 野口善令　12（1368）
　1. 検査は何のために行うか　2. 検査の目的　3. 診断のために行う検査のフレーム（思考の枠組み）　4. 検査の性能（診断特性）　5. 予期しない検査結果

2. 治療効果の指標としての検査の考え方を教えてください
　………………………………………………………… 枦谷健太郎, 山本舜悟　18（1374）
　■ 治療をはじめた後にどの検査をみていったらいいのか？

3. 入院時一般検査をどう選ぶ？ ………………… 早川　仁, 神田善伸　22（1378）
　1. 入院時一般検査の目的　2. 入院時感染症スクリーニングをどう選ぶのか　3. 血液生化学の検査項目をどう選ぶのか　4. 入院時一般検査のピットフォール

4. 健診（早期診断）の考え方を教えてください …………… 南郷栄秀　27（1383）
　1. 健診の考え方　2. 健診が抱える問題　3. 健診について思うこと

第2章　内科医に必要な検査の基本的読み方

1. 血液ガス, 酸塩基平衡の読み方を教えてください
　………………………………………………………… 前川道隆, 山中克郎　35（1391）
　1. 炭酸ガス貯留を探す　2. A-aDO$_2$で病態を判定する　3. 代謝性アシドーシスを探す
　● Advanced Lecture：1. 代償の原則を知ろう　2. 補正HCO$_3^-$と⊿AGで複雑な病態を解釈する

2. 低ナトリウム・高ナトリウム血症の診断はどうする？
……………………………………………………黒田浩一，山中克郎　41　(1397)
1. 低Na血症（血清Na濃度が135 mEq/L以下）の診断　2. 高Na血症（血清Na濃度が146 mEq/L以上）の診断

3. カリウム濃度異常の診断・治療はどうする？　……小出滋久，山中克郎　50　(1406)
1. 病態を考える　2. 臨床現場ではどのように診断していくか？　3. 治療はどのようにしていくか？　● Advanced Lecture：1. K補正時は心電図をモニターし，頻回にK濃度を測定する　2. 嘔吐は腎外性のK喪失か？　3. 低カリウム血症ではMg欠乏に注意　4. 漢方薬の服用歴に注意

4. 脱水をどう診断する？　…………………………………………………徳田安春　58　(1414)
■ 脱水と循環容量減少　● Advanced Lecture：身体所見による脱水・循環容量減少の診断操作特性

5. スパイロメトリーの読み方を教えてください
呼吸器専門医が非専門医に知ってほしいこと ……………………………杉本幸弘　64　(1420)
1. スパイロメトリーで何がわかるのか？　2. フローボリューム曲線からわかること　3. DLcoとは何か？　● Advanced Lecture：肺年齢の活用

6. 心エコーの読み方を教えてください
非専門医に知ってほしいこと ……………………………………小形幸代，谷口信行　71　(1427)
1. 心エコーでわかること，わからないこと　2. どんな診断に使えるのか　3. どのような評価方法があるか　● Advanced Lecture：パルスドプラ法のサンプルボリュームの位置

7. 肝機能検査の読み方を教えてください　…………………………………横江正道　79　(1435)
1. 肝機能検査で何がわかるのか？　何がわからないのか？　2. AST・ALTはどんな診断に使えるのか？　3. ALPやγGTPはどんな指標として使えるのか？　4. 疾患別基本パターンの読み方を知ろう　● Advanced Lecture：薬剤性肝障害はどう診断するか？

8. 副腎機能検査の読み方を教えてください　………………………………脇坂達郎　90　(1446)
1. どんなときに副腎不全を疑うべきか？　2. どの検査をオーダーすべきか？　3. 副腎不全と診断したらどうするか？　● Advanced Lecture：1. 単独ACTH欠損症（リンパ球下垂体炎）　2. 下垂体卒中　3. 敗血症性ショックにおける副腎機能検査

9. 甲状腺機能検査の読み方を教えてください
世界で一番簡単な甲状腺機能検査の読み方 ………………………………田中和豊　96　(1452)
1. 生理学は"簡単に"考えよう　2. 甲状腺機能検査の適応　3. 甲状腺機能検査のオーダー方法　4. 甲状腺機能検査結果の読み方　5. 甲状腺機能異常のマネジメント　● Advanced Lecture：甲状腺機能低下症のピットフォール

10. 自己抗体はどう使う？　…………………………………………中西研輔，金城光代　101　(1457)
1. どんな患者にオーダーすべきか？　2. スクリーニング検査として何を使うのか？　3. 確定診断，除外診断にはどう使うのか？　● Advanced Lecture：先行した局所の臓器病変に対する自己抗体検査

11. 腫瘍マーカーはどう使う？　……………………………………………堀之内秀仁　108　(1464)
1. 腫瘍マーカーとは　2. 腫瘍マーカーの条件　3. 腫瘍マーカーの使用方法　● Advanced Lecture：1. 腫瘍マーカーに関する最近の話題　2. バイオマーカー

12. グラム染色はどう使う？　………………………………………平島　修，藤本卓司　114　(1470)
1. グラム染色で原因菌を推定し，抗菌薬の選択に反映させる　2. 治療開始翌日のグラム染色像を効果判定に用いる　3. 細菌検査室と連携する　4. グラム染色回診をする　● Advanced Lecture：1. 喀痰標本作製のポイント　2. 尿での標本作製ポイント

13. 性感染症について教えてください ……………………… 星　哲哉，続木康伸　121 (1477)
　　1. 性感染症のリスクとは？　2. 部位別アプローチから感染を考える　3. 性感染症の検査を知る
　　4. 診断，治療で終了ではない

14. RASTはどう使う？
　　たくさん測りすぎていませんか？ ……………………… 陶山恭博，岡田正人　129 (1485)
　　1. アレルギー疾患を疑ったら　2. RAST検査の使い方　● Advanced Lecture：アレルゲンコンポーネント，コンポーネントRASTとは？

15. 骨量測定検査の読み方を教えてください ……………………… 木村万希子　136 (1492)
　　1. 検査の適応　2. 骨量測定方法　3. DXAの読み方　4. 胸腰椎X線撮影　5. 原発性骨粗鬆症の診断基準　6. 薬物療法開始基準　7. 治療の実際　● Advanced Lecture：ステロイド性骨粗鬆症ガイドライン

16. 薬物治療モニタリング（TDM）について ……………… 望月敬浩，大曲貴夫　145 (1501)
　　1. TDMの基本を知ろう　2. TDMの実際を知ろう

17. 血液検査の凝固系の項目の解釈は？ ……………………… 末松篤樹，野口善令　151 (1507)
　　1. 凝固検査の基本事項　2. どのようなときに凝固検査を行うか　3. 覚えておきたい代表的な疾患や臨床状況　● Advanced Lecture：大動脈解離とD-dimer

第3章　検査のここが知りたい

1. 異常値が出たら本当に異常なのでしょうか ……………………… 野口善令　157 (1513)
　　1. 検査異常値の定義　2. 仮説を修正した方がよい重大な検査結果

2. 代謝性アシドーシスをみたら何を考える？ ……………………… 加藤之紀　163 (1519)
　　1. 血液ガスを解釈してみよう　2. 血液ガスの結果から鑑別してみよう　● Advanced Lecture：
　　1. アルブミンやリンでAGが変わる？　2. 乳酸アシドーシスについて

3. 症状からACSが疑われるのに心電図，トロポニンが正常なときどうするか？
　　……………………………………………………………………… 川村正太郎　169 (1525)
　　1. その症状はACS？　2. 心電図は本当に正常？ 心筋虚血の変化は本当にないのか？　3. 血液検査はいつ行う？　● Advanced Lecture：来院時のトロポニンでACSはどこまで否定できる？

4. 肺血栓塞栓症の診断について教えてください ……………………… 林　寛之　176 (1532)
　　1. 造影ヘリカルCTの診断特性は？　2. D-dimerの診断特性は？　3. 偽陽性：D-dimerが肺血栓塞栓症以外でも上昇する原因について　4. 実際の診断戦略　● Advanced Lecture：1. 知っておきたい低リスク群のPERCルール（50歳未満に便利）　2. あわてる？ あわてない？ エコーを使いこなせ　3. 下肢エコーを使おう　4.「心電図」は知っているとお得

5. 培養で陽性となった菌が起因菌であるとどう判断するか？ … 大野博司　182 (1538)
　　1. 検体採取について　2. 血液培養の取り扱い　3. 検体の培養結果の適切な解釈には感染臓器とその起因微生物の想定が最も大切　4. 培養結果のMICのみかた，考えかた　5. 症例ではこう考える　● Advanced Lecture：1. 培養を行ってはいけない検体　2. 喀痰培養結果の解釈

6. 無菌性髄膜炎をみたらどんな疾患を考えるか？ ……………… 大路　剛　192 (1548)
　　1. 判断するうえで何を考慮すべきか　2. 判断の分かれ目となるポイントでの指標　3. 特に注意すべきこと

7. 尿円柱の腎実質性疾患に対する診断特性は？ ……………福間真悟 198 （1554）
  1. 尿円柱はどこでどのように形成されるか？ 2. 尿円柱の診断特性はどこまでわかっているか？
  3. 各種尿円柱の意義は？ 4. 腎実質性疾患の診断の流れ

8. エコーまたはCTの虫垂炎に対する診断特性は？
  プライマリ・ケアのセッティングでは，20分または70分コース？…竹島太郎 203 （1559）
  1. 腹痛を訴える患者の鑑別診断は？ 2. 虫垂炎の有病率（事前確率）は？ 3. 病歴，身体所見の感度・特異度は？ 4. 検査は何を選択するか？ 5. 虫垂炎の診断または除外のためにエコーかCTのどちらを選択するか？ ● Advanced Lecture：画像検査を用いない予測ツール

9. クロストリジウム・ディフィシル感染症（CDI）の診断について教えてください
  …………………………………………………………………………本村和久 208 （1564）
  1. クロストリジウム・ディフィシル感染症の診断で重要なのはどんなこと？ 2. クロストリジウム・ディフィシル感染症って，特殊な検査なしで臨床診断できるの？ 3. 検査〜クロストリジウム・ディフィシル感染症の検査戦略は？ ● Advanced Lecture：トキシンA，Bだけがトキシンではない〜 binary toxin 遺伝子について

10. CRPが高値のときはどんな疾患を考えるのか？ ……………横江正道 216 （1572）
  1. 高CRP血症をどう紐解くか？ 2. CRPは感染症診療で有用なのか？ 3. CRPで細菌感染症とウイルス感染症を区別できるか？ 4. CRPは全身状態の悪さの指標になるのか？ 5. 血沈はどう評価したらいいのか？ ● Advanced Lecture：動脈硬化とCRP

11. San Francisco syncope ruleについて教えてください
  失神の disposition ……………………………………………………東　秀律 222 （1578）
  1. 失神の鑑別疾患 2. ERで行う検査 3. San Francisco syncope rule（以下SFSR）
  ● Advanced Lecture：1. SFSRを有効利用するために 2. 心血管性失神の見逃しに注意！

12. PSA値の意味するものは？ ………………………………………宮田靖志 227 （1583）
  1. 実際の臨床で前立腺癌にどの程度遭遇するのか 2. PSAの診断特性 3. 年齢別のPSA基準値 4. 基準値PSA＜4 ng/mLならひとまず安心してよいか？ 5. PSAの値と進行度
  ● Advanced Lecture：PSAによる前立腺癌検診を実施すべきか

13. 感染性心内膜炎を疑った際の心エコーの有効な使い方を教えてください
  ……………………………………………………………………………吉田路加 232 （1588）
  1. 感染性心内膜炎における心エコーの診断特性 2. 心エコーによる予後の予測 3. 合併症の評価 ● Advanced Lecture：ペースメーカやICDなどの心内機器に関する心内膜炎の診断

14. β-D-グルカンの真菌感染症に対する診断特性は？ ………上田晃弘 242 （1598）
  ■β-D-グルカンの真菌感染症に対する検査特性 ● Advanced Lecture：β-D-グルカンを用いた preemptive therapy

15. 尿中肺炎球菌抗原，尿中レジオネラ抗原の診断特性 ………島田利彦 247 （1603）
  1. 尿中抗原検査の特徴とピットフォール 2. どのような場合に検査をオーダーするか 3. 尿中肺炎球菌抗原：肺炎球菌の特徴，詳細な検査の特徴，検査特性，その解釈 4. 尿中レジオネラ抗原：レジオネラの特徴，詳細な検査の特徴，検査特性，その解釈

16. *H. pylori* 感染の診断と治療効果判定のしかたを教えてください
  …………………………………………………………………………小林健二 251 （1607）
  1. 検査法の種類と特徴 2. 診断のための検査 3. 治療効果判定のための検査 ● Advanced Lecture：生検部位に注意！

17. 腎機能障害者に造影CTを施行してよいとき，ダメなとき
　　　　　　　　　　　　　　　　　　　　　　　　　　　小丸陽平，土井研人　257（1613）
　　1. ヨード造影剤による造影剤腎症（CIN）　2. MRI造影剤と腎障害　3. 最後に：それでも造影検査に「Yes」と言わなければならない状況

第4章　Advanced Lecture：トピックスとなっている検査

1. 急性冠症候群における血中心筋トロポニンの診断特性は？
　　　　　　　　　　　　　　　　　　　　　　　　　　　　　　　佐藤幸人　264（1620）
　　■ 心筋トロポニン測定の実際

2. 血中BNPやNT-ProBNPをどう使う？　　　　　　庄司　聡，香坂　俊　270（1626）
　　1. BNPとは？　2. BNPとNT-ProBNPの違い　3. 急性心不全の診断におけるBNPの有用性　4. BNPの限界　5. 結局BNPはどう使用すべきか　● Advanced Lecture：1. BNPは予後予測，重症度判定や，個別患者の治療効果判定にも使える　2. BNPと新薬開発

3. 抗CCP抗体の診断特性は？　　　　　　　　　　　　　　　　　　西村邦宏　276（1632）
　　1. 開業医の先生からの紹介状　2. RF陽性なら関節リウマチ？　3. 抗CCP抗体の有用性

4. プロカルシトニンの臨床的意義は何か？　　　　　　内田大介，岩田健太郎　280（1636）
　　1. さて，プロカルシトニンとは何であろうか　2. 細菌感染にCRPとPCTのどちらがよいのであろうか　3. PCTを実臨床の場でどう用いるか　3. PCTの問題点とは何であろうか

5. インターフェロンγ遊離試験（IGRA）はどう使う？　大倉敬之，岩田健太郎　286（1642）
　　1. IGRAとは（ややこしいぞ！）　2. 活動性結核疑いの患者にIGRAは使えるか　3. 潜在性結核疑いの患者にIGRAは使えるか　4. 曝露後精査にIGRAは使えるか　5. IGRAの問題点

6. 認知症の診断　　　　　　　　　　　　　　　　　　　　　　　　河合　真　291（1647）
　　1. 認知機能の低下はさまざまな状況で生じる．それだけでは認知症ではない　2. 認知症の診断をつけたいのか，認知症の原因疾患の診断をつけたいのかをはっきりさせる

7. 関節リウマチの新しい診断基準，新しい薬　　　　　　　　　　岸本暢将　298（1654）
　　1. 2010 ACR/EULAR新分類基準　2. 2010 ACR/EULAR新基準の検証　3. 新規治療薬（生物学的製剤および低分子標的薬）

● 索引　　　　　　　　　　　　　　　　　　　　　　　　　　　　　　　　304（1660）

● 執筆者一覧　　　　　　　　　　　　　　　　　　　　　　　　　　　　　308（1664）

■ 各原稿中に示した難易度について

本書では，各原稿の最初のページに，難易度をA，B，Cの3段階で示しています．Aから始まりB，Cと進むごとに，難易度が高くなります．本書を読み進める際の参考としていただけますと幸いです（これらの難易度はあくまで目安としてお使いください）．

Color Atlas

第2章12（❶～❽）

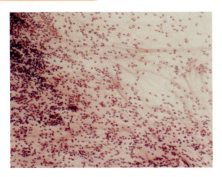

❶ Geckler5：良性検体
無数の白血球を認め，扁平上皮は認めない．
（p115，図1参照）

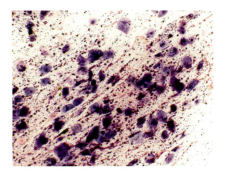

❷ Geckler3：不良検体
白血球と比べ明らかに大きい扁平上皮を多数認める．
（p115，図2参照）

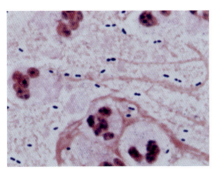

❸ パターンA（*S.pneumoniae*と推定）
（p115，図3参照）

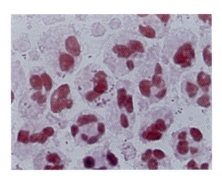

❹ パターンB（*H.influenzae*と推定）
（p116，図4参照）

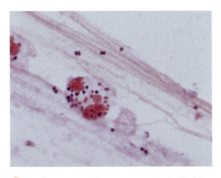

❺ パターンC（*M.catarrhalis*と推定）
（p116，図5参照）

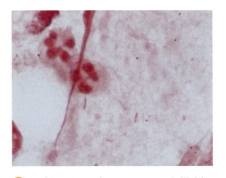

❻ パターンD（*P.aeruginosa*と推定）
（p117，図6参照）

Color Atlas

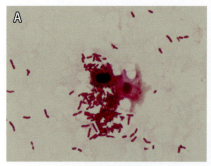 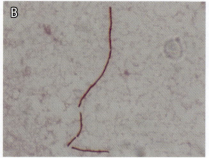

❼ 腎盂腎炎患者の抗菌薬治療開始前後のグラム染色所見（1,000倍）
A）治療前，B）治療開始翌日．グラム陰性中型の桿菌を認めたため，*Escherichia coli* などの腸内細菌を推定し，セファゾリンで治療開始．治療開始翌日には菌数は減少し，残った菌は変形（フィラメント化）しており，治療効果ありと判断できる．
（p118，図7参照）

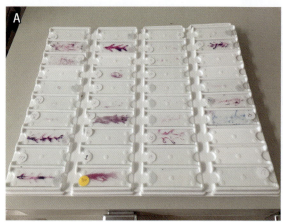 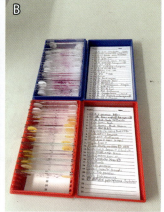

❽ グラム染色回診
グラム染色したスライドはトレーに保管する（A）．グラム染色回診で培養結果を照合したら専用のケースに保管（B）し，教育スライドとして活用する（アルコール固定すると劣化せず保存できる）．
（p119，図8参照）

増刊 レジデントノート

もっと診断に直結する！
検査の選び方、活かし方 Update

臨床の疑問を解決し、賢く検査を使いこなす！

第1章　検査の基本的考え方

1. 診断のための検査の考え方を教えてください

野口善令

●Point●

- **検査の目的**には，① 診断をつける，② ルーチン検査，③ 早期診断，④ 治療効果の指標，がある
- 診断のために行う**検査のフレーム**は，① **仮説形成**，② **仮説検証**，からなる
- 診断のための検査を行うときには，診断推論のフレームを意識して鑑別診断の仮説を立てなければならない．鑑別診断を考えずに適当に検査をオーダーしても，結果に振り回されることになりやすい

症例

60歳 男性，主訴：発熱．

生来健康な基礎疾患のない男性．約1.5カ月前から発熱あり．夕方から悪寒が出現しその後，38〜39℃の発熱が出現する．近医受診し，抗菌薬処方されいったん解熱したが，中止後から再び発熱した．2カ月で5 kgの体重減少以外に随伴症状なし．身体所見では，心尖部に2/6汎収縮性心雑音を聴取する以外に異常認めず．血液検査では，軽度の白血球増多，貧血，炎症反応（WBC 8,700/μL，Hb 10.1 g/dL，CRP 1.86 mg/dL）以外に異常認めず．検尿，胸部X線像異常なし．

研修医A君は，原因がわからないので，各種培養，ウイルス抗体，自己抗体など検査をオーダーした．その結果，血液培養は陰性で，尿培から *Candida Albicans* が培養された．β-D-グルカンは弱陽性．EB関連抗体は既感染パターンで，CMV抗体は陰性．抗核抗体は1：40の弱陽性，リウマチ因子は弱陽性であったが，抗dsDNA抗体などその他の自己抗体は陰性であった．真菌感染症を疑い，フルコナゾールを投与したが解熱はみられなかった．次は膠原病を考えてステロイドを投与すべきなのか，A君は行き詰まってしまった．

この症例では，検査をいろいろオーダーしたことにより逆にわかりにくくなってしまったようである．こんな状況におちいるのを避けるためにはどうすればよいか，ここで診断と検査について考えてみよう．

1. 検査は何のために行うか

検査は何のために行うのだろうか．ひとくくりに検査といって何気なく毎日オーダーを出しているが，実は，意識していなくても目的があって検査を行っているはずである．目的の異なる検査にはそれぞれ異なった思考の枠組み（フレーム）がある．

2. 検査の目的

1 診断をつける

一番多い検査の目的である．この稿では，診断をつけるために行う検査について考えてみる．

2 ルーチン検査

入院時検査，術前検査など，治療や手術に際して何かリスクになるものが存在するかどうかを評価するために行う．

3 早期診断

自覚症状がない段階で，疾患やリスクを発見して治療介入をすることによってアウトカムを改善する目的で行う．癌検診や生活習慣病健診など健診・検診は早期診断を目的に行う．

4 治療効果の指標（モニタリング）

治療に対する反応をみて現在の治療が奏効しているかどうかを判断するために行う．

3. 診断のために行う検査のフレーム（思考の枠組み）

「向こうから四つ足の動物が来る．何だろう？」
「あれは，イヌだ．」と一目瞭然に直感的に認識できるときはあれこれ考える必要はない．このフレームをスナップ診断（パターン認識）という．もし，直感的に認識できない場合は，いろいろ考えて推し量っているはずである．このフレームを推論とよび，診断に限らず，ヒトがわからないものを見た場合，普遍的に行う考え方の基本的な枠組みである．診断の場合は，診断推論とよぶ．

推論は以下の2段階からなる．
1 これは「？」ではないかという疑い（仮説）をもつ＝『仮説を立てる（形成）』
2 その仮説に沿って情報を集め，仮説が正しいかどうか判断する＝『仮説の検証』

1 仮説を立てる（形成）

「街中では見たことのない動物だ．」「ひょっとしたらタヌキではないか？」「まさかオオトカゲか？」
この段階では，「これは？ではないか」という疑いをもつ．この疑いが仮説であり，診断の場合は，鑑別診断の候補にあたる．仮説は主として，病歴（患者の話，訴え）から形成する．検査をする前に，何らかの疾患を疑って鑑別診断を考えることは診断推論の核心である．検査結果が仮

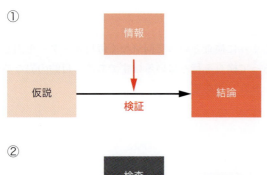
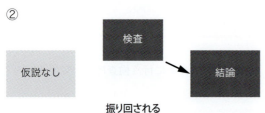

図1 推論のフレーム
①は本来の推論のフレームで，最初に仮説を立てそれに沿って情報を収集し仮説を検証して結論を得る．
②は，『仮説なし』でいきなり検査をした場合で，検査結果に振り回されやすい．

説を考えてくれるわけではないので，鑑別診断を考えずに適当にたくさん検査をオーダーして結果を並べてみても，結果に振り回されるだけになりやすい（図1）．

症例では，発熱以外の症状に乏しく，一目瞭然にスナップ診断できないため，鑑別診断の候補を想起して仮説を立てる必要がある．鑑別診断は，頻度の高いもの（common）と見逃してはいけないもの（critical）の2つの軸から考える（表）．

2 仮説の検証

仮説ができたら，次の段階では情報を集め，それを用いて仮説を肯定/否定できるのか，を検証していく．仮説の検証のゴールは，仮説を肯定/否定する情報を集め，吟味してこの仮説が正しいかどうか決定することである．情報のなかには，仮説を肯定することも否定することもないどちらでもないクズ情報（ノイズ）もある．情報は仮説に沿って集める必要がある．そうでないと推論に役に立たないクズ情報ばかりになってしまう．

例えば，タヌキか，オオトカゲか，迷っている場合には，「ウロコはない」，「毛が生えている」などの情報は，皆オオトカゲを否定し，タヌキを肯定する情報である．「四つ足で歩く」ことは，両者の区別点にならずクズ情報である．さらに，動物を疑っているのに，「車輪があるかどうか」は全くのノイズで確かめるのは徒労でしかない．

診断推論のなかでは，検査は診断仮説を検証するための情報として使われる．患者から1つ情報をもらうとその結果として，患者がある疾患をもつ可能性（確率）は，① 高くなる，② 低くなる，③ どちらへも動かない，のいずれかとなる．診断推論のフレームでは，これらの情報を患者が "疑われた疾患" をもつ確率を動かす道具として使う．そして，常に患者が "疑われた疾患" をもつ確率を考えながら，患者から情報をもらって患者が疾患をもつ確率を動かしていく．最終的なゴールは，患者が "疑われた疾患" をもつ確率が十分高くなるか（確定診断 rule in），もはやこれ以上この疾患について考える必要がないと判断できるくらい低くなるか（除外診断 rule

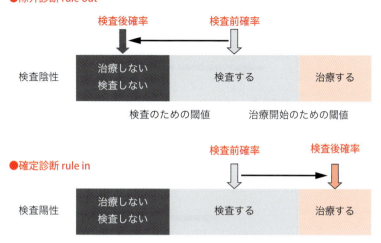

図2 除外診断 rule out と確定診断 rule in

out）のどちらかである（図2）．患者から情報を仕入れる前に考えた"患者が疾患をもつ確率"を検査前確率（事前確率），患者から情報を仕入れた後の"患者が疾患をもつ確率"を検査後確率（事後確率）とよぶ．

この場合，情報を仕入れて，確率が高くなる/低くなるのは臨床的に価値のある情報で，どちらへも動かないのは，診断のためには価値のないクズ情報（ノイズ）である．高くなれば確定診断，低くなれば除外診断することができるが，確率が変化しなければ確定も除外もできないからである．

検査をオーダーする前には，自分が何を疑っているのか具体的な疾患名を意識にのぼらせて認識しなければならない．β-D-グルカンをオーダーするのであればカンジダ菌血症を疑っているのかどうか．もし，カンジダ菌血症を疑うならば，疑うべき根拠（免疫不全状態，中心静脈カテーテル留置などのリスク）はあるのかどうか．実際には，リスクのない免疫状態が正常な患者の発熱の原因として真菌感染症は考えにくく，鑑別診断の上位にはこないであろう．症例では，長期間持続する発熱，心雑音，体重減少から，比較的commonかつcriticalな疾患として感染性心内膜炎，結核などを鑑別診断としてあげる必要がある．感染性心内膜炎を疑うのであれば，使用中の抗菌薬を中止して血液培養を何回かとりなおさなければならない．

4. 検査の性能（診断特性）

このように，診断のために行う検査のフレームでは，検査は患者が"疑われた疾患"をもつ確率を動かす道具として使われる．道具には性能がある．この性能の表し方には，感度/特異度，陽性尤度比LR＋/陰性尤度比LR－などがある．以下の原則を覚えておくと便利である（図3）．

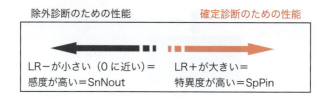

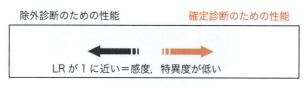

図3 検査の性能

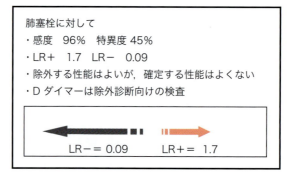

図4 検査の得手不得手〔Dダイマー（ラテックス法）の性能を例に〕

①感度の高い検査は陰性のときに，除外診断の性能に優れている．すなわち，検査後確率が低い方へ大きく動く．Sensitivity Negative rule OUTの頭文字をとって **SnNout** と覚える．
陰性尤度比LR−の値（0から1の間）は，検査後確率を低い方へ動かす力の大きさをあらわす．値が0に近いほど動かす力が大きい．
②特異度が高い検査は陽性のときに，確定診断の性能に優れている．すなわち，検査後確率が高い方へ大きく動く．SPecificity Positive rule INの頭文字をとって **SpPin** と覚える．
陽性尤度比LR＋の値（1以上）は，検査後確率を高い方へ動かす力の大きさをあらわす．数値が大きいほど動かす力が大きい．

　確定診断，除外診断ともに優れた検査もあるが，多くの検査には得手不得手があり，確定診断には有用だが除外診断には役立たない検査，逆に除外診断には有用だが確定診断には役立たない検査がある．目的に応じて検査を使い分ける必要がある（図4）．

症例の抗核抗体は弱陽性だが，抗核抗体のSLE（systemic lupus erythematosus：全身性エリテマトーデス）に対する特異度は高くないのでこれだけでSLEの確定診断はできない（ある文献では感度99％，特異度80％）．ほかの症状・所見がSLEを疑わせるものでないため検査前確率は低く，むしろSLEでない可能性の方が高いだろう．

　この症例では，抗菌薬を中止して3日後の血液培養3セットから，*Viridans Streptococcus*が培養され，感染性心内膜炎として治療が開始された．

　最後にくりかえすが，診断のための検査を行うときには，診断推論のフレームを意識して鑑別診断の仮説を立てなければならない．検査は確率を動かす道具であって，鑑別診断の仮説をつくってくれる道具ではないことを銘記すべきである．ここを誤解して，診断仮説を考えずに検査を乱発しても，うまくいかずに症例のように混乱することの方が多い．

5. 予期しない検査結果

　実際の臨床では，予期しなかった検査結果に出くわすことがある．予想しなかった検査結果の具体例としては，診断仮説からは予想しなかった検査の異常，入院時/術前などのいわゆるルーチン検査で得られた異常，フォローアップ中の検査異常などがある．

　このような場合にどう考えればよいのかは，**第3章-1**で解説する．

文献・参考文献

1) 「誰も教えてくれなかった診断学」（野口善令，福原俊一/著），医学書院，2008
2) 「ERの哲人―救急研修マニュアル」（山中克郎，他/著），シービーアール，2006

プロフィール

野口善令（Yoshinori Noguchi）
名古屋第二赤十字病院 総合内科
世の中には，知っていて使いこなすことができれば楽できるが，知らないがゆえに遠回りして無駄な労力を消費してしまうという考え方の枠組み（フレーム）が存在します．臨床医は，普段この稿で述べたような診断のフレームを意識せずに診断をしています．時には，立ち止まってこんなフレームもあるんだということを学習すると見えてくるものがあると思います．

第1章 検査の基本的考え方

2. 治療効果の指標としての検査の考え方を教えてください

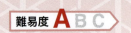

枡谷健太郎，山本舜悟

● Point

- 治療効果の指標となる検査とならない検査を使い分ける
- 臓器（疾患）特異的な指標と，全身の状態をあらわす指標とを分けて考える
- 臓器（疾患）特異的な指標と，全身の状態をあらわす指標が乖離して動いているときは，何か別のことが起こっていないかどうか考える

はじめに

　検査には主に2つの使い方がある．それはすなわち，診断のために行う検査と，治療の効果をみるために行う検査である．ともするとこれら2つは混同されることが多く，本来治療効果の指標として使われる検査が診断に使われていたり，診断のために使う検査で治療効果の判定が行われていたりする．

　また，検査には臓器（疾患）に特異的な結果を示すものと，全身の状態をあらわす指標になるものがある．

　本稿では，症例をもとにして，それらを解説していく．

症例

　78歳男性．生来健康．

　3日前からの咳，痰と前日からの38℃を超える発熱を主訴に来院．来院時のバイタルサインは，意識清明，血圧120/80 mmHg，脈拍110回/分，呼吸数24回/分，体温38.0℃，SpO_2 90％（大気下）であった．身体所見では右下肺野に断続性ラ音が聞かれ，胸部X線にて右下肺野に浸潤影がみられた．血液検査では，白血球17,000/μL，CRP 13 mg/dL，血液ガスではPaO_2 63 Torr（大気下）であった．肺炎として入院となり，3世代セフェムの抗菌薬にて治療を開始した．

　入院4日目には，咳や痰は改善し呼吸数は12回/分，PaO_2 85 Torr（大気下）と改善した．しかし，体温は37.9℃とあまり解熱していなかった．採血をしてみると，白血球18,000/μL，CRP 14 mg/dLと入院時より増悪していた！また，胸部X線を撮影したが，右下肺野の浸潤影に変化はみられなかった．肺炎の治療が奏効していないと考え，抗菌薬をより広域のカルバペネムに変更し，非定型肺炎の治療も開始した．しかし入院6日目になっても体温は38℃と改善なく，血液検査でも17,000/μL，CRP 13 mg/dLとあまり変化がなかった．

表1 臓器特異的なパラメータと全身の状態をあらわす指標

■臓器特異的なパラメータ

症　状	身体所見	検査所見
髄膜炎		
頭　痛 痙　攣 麻　痺	意識レベル 神経学的所見	髄液所見（培養の陰性化，細胞数，タンパク，糖）
肺　炎		
咳，痰 呼吸苦 胸　痛	呼吸数 呼吸音	酸素飽和度（SpO$_2$） 動脈血液ガスの酸素濃度 喀痰中の細菌数・白血球数
尿路感染		
頻　尿 排尿時痛	腰背部（CVA）叩打痛	尿中の細菌数・白血球数
感染性心内膜炎		
なし	心雑音	血液培養の陰性化 心エコーでの弁膜症，心機能
胆嚢炎，胆管炎		
腹　痛	腹部の圧痛	肝胆道系酵素 CT，エコー画像での病変の広がり
蜂窩織炎		
局所の疼痛	局所の圧痛，発赤，熱感，腫張	なし
骨髄炎		
局所の疼痛	局所の圧痛，発赤，熱感，腫張	なし

■全身の状態をあらわす指標

- 白血球
- CRP
- 赤沈
- プロカルシトニン

CVA：costovertebral angle

　かくなるうえは，真菌の治療も開始するべきか，サイトメガロウイルスの肺炎なんてのもあるんだっけ…どうしようか…，と考えていたところ，看護師が「そういえば数日前から下痢してましたよね」とぽつりと漏らした．便のCDトキシン検査を施行したところ陽性．*Clostridium difficile* 感染症と考えた．抗菌薬を中止し，メトロニダゾールの内服を開始したところ，入院9日目には体温は36℃台に解熱し，血液検査も白血球7,000/μL，CRP 3 mg/dLと改善した．

■ 治療をはじめた後にどの検査をみていったらいいのか？

1 臓器（疾患）特異的な指標と全身の状態をあらわす指標

　検査には（身体所見もそうだが），臓器（疾患）特異的な指標と，全身の状態をあらわす指標がある．代表的なものは表1の通りである．

表2　間違って治療効果の指標に使ってしまいがちな検査

- 白血球，CRP
  →もともとの疾患は良くなってきていても，ほかの疾患を発症している場合は区別できない．またCRPが陰性化するまで治療する必要もない
- 肺炎の胸部X線
  →X線は遅れて改善する．X線がクリアになるまで肺炎を治療しなくてもよい
- 骨髄炎のMRI
  →治療後も信号は残る
- 創部感染，留置されているドレーンからなどの培養検査
  →治療後にコロナイズしている菌をみつけるだけ

臓器（疾患）特異的な指標をわれわれは「臓器特異的なパラメータ」とよぶ．

治療の効果を考えるときは，これら2つを使い分けなければならないが，**重要なことは臓器特異的なパラメータを重視して考えることである**．

例えば，肺炎であれば，治療効果の判定には血圧，脈拍，体温，呼吸数といったバイタルサインとともに，酸素飽和度を用いるべきとガイドラインには記載されている[1]．このなかで臓器特異的なパラメータは酸素飽和度である．これはもちろん，サチュレーションモニターでも測ることができるし，動脈血液ガスを採取して測ることもできる．それらが改善傾向であれば，その疾患は改善傾向と考える．

臓器特異的なパラメータと，全身の状態をあらわす指標のどちらもがパラレルに改善すればいいのだが，ときにより**臓器特異的なパラメータが改善していても，全身の状態をあらわす指標が改善しないことがある．その場合は，何か別の疾患が関与しており，そのせいで全身の状態をあらわす指標が改善しないという可能性がある**．例えば本症例のように，*Clostridium difficile*感染症のような別の疾患を発症していたりする．

これは逆もまたそうであり，臓器特異的なパラメータが改善していないのに，全身の状態をあらわす指標が改善しているときも，別の原因を検索しなければならない．肺炎であれば，心不全が合併し酸素化が改善しないといったことがよくある例である．

2 治療効果の指標となる検査，ならない検査

上記で説明したように，一般的には疾患の治療効果の指標となる検査は，臓器特異的なパラメータである．しかし**臓器特異的なパラメータのなかでも，治療効果の指標として使いにくいものもある．それは改善のスピードが遅いパラメータである**．

例えば肺炎であれば，胸部X線の浸潤影は，治療を行っても終了時には半数の患者で残存するといわれており，治療効果の指標としては使えない．ある報告では市中肺炎の治療1週間後に，56％は臨床的に改善していたが，胸部X線が改善していたのは25％だけであった[2]．ただし浸潤影の出現は肺炎の診断には重要であり，胸部X線検査は診断には使えるが治療効果の指標としては使えない検査の代表である．

このように，遅れて改善してくるパラメータを認識することも必要である．

表2に，治療効果の指標としての検査のありがちな間違いを列挙してみた．

症例ではこう考える

症例は市中肺炎で治療していた患者であり，血中酸素濃度は改善しており肺炎の改善が考えられたが，白血球，CRPといった血液検査の炎症所見が改善しなかった．原因としては肺炎の治療後に生じた，*Clostridium difficile* 感染症の関与が考えられた．このように，治療効果判定の際には，臓器（疾患）特異的なパラメータに重きをおいて考えるべきであり，全身の状態をあらわす検査がそれに合致しないときは，別の原因を探すべきである．

さいごに

『最もパラメータとして不適切であるのが，発熱・体温，白血球数，CRP，赤沈といった全身の炎症，免疫反応の総和を表現するようなパラメータである．「発熱やCRPが改善しないから抗菌薬が効いていない」といった判断さえしなければ，多くの感染症診療を誤ることはない』．

これは，青木眞先生の「レジデントのための感染症診療マニュアル」[3]の"治療効果は何と何で判定するか？"という項の一節である．今回は私の専門でもある感染症を中心にして解説したが，感染症だけでなく多くの疾患においてもこれは言えることである．

また，検査を出す際は，「**その検査がどういう結果だったらどういうactionを起こすか，結果が出る前から考えておく**」ということが必須である．それができていれば，解釈ができないような不要な検査を出すこともないし，結果が出てから困るようなことはない．

多くの初学者は，検査の結果が出てから議論をはじめる．

文献・参考文献

1) Mandell LA, et al：Infectious Diseases Society of America/American Thoracic Society consensus guidelines on the management of community-acquired pneumonia in adults. Clin Infect Dis, 44 Suppl 2：S27-S72, 2007
2) Bruns AH, et al：Patterns of resolution of chest radiograph abnormalities in adults hospitalized with severe community-acquired pneumonia. Clin Infect Dis, 45：983-991, 2007
3) 「レジデントのための感染症診療マニュアル 第3版」（青木 眞/著），医学書院，2015

プロフィール

栃谷健太郎（Kentaro Tochitani）
京都大学大学院医学研究科 社会健康医学系専攻 医療疫学分野
4月から臨床疫学の勉強をすることになりました．新たな視点を学び，臨床の幅が広げられればと思っています．ちなみに山本先生の追っかけファンではありません，念のため．

山本舜悟（Shungo Yamamoto）
神戸大学医学部附属病院 感染症内科
臨床疫学の大学院を卒業しました．今後は，感染症と臨床研究を専門にしていきたいと思っています．

| 第1章　検査の基本的考え方 | 難易度 A B C |

3. 入院時一般検査をどう選ぶ？

早川　仁, 神田善伸

● Point ●

・患者の入院目的，背景を考えて検査を使い分ける

・検査は診断，臓器機能の指標，疾患の状態・治療の評価，スクリーニングなどを目的として使い分ける

・無駄な検査およびシチュエーションを理解して省いていく

1. 入院時一般検査の目的

　ほとんどすべての病院において入院時には採血をはじめとした検査を行うが，入院時にどのような検査を行うかには決まったルールは存在しない．患者ごとに疾患，既往歴，治療の内容が違うように，それぞれの患者が必要とする検査も異なるのが当然であろう．救急車で搬送され診断も確定しておらず検査を進めながら治療していく緊急入院，予定手術のための入院，化学療法や新規薬剤の導入のための入院など，**さまざまなケースすべてに対して適応可能な検査セットは存在しない**．多くの患者に対して共通して行う検査（スクリーニング），おのおのの疾患・治療に共通して有用な検査，おのおのの患者の併存疾患に応じた検査，といった検査を選択し，必要十分な検査を個別化して行うことが理想的である．

　診断に用いる検査ではおのおのの検査の特性を理解して利用したい．診断目的以外にも，予後の指標として用いる検査，前後比較で治療効果のマーカーとする検査，各臓器機能を評価するための検査，院内感染や針刺し事故に備えるための感染症スクリーニング検査など，さまざまな目的で検査を活用できる（図）．

　検査はできる限り多く行うべきだろうか，あるいは少ないほど好ましいのだろうか．検査で一度に多くの情報を得ることで，さまざまな可能性についての考察が可能になり，情報収集のための時間を短縮できる可能性がある．例えば膠原病を疑う症例においては抗核抗体と適切な特異抗体を同時に出すことで，検査結果を得るまでの時間を短縮し，早急な治療を開始できる．しかし，無駄な検査は慎むべきである．臨床決断にかかわらない検査は有益な情報をもたらさないばかりか，偽陽性・偽陰性により決断を誤った方向へ導く可能性もある．また，侵襲性，コストが増す．アメリカでは高騰した医療費を受け，無駄な検査，治療，手技を減らす有用性が認識され[1]，ABIM（American Board of Internal Medicine：米国内科試験委員会）財団が2012年より主導して*Choosing Wisely*®というキャンペーンを展開している．このキャンペーンでは無駄な医療行為および有害になりうる治療を紹介している．具体的な内容はWebサイト[2]でも参照が可能であ

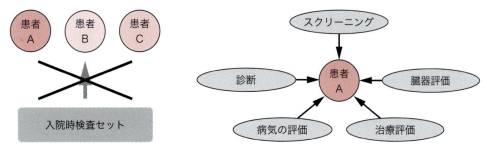

図　患者ごとの検査項目の考え方
さまざまな患者に対応できる魔法の検査セットは存在しない．一人ひとりの入院目的，疾患に応じてどの検査を何の目的で行うかを検討したい

表　Choosing Wisely® のリストの例（米国内科学会が提唱する5つの例）

胸腔内病変を臨床的に疑わないときに術前の胸部写真を撮ってはならない
静脈血栓塞栓症の事前確率が低い患者ではまず高感度 D-dimer を第一の診断的検査として行う．画像検査からはじめてはならない
単なる失神で神経学的診察が正常の場合の評価では頭部のイメージング（CT, MRI）を撮ってはならない
非特異的な背部痛の患者で画像検査を行ってはならない
無症状で冠動脈疾患のリスクが低い人に運動負荷心電図をスクリーニングとして行ってはならない

現在 Choosing Wisely® には70以上の学会が参加し，それぞれの学会が無駄・不要と考える医療行為が提唱されている．
文献2より引用

る．慣例的に行っていた検査でも，診療の質を向上させないものは，一度検査の実施自体につき再考が必要である（表）．

2. 入院時感染症スクリーニングをどう選ぶのか

1 感染症スクリーニングを行う意義

　感染症スクリーニングを行うことは血流感染リスクの把握に有用であり，一部の患者では早期治療の機会にもなる．肝炎ウイルス（HBV，HCV），梅毒，HIVは手術前，輸血前，化学療法前などにスクリーニングが行われることが多い．前二者は血流感染を起こす病原体の存在の有無を把握することで医療行為を通じた感染に備え，また，医療者自身がリスクに晒されているかを認識する．

2 肝炎ウイルス

　化学療法・免疫抑制薬の使用にあたっては **B型肝炎再活性化** が大きな問題となっており，ガイドラインに従い，治療前には **HBs抗原，HBs抗体，HBc抗体，HBV-DNAを系統的にスクリーニングする必要がある**[3]．HBV，HCV感染のキャリアは日本では約3％にものぼり[4]，スクリーニングによりはじめて発見されることがある．肝炎ウイルスに対しては治療が奏効する可能性もあり，スクリーニングで発見された場合は適切に紹介がなされるべきである．

3 HIV

　HIVスクリーニングを行う際には必ず同意を得たうえで行う．HIV抗体のスクリーニングでは偽陽性が0.3％に生じるため，スクリーニングで陽性となったとしても必ずしも感染を意味するわけではないことを理解させる必要がある[5]．厚生労働省の報告では2015年に新規のHIV感染者は990件，AIDS患者数は423件報告されている．スクリーニングの検査では真の感染は検査の0.1％以下でしかない．すなわち，**スクリーニングにおいては偽陽性者の頻度が真の陽性者よりも多い**．

　スクリーニングの対象者に関して，USPSTF（United States Preventive Services Task Force：米国予防医学専門委員会）では15～65歳の全例とハイリスク患者，妊婦に対しては"Opt-out"検査（検査を希望しない場合以外はスクリーニングが行われることを説明する）を推奨している[6]が，国内では明確な指針はない．

4 MRSA

　院内感染対策としてMRSAのサーベイランスを積極的に行うことの意義は確立していない．症例ごとに検討するよりは，採取の対象，方法，結果の共有，陽性の場合の対応が定まった施設の指針にしたがって測定して対処していくことが重要である[7, 8]．

3. 血液生化学の検査項目をどう選ぶのか

　血液検査の選び方についても特にルールがあるわけではないが，冒頭で記載したように目的に応じて検査を選ぶ必要がある．

1 ルーチンで頻繁に測定される検査

　入院して薬剤投与や補液などを行う場合，肝機能，腎機能，電解質などは事前に測定する．健康診断で一般に検索される脂質や糖は必ずしも測定する必要はないが，加療を前提として脂質異常症や糖尿病を診断するのであれば，有病率の点からも検査が患者にとって有益となる可能性がある．ただし，定期的に検査されているケースではスクリーニングとして行う必要はないだろう．

2 診断確定のための検査

　入院時点で診断がついていない場合，診断の確定は入院時の1つの目標になる．診断目的の検査においてはベイズ理論を取り入れるのがよい．詳細は成書を参照していただきたいが，**特異度（specificity）が高く陽性尤度比が高い検査の陽性所見を得ることで診断に近づき〔SpPin：specificityが高い検査で診断（in）する〕，感度（sensitivity）が高く陰性尤度比が小さい検査の陰性所見から診断を除外〔SnNout：sensitivityが高い検査で除外（out）する〕していく**．もちろんベイズ理論を用いる前提として，病歴および身体所見を十分にとり，鑑別診断の事前確率を想定することが重要であることは言うまでもない．

3 治療のための検査

　すでに診断がついており，治療目的で入院した場合には，疾患と治療指針に応じた検査を検討する．疾患の重症度あるいは予後を反映する因子，治療効果を反映する因子，各臓器機能のマー

カー，治療の合併症にかかわる因子などを必要に応じて選択していく．

1）重症度・予後評価のための検査

疾患の重症度や予後は，単一あるいは複数の検査・所見の組合わせを指標にすることが多い．糖尿病であればHbA1cは代表的なマーカーであり，その後のフォローアップにも用いられる．複合的な重症度/予後因子としては，例えば，市中肺炎でのPSI（pneumonia severity index）[9]や，アグレッシブ悪性リンパ腫でのIPI（international prognosis index）[10]など，さまざまな指標がある．しかし，実臨床においてはさまざまな予後指標のすべてを網羅する意義は乏しいと思われ，患者のマネジメントに影響する範囲内で行うべきである．

2）フォローアップのための検査

以前から治療している疾患がある場合，入院が治療の区切りのタイミングなのであれば治療経過のフォローアップ・評価も検討される．疾患活動性のマーカーや腫瘍マーカーなどが参考になることがある．前述の糖尿病でのHbA1cや，前立腺癌でのPSA（prostate-specific antigen）は治療介入の選択に用いられる．その検査が疾患のサロゲート（代用）マーカーとなっているのか，その値が治療方針にかかわるかを考えて検査する．また，初回の治療であれば今後有用と思われるマーカーを検査することを検討する．

3）合併症に備えるための検査

治療後の合併症に備えてあらかじめ行うことが望ましい検査もある．例えば前述のB型肝炎スクリーニングでは，化学療法や免疫抑制薬を投与する前にB型肝炎の既往の有無を確認し，再活性化をフォローアップする必要があるかを判断する．また，近年増加している，薬剤性肺障害の頻度が比較的高い分子標的薬〔ゲフィチニブ（イレッサ®），セツキシマブ（アービタックス®），ボルテゾミブ（ベルケイド®），ニボルマブ（オプジーボ®）など〕を使用する際に，投与前のKL-6を測定することは薬剤性肺障害発症時の診断の補助に有用である[11]．

4. 入院時一般検査のピットフォール

上記のように系統だててチェックしながら検査を行うと，必要な検査を網羅できる．しかし緊急性がある入院でなければ外来で検査しても構わないものも多く，すでに行われた検査を無駄にくり返さないことも重要だろう．

また心電図や胸部X線や尿定性検査などを，入院時のスクリーニングで行う施設も多いのではないだろうか．前述の*Choosing Wisely*®では無症状の心電図や術前のX線などにつき否定的な見解がある．しかし日本ではこれらを入院時に測定することは一般的であり，術前の胸部X線はむしろ麻酔前の評価として行うことが求められる[12]．各国の指針は独自の文化・医療制度のなかで育ったものであり，エビデンスはあっても，直ちに日本の診療文化に取り入れることが正しいとは限らないことも覚えておきたい．

おわりに

検査の目的は患者が必要とする医療を提供することにある．「入院したばかりだし，これもあれも…」と，マウスのボタンをクリックするだけで大量の検査を行うことはできるのだが，入院時

だからこそ，何が必要で何が不要なのかを一つひとつ丁寧に検討することも大事であろう．

文献・参考文献

1) Brody H：Medicine's ethical responsibility for health care reform--the Top Five list. N Engl J Med, 362：283-285, 2010
2) Choosing Wisely®：
   http://www.choosingwisely.org
3) 日本肝臓学会 肝炎診療ガイドライン作成委員会：B型肝炎治療ガイドライン（第2.1版）．2015
   https://www.jsh.or.jp/files/uploads/HBV_GL_ver2.1_May11.pdf
4) El-Serag HB：Epidemiology of viral hepatitis and hepatocellular carcinoma. Gastroenterology, 142：1264-1273, 2012
5) 日本エイズ学会 HIV感染症治療委員会：HIV感染症「治療の手引き」第19版．2015
   http://www.hivjp.org/guidebook/hiv_19.pdf
6) Moyer VA, et al：Screening for HIV：U. S. Preventive Services Task Force Recommendation Statement. Ann Intern Med, 159：51-60, 2013
7) Siegel JD, et al：Management of multidrug-resistant organisms in health care settings, 2006. Am J Infect Control, 35：S165-S193, 2007
8) Harris A：Methicillin-resistant Staphylococcus aureus（MRSA）in adults：Prevention and control. UpToDate, 2015
9) Fine MJ, et al：A prediction rule to identify low-risk patients with community-acquired pneumonia. N Engl J Med, 336：243-250, 1997
10) Hermans J, et al：International Prognostic Index for aggressive non-Hodgkin's lymphoma is valid for all malignancy grades. Blood, 86：1460-1463, 1995
11) 「薬剤性肺障害の診断・治療の手引き」（日本呼吸器学会薬剤性肺障害の診断・治療の手引き作成委員会/編），メディカルレビュー，2012
12) 日本手術医学会：手術医療の実践ガイドライン（改訂版）．手術医学, 35：S1-148, 2013

プロフィール

早川　仁（Jin Hayakawa）
自治医科大学附属さいたま医療センター 血液科
検査も治療もクライテリアに従うだけでスパスパと決められたら楽なんですが，文化や患者ごとに変わる「さじ加減」が一番難しい．「さじ加減」のわかる人工知能にいつか内科医はとって代わられるのかが最近気になります．

神田善伸（Yoshinobu Kanda）
自治医科大学附属病院・附属さいたま医療センター 血液科
「笑い」のわかる人工知能の開発とEZRの世界征服をめざしています．

第1章 検査の基本的考え方

難易度 A B **C**

4. 健診（早期診断）の考え方を教えてください

南郷栄秀

●Point●

- 健診とは，大多数の健康な人のなかから，疾患のある人を拾い上げるスクリーニング作業である
- 健診結果は，検査特性もさることながら，有病率に大きく左右される
- 健診には，画一的に行われている，横断検査である，データが一元化されていないなどの問題点がある
- 健診を受けることによって生じる弊害があることも認識すべきである

1. 健診の考え方

1 健診に必要な条件

　健診*の目的は，治癒可能な疾患を自覚症状のないうちに発見することである．そこで求められるのは，**大多数の正常患者に混じった病気の患者を見つけだすスクリーニングである**．スクリーニングには，健康である多くの人が巻き込まれ，利益を受けるのはごく少数であることから，考慮されるべき条件がある．まず，スクリーニング検査に必要な要素として，**感度・特異度が高い，方法が簡便である，ラベリング効果が小さい，低コストである，侵襲が低く安全に施行できる，患者に受け入れられやすい**といったものがあげられる[1]．ラベリング効果とは，正常患者が健診で異常ありと指摘されてからその後の精密検査で異常がなかった（＝健診結果は偽陽性）とわかるまでの間に，異常ありと言われたことで患者が不安に悩まされることをさす．一方，検査対象の疾患が有するスクリーニングに適した要素としては，**稀な疾患ではない**（＝有病率が高い），**発見された後で治癒可能な疾患である**といったものがある．

　*「健診」と「検診」の語があるが，これらは意味が異なる．「健診」は，「健康診断」や「健康診査」の略であり，診察や検査を行うことで疾患の早期発見に役立てるものである．一方，「検診」は特定の疾患の発見を目的としたものをさす．

2 健診の有効性

　それでは，健診で異常を指摘された人のうち，実際に疾患があるのはどのくらいの割合であろうか．乳がん検診を例にあげる（図1）と，50歳の女性で実際に乳がんがあるのはおよそ0.1％とされる．マンモグラフィーの診断精度が，感度90％，特異度91％であった場合に，陽性とされた患者における乳がんの可能性を考えてみよう．仮に50歳女性が10,000人いるとすると，乳

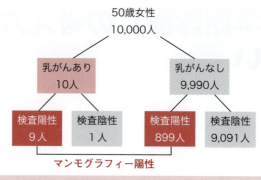

図1 健診異常者における疾患陽性割合
健診で異常を指摘されても，実際に疾患がある人は少ない

　がんがあるのはそのうちの0.1％で10人である．感度が90％であるから，陽性と出るのは10人中9人である．一方，乳がんがないのは9,990人であるが，そのうち陰性となるのは，特異度が91％であるから9,091人である．したがって，乳がんがないにもかかわらずマンモグラフィーで陽性と出てしまう（偽陽性）人が899人いることになる．つまり，マンモグラフィーで陽性とされた人でも，実際に乳がんがあるのは，9/（9＋899）＝0.99％にすぎない．なんと，99％以上もの人が偽陽性となってしまうのである．ここで重要なのは，決してマンモグラフィーの診断特性が悪いわけではないことである．検査そのものの診断特性が優れていても，有病率が低ければ，偽陽性が増えることが避けられないのである．これほど多くの人がラベリング効果を抱えなければならないのだから，健診結果を説明する際には，仮に異常という検査結果であっても，実際に疾患がある可能性が高くはないことをあわせて伝えるべきである．

　健診の有効性を検証するには，次のようなステップをふむ．まず，検査そのものの感度・特異度を横断研究によって調べる．感度と特異度がともに高い検査が望ましいが，多くの場合，一方

Column

率と割合

　日常的に，率（rate）と割合（proportion）は混同して用いられているが，疫学では厳密に区別される．

　「率」には時間的要素が含まれており，一定期間（毎時あたり，年あたりなど）にどのくらい新たなイベントがあったかを示す際に用いられる．例えば，年次死亡率，年次出生率などは「率」である．

　これに対して，「割合」は全体のなかの一部分をさすものであり，時間的要素は含まれない．

　「有病率」は，一時点における疾病異常者の単位人口に対する割合と定義される．日本では，伝統的に「有病率」と表現されているが，これは誤りで正しくは「有病割合」である．

　本増刊号では，混乱を防ぐため，伝統的な「有病率」の表現とした．率と割合の混同が初心者のつまづきの原因になることがあるので，これから臨床疫学を学ぼうとする読者には心にとめておいてほしい事項である．

（南郷栄秀，野口善令）

が高ければ他方は低くなるトレードオフの関係にある．健診では，結果が陽性の場合は精査が行われるので，実際には疾患のない人がある程度含まれていても（＝偽陽性があっても）構わないが，陰性の場合にきちんと疾患が否定できる（＝偽陰性を限りなく低くする）必要があることから，特異度よりも感度が重視される．しかし，健診の真のアウトカムは，単なる疾患の発見や除外ではなく，発見できた疾患を治療して長生きにつなげることである．そこで，感度・特異度がわかったら，次に，感度が高い検査を健診に用いるということを介入としてランダム化比較試験を行い，実際に生命予後が改善するかどうかを検証する．予後が改善することが実証されれば，さらに費用対効果を検討する．生命予後を改善し，より低コストの検査が健診としては望ましい．

3 健診実施の判断

U.S. Preventive Services Task Force（USPSTF）は，各種疾患のスクリーニングについての推奨を公表している（表1，2）．ただし，これらの推奨をそのままわが国に適用することはできない．ある疾患に対する健診を行うか否かの判断には，前述のように疾患の有病率が決定的に重要だからである．例えば，USPSTFの推奨では胃がん検診については示されていない．これには，エビデンスが十分ではないという理由もあろう（その場合はグレードI声明になるはずである）が，米国では胃がんがあまり重要視されていないという背景が考えられる．一方わが国では，胃がんは依然としてがん死因の第2位に位置しており，検診の必要性は否定できない．現在までにさまざまな疾患について診療ガイドラインが作成，公開されているが，がん検診に関しては，独立行政法人国立がん研究センターがん対策情報センターの提供するがん情報サービス[2]に，各がん検診についての推奨が示されている．

有病率（ある時点でその疾患のある人がどのくらい存在するか）もさることながら，罹患率（一定期間で新たにその疾患をどのくらいの人が発症するか）や病勢進行の速さも重要である．罹患率の高い疾患や病勢進行が速い疾患は，検診と次の検診までの期間が長過ぎると，その間に発症し，治癒不可能な状態になってしまう．これを**レングスバイアス**とよぶ（図2）．初期の前立腺がんが検診で見つかりやすいのに対し，初期の肺がんが見つかりにくいのはこのためである．

2. 健診が抱える問題

わが国における健診の問題点として，次の3点があげられる．1点目は，**画一的**であることである．有病率はさまざまな条件によって変わるため，対象を絞り込んでから行えば，費用対効果に優れた健診を実施することができる．また，各疾患の危険因子である喫煙歴，家族歴，既往歴，職業歴，生活習慣なども有病率を変える要素である．こうした要素は，過去の健診データを検証することで明らかになるはずであり，比較的容易に効率的な健診を可能にすると期待される．したがって，**理想的には，健診のはじめに面接や質問紙などでリスク評価を行ったうえで，健診項目を決定することが望ましい**．最近では，画一的な健診から年齢によって行う検査項目を変えるようになってきている．

2点目は，健診はあくまで**横断検査であり，一度の健診結果では適切な判定が難しい場合がある**ことである．例えば尿潜血反応が陽性であっても，過去の尿潜血反応の健診結果に応じてその後の対応を変えることが望ましい．初回の異常なら要精査，以前より陽性が続いていて精査された既往があるなら経過観察と判定されるべきである．最近では，健診結果の報告時に過去2回分

表1 USPSTFによる，成人の各疾患のスクリーニングについての推奨度（2016年1月）（1/2）

項目	発行年	推奨内容	推奨Grade
喫煙歴	2015	USPSTFは臨床医がすべての成人に喫煙について聞き，禁煙するように助言し，喫煙者には行動介入と禁煙のために米国FDAが認可した薬物療法を提供することを推奨する	A
		USPSTFは臨床医がすべての妊娠女性に喫煙について聞き，禁煙するように助言し，喫煙者には行動介入と禁煙のために米国FDAが認可した薬物療法を提供することを推奨する	A
		USPSTFは妊娠女性の禁煙における薬物治療介入の利益と害のバランスの評価が現在のエビデンスでは不十分と結論する	I
		USPSTFは妊娠女性を含む成人における禁煙のための電子式ニコチン送達装置（ENDS）を推奨するのには現在のエビデンスは不十分と結論する．USPSTFは臨床医が喫煙患者にすでに確立した効果と安全性をもつほかの禁煙介入を導入することを推奨する	I
認知機能障害	2014	認知機能障害のスクリーニングを行うことの利益や害についてのエビデンスは不十分なので，推奨が決められない	I
うつ病	2014	18歳以上で，フォローアップを確実に行ううつ病サポート体制がある場合，スクリーニングを行うことを推奨する	B
		18歳以上で，フォローアップを確実に行ううつ病サポート体制がない場合，ルーチンでスクリーニングを行わないことを推奨する	C
腹囲	2012	全成人に肥満のスクリーニングを行うことを推奨する．BMI 30 kg/m^{2}以上の患者は治療的介入を行う	B
血圧	2015	USPSTFは18歳以上で高血圧のスクリーニングを推奨する．USPSTFは治療開始前に診断を確定させるために家庭血圧を測定することを推奨する	A
視力検査	2009	高齢者に視力のスクリーニングを行うことの利益や害についてのエビデンスは不十分なので，推奨が決められない	I
眼圧検査	2013	開放隅角緑内障のスクリーニングを行うことの利益や害についてのエビデンスは不十分なので，推奨が決められない	I
血中脂質	2008	35歳以上の男性では，脂質のスクリーニングを行うことを強く推奨する	A
		20～35歳の冠動脈疾患のリスクが高い男性では，脂質のスクリーニングを行うことを推奨する	B
		45歳以上の冠動脈疾患のリスクが高い女性では，脂質のスクリーニングを行うことを強く推奨する	A
		20～45歳の冠動脈疾患のリスクが高い女性では，脂質のスクリーニングを行うことを推奨する	B
		冠動脈疾患のリスクが高くない20～35歳の男性と20歳以上の女性では，脂質のスクリーニングを行うか行わないかの推奨をつくることができない	C
空腹時血糖・HbA1c	2015	過体重または肥満の40～70歳成人では心血管リスク評価の一環として血糖のスクリーニングを行うことを推奨する．臨床医は血糖異常の患者に健康的な食事と身体活動を促進するために集中的な行動カウンセリング介入を提供するか紹介するべきである	B
	2008	持続的に血圧が135/85 mmHgを超える無症状の成人では，2型糖尿病のスクリーニングを行うことを推奨する	B
		持続的に血圧が135/85 mmHg以下の無症状の成人では，利益や害についてのエビデンスは不十分なので，推奨が決められない	I
貧血	2006	無症状の妊婦では鉄欠乏性貧血のスクリーニングをルーチンで行うことを推奨する	B
C型肝炎	2013	感染のハイリスク者に，HBV感染のスクリーニングを行うことを推奨する．1945～1965年生まれの成人には，HCVスクリーニングを1回のみ行うことを推奨する	B
B型肝炎	2014	感染のハイリスク者に，HBV感染のスクリーニングを行うことを推奨する	B
血清クレアチニン	2012	CKDのスクリーニングを行うことの利益や害についてのエビデンスは不十分なので，推奨が決められない	I

表1 USPSTFによる，成人の各疾患のスクリーニングについての推奨度（2016年1月）（2/2）

項目	発行年	推奨内容	推奨Grade
心電図	2012	冠動脈疾患の低リスクにある無症状の成人では，冠動脈疾患の予測のために安静時または労作時心電図でスクリーニングを行わないことを推奨する	D
		冠動脈疾患の中等～高リスクにある無症状の成人では，冠動脈疾患の予測のために安静時または労作時心電図でスクリーニングを行うことの利益や害についてのエビデンスは不十分なので，推奨が決められない	I
骨粗鬆症	2011	65歳以上の女性と，リスク因子のない65歳白人女性以上に骨折リスクのある女性では骨粗鬆症のスクリーニングを行うことを推奨する	B
		男性では骨粗鬆症のスクリーニングを行うことの利益や害についてのエビデンスは不十分なので，推奨が決められない	I
肺機能検査	2008	COPDのスクリーニングのために肺機能検査（スパイロメトリー）を行わないことを推奨する	D
肺がん	2013	55～80歳成人で30 pack-year（B.I. 600相当）の現在喫煙者と禁煙が15年以内の人は低線量CT（LDCT）による肺がんスクリーニングを毎年行うことを推奨する．禁煙して15年以上経過したか余命が限られているか根治的肺手術を受けないとする場合は，スクリーニングを中止する	B
大腸がん	2008	50歳で開始し75歳まで継続して便潜血反応，S状結腸鏡，大腸内視鏡を用いてのスクリーニングを行うことを推奨する	A
		76～85歳ではルーチンで行わないことを推奨する．個別の患者では考慮してもよい	C
		85歳以上では行わないことを推奨する	D
		CTコロノグラフィーと便DNA検査をスクリーニング検査として行うことは，利益や害についてのエビデンスが不十分なので，推奨を決められない	I
子宮がん	2012	21～65歳女性での3年ごとの細胞診（パップスメア）または30～65歳女性での5年ごとの細胞診とHPVテストとの組合わせを行うことを推奨する	A
		30歳未満女性のHPVテスト単独やHPVテストと細胞診の組合わせは行わないことを推奨する	D
		21歳未満女性では行わないことを推奨する	D
		65歳以上女性で十分なスクリーニングを受けてきた人では，子宮頸がんのハイリスクでなければ，行わないことを推奨する	D
		子宮摘出術を受けた，高度前がん病変や子宮頸がんの既往のない女性では，行わないことを推奨する	D
乳がん	2009	50～74歳女性には2年ごとのマンモグラフィーを推奨する	B
		50歳未満女性への2年ごとのマンモグラフィーは本人の希望があれば行ってもよい	C
		75歳以上女性へのマンモグラフィーは推奨が決められない	I
		全年齢で自己触診（BSE）を教えないことを推奨する	D
		40歳以上での診察室での触診は，マンモグラフィーを超える付加的な利益や害についてのエビデンスが不十分なので，推奨を決められない	I
		全年齢でデジタルマンモグラフィーとMRIはフィルムのマンモグラフィーを超える付加的な利益や害についてのエビデンスが不十分なので，推奨が決められない	I
前立腺がん	2012	PSAによる前立腺がんのスクリーニングは行わないことを推奨する	D

文献3を参考に作成

の結果が併記されていることがあり，比較して判定できるようになりつつある．また，血糖や血圧は一時点の値の高低よりも，経時的な変化が重要である．

3点目は，**健診結果が一元化されていない**ことである．国民は健康の増進に努めなければなら

表2 USPSTFでのグレードの定義

グレード	定義	診療での推奨
A	USPSTFは行うように推奨する．正味の利益が十分大きいという高い確証がある	施行する
B	USPSTFは行うように推奨する．正味の利益は中程度に大きいという高い確証があるか，正味の利益が中程度から十分あるという高い確証がある	施行する
C	USPSTFはルーチンで行うようには推奨しない．個別の患者では行うことを考慮してもよい．正味の利益は小さいという中程度以上の確証がある	個別の環境に応じて，選択された患者で施行する
D	USPSTFは行うことを推奨しない．正味の利益がないか，利益よりも害が上回るという中程度から高い確証がある	行うべきではない
I 声明	USPSTFは現在のエビデンスが利益と害を評価するのには十分ではないと結論づける．エビデンスは不足しているか，質が低いか，結果がバラバラであり，利益と害のバランスを決めることができない	USPSTF Recommendation Statementのclinical considerations sectionの項を読むこと．行う場合には，患者に利益と害のバランスについてよくわかっていないことを理解してもらうべきである

文献4より引用

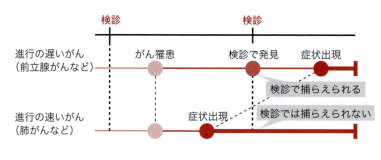

図2 レングスバイアス

ないと健康増進法に謳われ，健康を保つことが国民の義務とされている以上，**各種健診データを国家で一元管理して，職場や職域が変わっても個人の過去のデータを容易に参照できるようにすべきであろう．**特に，「動脈硬化は蓄積効果」であるから，糖尿病や高血圧症がいつから発症したのか，過去にどのような病状を呈していたのかが確認できるようになっていることが，その後の診療の計画を立てるのに必要である．

3. 健診について思うこと

がん検診と，がん検診を受けた後の顛末との関係には，次の4つのパターンが考えられる．

① がん検診を受け，長生きできた．
② がん検診を受けたが，長生きできなかった．
③ がん検診を受けなかったが，長生きできた．
④ がん検診を受けず，長生きもできなかった．

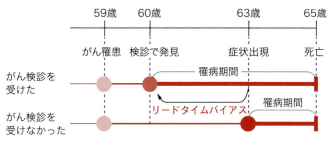

図3　リードタイムバイアス

　①は，検診を受けた結果がんが見つかり，治療をしたおかげで長生きできたというもの，②は，がんを患ったが，検診では見つからず別の機会に発見されたので検診は意味がなかったとか，検診でがんが見つかったもののすでに手遅れで，検診は予後を改善しなかったというものである．③は，検診を受けなかったが結局がんには罹らず，検診を受けなくても不利益は被らなかったというもの，④は，検診を受けなかったためにがんの発見が遅れ，長生きし損ねたというものである．

　これら4つのパターンを比べると，がん検診を受けた方がいいか，受けない方がいいのか，果たしてどちらであろうか．がん検診では，採血されたり被曝したりするうえに費用もかかるので，受けずにすむならその方がよい．また，長生きできないよりはできた方がよいとも考えられる．となると，4つのパターンのうち最悪なのはおそらく，「② がん検診を受けたが，長生きできなかった」であろう．最も望ましいのは，「③ がん検診を受けなかったが，長生きできた」に違いない．したがって，最良のパターンを求めるにも最悪なパターンを避けるにも，「検診は受けない」という選択が望ましいことになりはしないだろうか．

　「② がん検診を受けたが，長生きできなかった」という最悪のパターンは，実に悲惨である．検診を受けるか否かによらず死亡する時点が変わらないとすれば，検診を受けて疾患の発見が早まった分，見かけ上の罹病期間は長くなり，あたかも検診を行ったことで予後がよくなったように見える．これを**リードタイムバイアス**とよぶ（図3）．しかし，「治療はできないが，がんが見つかったのはよかった」と思える人はどのくらいいるだろうか．検診さえ受けなければ，自覚症状が出るまで，知らぬが仏で過ごせたはずなのに．

おわりに

　「早期発見，早期治療」というスローガンが謳われるようになって久しい．しかし，本当に「早期発見」が有用なのは，「早期に治療すれば予後が改善することがわかっている疾患」に限る．何事も早ければよいというわけではない．これまで行われてきた健診だからと，盲目的に，画一的に行うようでは，あまりに杜撰ではないだろうか．個々人のリスクを評価して，その人の疾患可能性に合った項目についてオーダーメードで健診を行うのが最良と考えるが，いかがだろうか．

文献・参考文献

1) Fletcher RF & Fletcher SW：Prevention. Clinical Epidemiology：The Essentials, 4th Ed, pp147-167, Lippincott Williams & Wilkins, Baltimore, 2005
2) がん情報サービス：予防・検診.
   http://ganjoho.jp/professional/pre_scr/index.html
3) U.S. Preventive Services Task Force：Search Recommendations.
   http://www.uspreventiveservicestaskforce.org/BrowseRec/Search?s=Adults
4) U.S. Preventive Services Task Force：Grade Definitions After July 2012.
   http://www.uspreventiveservicestaskforce.org/Page/Name/grade-definitions

プロフィール

南郷栄秀（Eishu Nango）
東京北医療センター 総合診療科
正しいことを正しく行うのは容易なことではありません．職場や家庭でさまざまな事情を抱えながらも，自分の信念を貫き通す人生を歩みたい．そして，常に研修医や学生の手本であり続けたいと願っています．

第2章 内科医に必要な検査の基本的読み方

1. 血液ガス，酸塩基平衡の読み方を教えてください

前川道隆，山中克郎

● Point ●

- 血液ガスの解釈には患者の基礎疾患や鑑別診断が必須であり，結果の予測をしておくことが重要である
- 呼吸不全では，動脈血液ガスを用いて病態の把握ができる
- 代謝異常は，静脈血液ガスでも評価できる

症例

44歳女性，2日前からの右腰部痛，悪寒戦慄を伴う発熱のためERを受診した．来院時，脈拍110回/分，血圧90/52 mmHg，呼吸数26回/分であった．動脈血液ガスを採取したところ，次のような結果であった．
pH 7.32，$PaCO_2$ 26 Torr，PaO_2 98 Torr，HCO_3^- 14 mEq/L，Na^+ 138 mEq/L，Cl^- 102 mEq/L
どのように解釈できるか．

はじめに

　動脈血液ガスは，研修医が救急外来を中心とする診療現場に出て，すぐに解釈できることが要求される検査項目である．PaO_2など個々の項目も重要だが，各パラメータを組合わせて基本的な病態を把握できるようになることが初期研修医としての目標である．本稿では，血液ガスが活用される主要な診療場面について紹介しつつ，その解釈のしかたについて学ぶことにする．血液ガスは，患者の基礎疾患や臨床状況をもとに解釈することが重要であり，検査結果だけにとらわれることがないようにしたい．

1. 炭酸ガス貯留を探す

　経皮的酸素飽和度モニタリングは簡便で呼吸状態の評価に非常に役立つが，患者背景を考えないと落とし穴にはまることがある．呼吸状態の評価における血液ガスの最大の利点はpHとCO_2が新たな情報として手に入ることである．つまり，酸素化の異常以外に換気の障害や代謝性の酸塩基平衡異常が合併している可能性があれば血液ガス採取の適応になる．

> **症例1　COPD急性増悪**
> 　重喫煙歴のある78歳男性，2日前から咳や痰の増加があり，半日前から呼吸苦を訴えて救急搬送された．搬送時には努力呼吸でありSpO_2 90％だったため，救急車内で酸素投与（mask 5 L/分）を開始．ER到着後，徐々に努力呼吸は消失したが，SpO_2 98％から92％へ低下，応答も不明瞭になった．動脈血液ガスを採取した．
> 　pH 7.24，$PaCO_2$ 80 Torr，PaO_2 70 Torr，HCO_3^- 32 mEq/L
> 　高度の炭酸ガス貯留を認め，CO_2ナルコーシスと診断してNPPV（noninvasive positive pressure ventilation：非侵襲的陽圧換気）を開始した．

この症例のようにCOPD（chronic obstructive pulmonary disease：慢性閉塞性肺疾患）急性増悪や喘息発作の患者では，しばしば高度の呼吸性アシドーシス（炭酸ガスの貯留）が見逃されるため，積極的に動脈血液ガスの評価をしておきたい．

2. A-aDO₂で病態を判定する

血液ガスは特定の計算式を用いることで病態の正確な判定を行うことができる．A-aDO₂とは，肺胞内（A）と動脈血（a）の酸素分圧の差のことで，これをみることで換気の障害が起きているのか，ガス交換の障害が起きているのかを区別することができる．つまり，換気量が低下している場合には，肺胞と動脈血の酸素分圧はともに低下するためA-aDO₂は正常範囲にとどまるが，肺水腫のようにガス交換の障害がある場合には，肺胞の酸素分圧が低下しない一方で動脈血の酸素分圧は低くなりA-aDO₂が開大する．A-aDO₂は以下の式で求められる．

$$A\text{-}aDO_2 = 150 - (1.25 \times PaCO_2) - PaO_2$$

若年者で5〜15 Torr，高齢者では10〜20 Torrが正常範囲だが，A-aDO₂の正常値＜年齢/4＋4と覚えるとよい．

> **症例2　過量服薬**
> 　前立腺癌・骨転移のある62歳男性，意識障害のため搬送．塩酸モルヒネ錠を3時間前に5日分内服．ER搬送時，呼吸数8回/分，SpO_2 88％（室内気）．低酸素血症を認めたため，動脈血液ガスを採取した．
> 　pH 7.26，$PaCO_2$ 66 Torr，PaO_2 54 Torr
> 　A-aDO₂ ＝ 150 − 1.25 × 66 − 54
> 　　　　＝ 13.5
> 　A-aDO₂は開大しておらず，換気量の減少による低酸素血症，高炭酸ガス血症と考えられる．胸部X線では異常を指摘できなかった．

症例3　過量服薬

うつ病の既往のある33歳女性，意識障害のために搬送．半日前にアルコールとともに睡眠薬40錠内服．ER搬送時，呼吸数18回/分，SpO$_2$ 88％（室内気）．低酸素血症を認めたため，動脈血液ガスを採取した．

pH 7.42，PaCO$_2$ 38 Torr，PaO$_2$ 52 Torr

$$A\text{-}aDO_2 = 150 - 1.25 \times 38 - 52 = 50.5$$

A-aDO$_2$の開大を認める．ガス交換の障害を疑って胸部X線を撮影すると両肺に浸潤影を認め，誤嚥性肺炎と診断した．

3. 代謝性アシドーシスを探す

重炭酸の低下がある場合には代謝性アシドーシスを考える．代謝性アシドーシスの解釈ではアニオンギャップ（AG）の開大の有無で鑑別診断が異なるため，AGの計算が重要になる．

AG＝測定されない陰イオン（SO$_4^-$，タンパクなど）－測定されない陽イオン（K$^+$，Mg^{2+}，Ca^{2+}など）

＝Na$^+$－（Cl$^-$＋HCO$_3^-$）

（正常値：12±2 mEq/L）

AGが開大する代謝性アシドーシスでは，乳酸アシドーシス，ケトアシドーシス，重度の腎機能障害が主な原因となる．実際の鑑別は多岐にわたり，その覚え方も工夫されている（Column参照）．

Column：AGが開大する代謝性アシドーシスの鑑別

AGが開大する代謝性アシドーシスの鑑別の覚え方としてCAT-MUDPILESやKUSSMAULが有名であるが，最近の知見を加えたGOLD MARKという覚え方が提案されている（表）[1]．

過量のparaldehydeによる代謝性アシドーシスはきわめて稀になっている．また，最近ではD-乳酸（短腸症候群），5-oxoproline（慢性のアセトアミノフェン使用），高用量のpropylene glycolなど，AGを開大させる有機酸やその前駆体が認知されるようになっている．

表　GOLD MARK

G	Glycols (ethylene and propylene)：エチレングリコール・プロピレングリコール
O	Oxoproline：オキソプロリン
L	L-lactate：L-乳酸
D	D-lactate：D-乳酸
M	Methanol：メタノール
A	Aspirin：アスピリン
R	Renal failure：腎不全
K	Ketoacidosis：ケトアシドーシス

一方，AGが開大しない代謝性アシドーシスの原因は，主に消化管か腎臓からのアルカリ喪失である．アルカリが喪失すると結果として血液中にHClが増加することになるため，Cl^-が増加する（＝高Cl性代謝性アシドーシス）．大量の下痢，中等度までの腎機能障害，尿細管性アシドーシスが代表的な原疾患である．

> **症例4 下痢**
>
> 生来健康な34歳女性，2日間続く激しい下痢のためER受診．動脈血液ガスでpH 7.32，$PaCO_2$ 24 Torr，PaO_2 104 Torr，HCO_3^- 6 mEq/L，Alb 3.9 g/dL，Na^+ 128 mEq/L，K^+ 3.4 mEq/L，Cl^- 109 mEq/L
>
> pH＜7.35，HCO_3^-も低下しており，代謝性アシドーシスと考えられる．
>
> $AG = Na^+ - (Cl^- + HCO_3^-)$
> 　　　$= 128 - 109 - 6$
> 　　　$= 13$ mEq/L
>
> AG正常の代謝性アシドーシスであり，下痢による重炭酸喪失として矛盾しないと考えられる．

なお，AGは主に血漿中のタンパクの影響を受けるため，アルブミンが低値の場合にはAGが小さく評価されてしまう．症例4では補正は必要ないが，低アルブミン血症がある場合にはアルブミンが基準値4 g/dLから1 g/dL低下するごとにAG 2.5 mEq/Lを加えて補正する．つまり，アルブミン2 g/dLのときAG 13 mEq/Lとすると，$2.5 \times (4-2) = 5$を加え，AG 18 mEq/Lに相当すると考える．

AGの低値をみた場合，測定エラーが最も多いとされている．低アルブミン血症（陰イオンの減少）が2番目に多い原因とされているが，それ以外にもIgG型の多発性骨髄腫（陽イオンの増加），リチウム中毒（陽イオンの増加），ブロム中毒（Cl測定異常）などでAGが低下することが知られている．

> **症例5 高血糖**
>
> 生来健康な30歳男性，4日前から多飲・多尿，強い倦怠感がありERを受診．全身状態は不良であり，頻呼吸となっている．新規発症の糖尿病を疑って血糖値，動脈血液ガスを評価した．
>
> pH 7.25，$PaCO_2$ 28 Torr，PaO_2 107 Torr，HCO_3^- 12 mEq/L，Alb 3.9 g/dL，Na^+ 122 mEq/L，K^+ 5.4 mEq/L，Cl^- 84 mEq/L，血糖値 450 mg/dL
>
> pH＜7.35，HCO_3^-も低下しており，代謝性アシドーシスと考えられる．
>
> $AG = Na^+ - (Cl^- + HCO_3^-)$
> 　　　$= 122 - 84 - 12$
> 　　　$= 26$ mEq/L
>
> AG開大性の代謝性アシドーシスに高血糖を伴うことから糖尿病性ケトアシドーシスを疑った．ケトン体高値を確認し，ケトアシドーシスと確定診断した．

Advanced Lecture

1 代償の原則を知ろう

　腎臓と肺はそれぞれ体内の酸塩基平衡を保つように働いている．糖尿病性ケトアシドーシスのような重炭酸が減少する代謝性アシドーシスがあれば，酸血症（アシデミア）にならないように換気量を増やして炭酸ガスを排出する．逆に重症のCOPD患者で慢性的に炭酸ガスが貯留して呼吸性アシドーシスになっている場合には，腎で酸の排泄を亢進させてpHが正常範囲から大きく逸脱しないように代償する．

　呼吸器疾患や腎不全がない場合にはおおむね代償する範囲が決まっており，代謝性アシドーシスでは重炭酸（HCO_3^-）が1 mEq/L低下するごとに，炭酸ガス分圧（$PaCO_2$）が1.1〜1.2 Torr低下する．ただし，この代償機構はpHを正常に近づけるが，過剰な代償はしないという原則がある．

2 補正HCO_3^-と⊿AGで複雑な病態を解釈する

　代謝性アシドーシスの分析ではAGを計算するが，AG開大性の代謝性アシドーシスに加え，別の酸塩基平衡異常が合併することがある．その際には⊿（デルタ）AG，補正HCO_3^-を用いて情報を整理し，血液ガス結果を解釈できる．

⊿AG＝計算されたAG－AG正常値（12 mEq/L）
補正HCO_3^-＝HCO_3^-＋⊿AG

　簡単に言えば，AG開大性の代謝性アシドーシスがあるときに，**その病態が存在しなかった場合は代謝性の酸塩基平衡がどのようになっていたはずなのか**という仮定をしているのである．例えば，AG開大性の代謝性アシドーシスがあったときに補正HCO_3^-が高値なら，AG開大性の代謝性アシドーシスに隠れて代謝性アルカローシスの合併があると考えられる．

Column

BE（base excess）とは

　37℃，$PaCO_2$ 40 Torrの条件で，pH 7.40に滴定するのに必要な水素濃度から計算される数値である．理論上，重炭酸以外の緩衝系も考慮されており，重炭酸濃度よりも正確に代謝性の酸塩基平衡異常を評価できることになる．一方で，複雑な計算式で導き出されるため血液ガスの解釈を困難にすること，BEの異常からは一次性の代謝異常と腎による代償を区別できないことから，血液ガスの解釈には必須ではない．

静脈ガス

積極的に静脈ガスを用いる場面は少ないが，誤って静脈を穿刺した場合など解釈が必要になることがある．動静脈で酸素分圧には大きな差があるが，pH，二酸化炭素分圧，重炭酸濃度は静脈ガスからも推定が可能である．（動脈血液ガス－静脈血液ガス）の正常値は次のように知られている．

pH －0.03〜－0.04
$PaCO_2$ －6 Torr
HCO_3^- －1 mEq/L

炭酸ガス貯留や高度の酸血症（アシデミア）を認めたときに，誤って静脈から採血したせいにしないよう注意したい．

おわりに

さて冒頭の症例であるが，低下した$PaCO_2$は代謝性アシドーシスに対する代償作用と軽度の呼吸性アルカローシスによるものと考えられる（代償ではHCO_3^-が1 mEq/L下降するごとに$PaCO_2$は1.1〜1.2 Torr下がる）．AGは22 mEq/L（開大），補正HCO_3^-は24 mEq/L（正常）と計算できるので，AG開大性代謝性アシドーシス＋軽度の呼吸性アルカローシスである．臨床症状も考慮すると，鑑別診断として腎盂腎炎＋敗血症＋乳酸アシドーシスが最も疑われる．

文献・参考文献

1) Mehta AN, et al：GOLD MARK：an anion gap mnemonic for the 21st century. Lancet, 372：892, 2008
2) 「わかる血液ガス ステップ方式による検査値の読み方 第2版」（古賀俊彦／訳，L.マーチン／著），学研メディカル秀潤社，2000
3) 「水・電解質と酸塩基平衡—step by stepで考える 改訂第2版」（黒川 清／著），南江堂，2004
4) Kraut JA & Madias NE：Serum anion gap：its uses and limitations in clinical medicine. Clin J Am Soc Nephrol, 2：162-174, 2007

プロフィール

前川道隆（Michitaka Maekawa）
豊橋市民病院 腎臓内科
血液ガスだけではなくどんな検査でも，病歴聴取や診察を丁寧に行うことで，結果を正確に解釈でき，患者さんのために活用できるようになります．基本に忠実であることの大切さを忘れないようにしたいと日々気を付けて診療しています．

山中克郎（Katsuo Yamanaka）
諏訪中央病院 総合診療科
若手医師とともに診察をしながら，どうすれば正確かつ迅速に診断ができるかをいつも考えています．患者の訴えに共感し，医師として真心を尽くすことも大切です．大きく成長するために，一緒に学び続けていきましょう．

2. 低ナトリウム・高ナトリウム血症の診断はどうする？

黒田浩一，山中克郎

●Point●

- 決まったステップを踏んで評価する
- 低ナトリウム血症は，相対的な水の過剰であって，Naが欠乏しているとは限らない
- 高ナトリウム血症は，水の欠乏である

はじめに

本稿では，低ナトリウム・高ナトリウム血症（以下低Na・高Na血症）の鑑別の進め方と，なぜそのように考えるかを解説していく．病態生理を理解することにより，鑑別診断・治療法の理解も進むと思われる．

症例

60歳男性．3週間前から倦怠感と体力低下があり，吐き気も出てきたため内科外来受診．既往歴は特にないが，40本/日（40年間）の喫煙歴あり．血圧130/84 mmHg，脈拍85回/分，整．頸静脈圧3 cmH$_2$O，心音・呼吸音正常．下腿浮腫なし．

検査結果：Na 110 mEq/L，K 4.0 mEq/L，Cl 98 mEq/L，血糖 105 mg/dL，Cr 0.95 mg/dL，BUN 15 mg/dL，尿比重 1.020，尿浸透圧 560 mOsm/kg，尿タンパク陰性，尿糖陰性，尿中Na 50 mEq/L，血清浸透圧 240 mOsm/kg，甲状腺機能基準値内，コルチゾール基準値内．

1. 低Na血症（血清Na濃度が135 mEq/L以下）の診断

病歴が最も大切だが，検査値としては，**血清浸透圧，尿浸透圧，尿中Na濃度**が特に重要である．

多くのテキストの低Na血症の診断アルゴリズムは，体液量の評価（volume status）をアルゴリズムの上流に置いて鑑別を行っているが，「体液量」が有効循環血漿量と細胞外液量のどちらを示しているのかわかりづらい（例えば心不全は，有効循環血漿量は低下しているが，細胞外液量は増加している）．また，細胞外液量を身体所見で評価することは，精度に欠け信頼性が低いことから，診断アルゴリズムの最後に「有効循環血漿量」（「体液量」ではない）を評価して鑑別を行っ

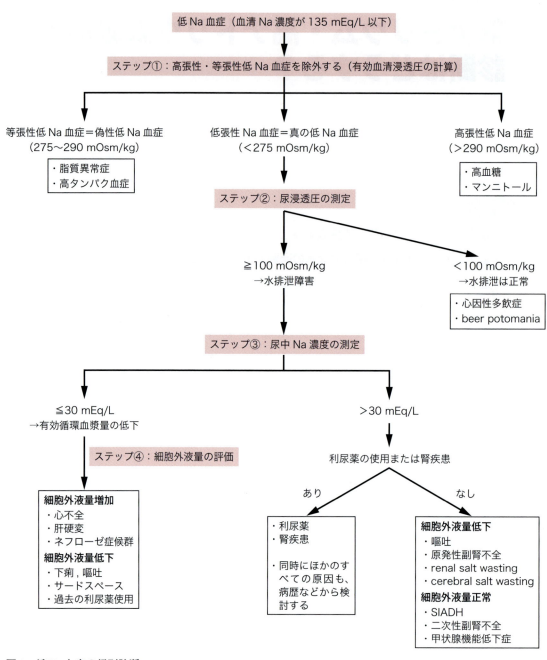

図1 低Na血症の鑑別診断
文献1を参考に作成

たほうがよい[1]．以下，低Na血症を診断するための5つのステップを解説する（図1）．

■ ステップ①：高張性・等張性低Na血症を除外する

脳浮腫による神経所見を呈するのは，低張性低Na血症（＝真の低Na血症）であるため，まず「非」低張性低Na血症（高張性・等張性低Na血症）を除外する．

このためには，血清浸透圧（osmolality）と張度（tonicity＝有効血清浸透圧：effective osmolality）の違いを理解する必要がある．血清浸透圧は，すべての溶質の濃度である．張度は，細胞内外の水の移動に関与する溶質の濃度のことであり，これが低下した場合に，細胞外から細胞内へ水の移動が起こり，浮腫が起こる．また，抗利尿ホルモン（anti-diuretic hormone：ADH）の制御に関与しているのは，血清浸透圧ではなく張度である．

このように，臨床的に重要なのは張度の変化である．ただし，張度は測定できないため，まず血清浸透圧を実測し，そこから下記の計算式で有効血清浸透圧（＝張度）を求める必要がある．

有効血清浸透圧＝（血清浸透圧－尿素による浸透圧（BUN/2.8））[2]
※尿素は，細胞内外を自由に行き来する物質（非有効浸透圧物質：ineffective osmole）であるので，血清浸透圧には寄与するが，細胞内外の水の移動に関与する浸透圧（＝張度）には寄与しない．このため血清浸透圧から尿素による浸透圧の値を引く必要がある
※腎不全による高BUN血症が存在する場合，高張性低Na血症となりうるが，張度を計算すると，低張性低Na血症と判定されるかもしれないことに注意する

有効血清浸透圧が低浸透圧（＜275 mOsm/kg）であれば，低張性低Na血症は確実に存在する．

高浸透圧，等浸透圧の場合は，**病歴の確認と血糖測定**を行う．高度の脂質異常症や骨髄腫の既往がある場合は，中性脂肪，コレステロール，総タンパクを測定する．

下記に浸透圧ごとの判断を解説する．

1）高張性低Na血症（＞290 mOsm/kg）

コントロール不良の糖尿病における高血糖が最も多い原因である．マンニトールや濃グリセリンの点滴，経尿道的前立腺摘除術後（post-TURP）症候群（膀胱洗浄時にグリシンなどが血中に吸収される）でもみられる．これらは，有効浸透圧物質（effective osmole）であり，細胞内外の浸透圧較差（外＞内）を生じることで細胞内から細胞外への水の移動を引き起こし，低Na血症を生じる．血糖100 mg/dLの上昇につき，血清Na濃度は約2 mEq/L低下する．

2）等張性低Na血症（275～290 mOsm/kg）＝偽性低Na血症

脂質異常症・高タンパク血症（多発性骨髄腫など）による中性脂肪・タンパクの異常高値でみられる．中性脂肪のような非水成分も含めて血清Na濃度を測定するため，見かけ上血清Naが低くなる（laboratory artifact）．現在のイオン電極法では正常に測定可能とされているが，異常高値では影響を受ける可能性がある．

3）低張性低Na血症（＜275 mOsm/kg）（＝真の低Na血症）

ほとんどの低Na血症が，これに属する．**ステップ②**へ進む．

低張性低Na血症の原因は，下記の2つである．

① 摂取，投与した水の貯留（水の過剰）
② NaとKの喪失

これは，血清Na濃度が体内の総（Na＋K）/体内総水分量で近似できることによっても理解できる．詳細は成書[3]を参考にすること．②の場合，通常下痢・嘔吐などによるNa＋Kの喪失は，血清よりも浸透圧の低い低張液で起こることがほとんどであり，このような場合は，直接的に血清Naは低下しない（喪失した分をfree waterで補うと，低Na血症となる：相対的に水の過剰）．つまり，ほとんどの場合，低Na血症の原因は，①の水の貯留（過剰）である．水を貯留させる

表1　水の排泄障害をきたす疾患

① 進行した腎不全
② ADHの分泌抑制ができない（持続的なADHの分泌）
　有効循環血漿量の減少
　　・うっ血性心不全
　　・肝硬変
　　・腎臓/消化管/皮膚からの喪失
　SIADH
　副腎皮質ホルモン（コルチゾール）の欠乏
　甲状腺機能低下

文献3を参考に作成

原因として以下のことが考えられる．

① 水の摂取の異常
② 水の排泄の異常（水排泄障害）

これらの鑑別を以下のステップで行う．

■ ステップ②：尿浸透圧の測定

水が貯留した状態において，腎臓からの水排泄が正常か，障害されているかを評価する．

1）水排泄は正常（水摂取の異常）

腎臓の水排泄能が正常，つまり，ADHの分泌を適切に抑制することができていれば，最大限の希釈尿（尿浸透圧100 mOsm/kg未満，尿比重1.003未満）が排泄される．これは心因性多飲症，beer potomania（栄養不足＋ビール多飲）でみられる．

ただしこのcut-off値は，詳細に検討されたものではなく，心因性多飲症でも尿浸透圧が100 mOsm/kg以上となることはある．またADHの分泌が抑制されていない場合，血清浸透圧以上となることが多いため，100 mOsm/kgから血清浸透圧値まではgrey-zoneとして扱い，病歴やステップ③④を参考に鑑別を進める．

健常者において，1日の最大水排泄量は10 L以上であり，水摂取の正常レベル（2.5 L/日以下）を大幅に上回る．しかし，心因性多飲症の患者は，それを上回る水分を摂取することがあり，低Na血症を示す．beer potomaniaは，摂取する溶質があまりに少ないため（食事を食べないことによる），腎の水排泄能が低下し（ADHの分泌抑制は正常），中等度の水分摂取にもかかわらず水過剰となる病態である．

2）水排泄の異常

低浸透圧（正確には，低張度）にもかかわらず，尿浸透圧が相対的に高めの患者は，水排泄障害がある．進行した腎不全がない状態では，低Na血症の発生を促す水排泄障害は，ほとんどの場合，**ADHの分泌抑制ができない**ことによるものである．

本来，ADHは，張度が280 mOsm/kg以上になると直線的に分泌が増加するため，低張性低Na血症において，このメカニズムではADHは分泌抑制されているはずである（1％程度の変化でも反応し，感度が非常によい）．しかし，ADHの分泌を促進する因子はほかにも存在する（**表1**）．最も重要なものが，有効循環血漿量の減少（5～10％以上の大きな低下）とSIADH（syndrome of inappropriate secretion of ADH：抗利尿ホルモン不適合分泌症候群）であり，この場合，

表2 細胞外液量を評価できる所見

	増 加	減 少
組織間液	浮腫	皮膚ツルゴールの低下
血 漿	肺水腫, IVC/頸静脈怒張, 心不全症状	頻脈・ショック・起立性低血圧

IVC : inferior vena cava（下大静脈）

ADHは張度とは関係なく分泌される．

以降のステップでは，**水排泄障害を呈する病態を鑑別**する．

■ ステップ③：尿中Na濃度の測定

血液検査と同時に随時尿（スポット尿）を採取し，測定する．有効循環血漿量が低下している場合，Na保持性ホルモンの分泌により，腎尿細管でNaの再吸収が増加し，尿中Na濃度が低下する．

尿中Na濃度が，30 mEq/L以下の場合，有効循環血漿量の低下を示唆する．尿中Na濃度が，30 mEq/Lより高い場合，有効循環血漿量の低下はないことが示唆される．

■ ステップ④：細胞外液量の評価

細胞外液は，組織間液（75％）と血漿（25％）から構成される．身体所見，エコー，胸部X線などからこれらの増減を評価する（**表2**）．

1）尿中Na濃度が30 mEq/L以下の場合
① 細胞外液量が増加している場合
心不全，肝硬変，ネフローゼ症候群を考慮する．心不全では，低心拍出による有効循環血漿量の低下が起こる．肝硬変は，腹腔内臓器の血管拡張のため全身血管抵抗が低下することと，動静脈瘻に伴うシャントによって，有効循環血漿量が低下する．ネフローゼ症候群では，膠質浸透圧の低下（高度の低アルブミン血症時）により有効循環血漿量が低下する（under-filling説）．
② 細胞外液量が減少している場合
下痢・嘔吐，胃液吸引，サードスペースへの貯留（腸閉塞・膵炎・筋外傷など），熱傷，過去の利尿薬使用を考慮する．

2）尿中Na濃度が30 mEq/Lより高い場合
① 利尿薬の使用または腎疾患がある場合
利尿薬の使用，進行した腎疾患による低Na血症を考慮する．

併存疾患が存在することが多く（利尿薬で治療する疾患は低Na血症の原因となりうるものが多い），ほかのすべての原因も考慮する．
② 利尿薬の使用または腎疾患がない場合
（1）細胞外液量が減少している場合

嘔吐，原発性副腎不全，renal salt wasting，cerebral salt wasting，隠れた利尿薬の使用を考慮する．

（2）細胞外液量が正常な場合

SIADH，二次性副腎不全，甲状腺機能低下症，隠れた利尿薬の使用を考慮する．

■ ステップ⑤：初期診断の再検討

アルゴリズムによる初期診断が，それまでの病歴と一致するか最終確認する．アルゴリズムは万能ではないことと，低Na血症が必ずしも1つの原因で起こっているとは限らないことから，治療経過不良の場合は，診断を再考し，ほかの疾患の合併を検討する．同時に，腎臓内科専門医へのコンサルトを考慮する．

2. 高Na血症（血清Na濃度が146 mEq/L以上）の診断

血清Na濃度は，体内の総（Na＋K）/体内総水分量で近似できるため，高Na血症は，Naの過剰または体内総水分量（total body water：TBW）の低下によって起こることがわかる．高Na血症の原因は，大きく3つのメカニズムに分類される．

① 水分喪失が補充されないこと（水の絶対的欠乏）
② Naの過剰投与（Naに対して，水が相対的に欠乏）
③ 細胞外から細胞内への水の移動〔これは例外的に，体内総（Na＋K）の増加もTBWの低下もない〕

最も多い原因は，①の水分喪失に対して水が補充されないことによる高Na血症である．

通常，高Na血症によって血清浸透圧（正確には張度）が上昇し，ADHの分泌促進と口渇を出現させる．それにより，水排泄の低下と水摂取の増加が促され，血清Na値は正常値に向かって減少する．

ADHは重要であるが，これがなくても，口渇による水摂取が適切に行われれば，血清Na濃度はあまり上昇しない（実際に，高度の尿崩症であっても，水分摂取ができれば，高度の高Na血症にはならない）．そのため，水分喪失による高Na血症は，水分摂取の機会が制限されている状況を意味する．口渇感が正常に現れない（成人での意識障害・認知症，水分の要求できない小児），身体的に制限されている（身体障害，術後，気管挿管中），飲水できない環境である（砂漠にいる），などの状況が考えられる．

高Na血症の原因は，多くの場合，**病歴から明らかであることが多い**．検査は，**尿量，尿浸透圧，尿中Na濃度**が参考になる．以下，高Na血症を診断するための3つのステップを解説する（図2）．

■ ステップ①：Naの過剰投与による高Na血症を鑑別する

病歴が最重要である．高張食塩水の投与，重炭酸Naの投与，食塩の過剰摂取を確認する．身体診察による細胞外液の評価も行う．浮腫（組織間液の増加），肺水腫，頸静脈怒張を評価する．

このパターンでは，過剰なNaを排泄するため，尿中Na濃度＞100 mEq/Lであることが多い．また，電解質コルチコイドの過剰でも高Na血症となる（高アルドステロン症，Cushing症候群など．ADHの働きは正常であるので，それほど血清Na濃度は高値とならない）．

細胞外液が増加していない場合は**ステップ②**へ進む．

※痙攣・激しい運動・横紋筋融解症において，細胞内浸透圧が一時的に上昇するため，細胞外液から細胞内液へ水のシフトが発生し，高Na血症となることがある．この際，総体液量（体重）の変化はない．原因となっている激しい運動や痙攣が止まると，すみやかに血清Na濃

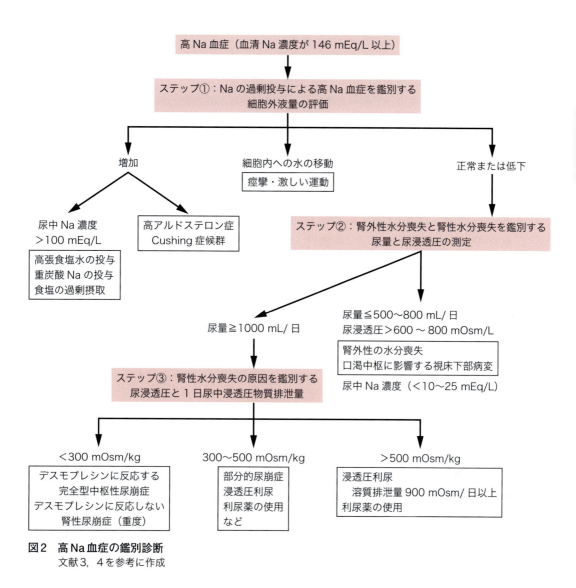

図2　高Na血症の鑑別診断
文献3, 4を参考に作成

度ももとに戻る．病歴が最も重要であり，CKなどの検査が参考となる．

■ ステップ②：腎外性水分喪失と腎性水分喪失を鑑別する

ここでも，病歴が最重要である．さらに，尿量と尿浸透圧を評価する．

Na過剰のとき，ADH分泌と腎臓が正常であれば，最大濃縮尿が少量排泄されるはずである．つまり，尿量が減少（500〜800 mL/日以下）し，尿浸透圧が高ければ（＞600〜800 mOsm/L），腎外性水分喪失の可能性が高い．腎外性水分喪失では，主に消化管・皮膚・呼吸器からのfree waterの喪失が考えられる（皮膚・呼吸器・消化管から喪失される溶液は，一般的に血清より低張液である）．消化管（下痢，嘔吐），皮膚（発汗，発熱，熱傷），呼吸器（人工呼吸器使用患者）について病歴を確認する．また，高Na血症があるにもかかわらず，口渇感がない場合は，口渇中枢に影響する視床下部病変（肉芽腫性疾患，血管疾患，腫瘍）の可能性がある（非常に稀な疾患）．腎外性水分喪失の場合，体液量低下に伴い，Na保持性ホルモンの分泌が亢進するため，尿中Na濃度が低下（＜10〜25 mEq/L）する．

腎性水分喪失の場合は**ステップ③**へ進む．

■ ステップ③：腎性水分喪失の原因を鑑別する

病歴と尿浸透圧によって鑑別を進める．浸透圧利尿（高血糖・マンニトール・濃グリセリン・BUN高値など），利尿薬，尿崩症を鑑別する．投与している薬剤の内容・血糖・BUN値を確認する．

尿浸透圧値の各cut-off値は，テキストによってばらつきが大きく[3, 4]，科学的根拠にも乏しいため，過大な信頼は避けた方がよい（それまでの臨床経過の方が重要である）．

尿浸透圧＞500 mOsm/kgであれば，ADH分泌や腎臓の反応は比較的保たれているとみなされる．この場合，浸透圧利尿・利尿薬の使用を考える．浸透圧利尿では，1日に排泄される溶質の量が900 mOsm以上となることが多い．

尿浸透圧＜300 mOsm/kgの場合，ADHの分泌の低下（完全型中枢性尿崩症），ADHに対する腎臓の反応の障害（腎性尿崩症）を強く示唆する．これら2つは，ADH様作用をもつデスモプレシンの投与により鑑別する．完全型中枢性尿崩症では，尿浸透圧がデスモプレシン投与後最初の2時間で少なくとも50％上昇する．

尿浸透圧が300〜500 mOsm/kgの場合，部分的尿崩症や浸透圧利尿など，高Na血症をきたすほとんどの疾患が鑑別にあがってくる．

症例ではこう考える

低Na血症を認知．血清浸透圧240 mOsm/kgから低張性低Na血症であることがわかる．尿比重1.020，尿浸透圧560 mOsm/kgであり，最大希釈尿ではないこと，水の過剰摂取の病歴がないことから，水の排泄障害によるものと考えられる．進行した腎機能障害がないため，ADHの分泌が過剰である病態が考えられる．尿中Na濃度が50 mEq/Lであり，有効循環血漿量の低下はないことが示唆される．利尿薬の使用歴と腎疾患はなく，細胞外液量はほぼ正常範囲内，甲状腺機能正常，副腎機能正常であるため，SIADHの可能性が最も高い．

原因検索のため胸部X線を撮影したところ，右下葉に腫瘤影がみつかり，精査の結果小細胞肺癌であった．

さいごに

アルゴリズムに沿った鑑別診断の進め方を解説してきましたが，アルゴリズムは万能ではなく，これのみでは診断がつかないことも多くあります．その場合，病歴・身体所見・検査結果から，病態生理を詳細に検討する必要があります．そのためには，基本的なNa・水代謝について理解を深めていただく必要があります．まず，血清Na濃度異常が，水代謝異常であることを理解することからはじめるとよいと思います．

文献・参考文献

1) Spasovski G, et al：Clinical practice guideline on diagnosis and treatment of hyponatremia. Nephrol Dial Transplant, 29 Suppl 2：i1-i39, 2014
    ↑2016年1月時点で，最も新しい低Na血症のガイドライン．必読文献．
2) Milionis, H. J.：The hyponatremic patient：a systematic approach to laboratory diagnosis. CMAJ, 166（8）：1056-1062, 2002
3) Rennke, H. G.：「体液異常と腎臓の病態生理 第3版」（黒川 清 監訳），MEDSi，2015
4) Godara H. et al：The Washington Manual of Medical Therapeutics, Thirty-fourth Edition, Lippincott Williams & Wilkins, 2014

プロフィール

黒田浩一（Hirokazu Kuroda）
安城更生病院 呼吸器内科（2016年3月現在），亀田総合病院 感染症科（2016年4月以降）
気がつけば医師になって7年が経過．早いものです．日々勉強の必要性を実感している毎日です．

山中克郎（Katsuo Yamanaka）
諏訪中央病院 総合診療科
詳細はp40参照．

第2章 内科医に必要な検査の基本的読み方

3. カリウム濃度異常の診断・治療はどうする？

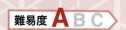

小出滋久, 山中克郎

Point

- K濃度異常を認めた場合, 緊急性を判断しK値の補正を行う
- 病態生理を考えつつ原因検索を行う
- 電解質異常をみたら, 必ず酸塩基平衡・尿中電解質を確認する

はじめに

　Na, Kを含めた電解質異常は, 救急患者のみならず, 一般外来や入院患者においてもしばしば出会う病態である. しかし, Na, K濃度異常と聞いただけでも何となく敬遠しがちになってしまう先生も少なくない.

　K濃度異常を理解するためには, ① 細胞内・外のKの移動と, ② 腎あるいは消化管からのK排泄に着目して病態を把握することが重要となる. 本稿ではK濃度異常を診療するうえで必要な知識と治療について概説する.

症例

　72歳の女性. 既往にHodgkinリンパ腫あり, 化学療法・放射線治療にて寛解し外来にて経過観察中. 入院の2カ月前より徐々に下肢の痺れ, 筋力低下が出現し, 同時期より採血にて軽度の血清Cr値の上昇, 低カリウム血症を認めるようになった. その後, 血清Cr値1.79 mg/dL, 血清K値2.3 mEq/Lと腎機能障害, 低カリウム血症が進行したため入院となった. 血圧は正常. 心電図では明らかな異常なし. CPKは正常. 半年前より口腔乾燥も認めていた. 食欲もなく, 約半年で体重が約7 kg減少した.

1. 病態を考える

■ Kバランスの調節

　基本的に, Kの調節は ① 細胞内外へのKの移動 (分〜時間の単位), ② 主に腎臓で調節される体外へのK排泄 (時間〜日の単位) の2つで行われる.

1) 細胞内外へのKの移動 (図1)

　Kは細胞膜に存在するNa^+/K^+ATPase (細胞内に2個のK^+を取り込み, 細胞外に3個のNa^+

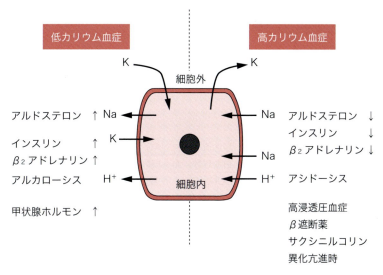

図1　細胞内外へのKの移動
文献1, p126を参考に作成

を汲み出す）を介して移動しており，調節する因子として以下の4つがある．

- A. **インスリン**：細胞膜のNa$^+$/K$^+$交換を促進し，細胞内Na増加はNa$^+$/K$^+$ATPaseによるK細胞内流入を促進する．
- B. **β₂アドレナリン受容体刺激薬**：Na$^+$/K$^+$ATPaseを刺激する．
- C. **酸塩基平衡**：H$^+$が細胞内に入ると，Kを押し出す．アシドーシスは高カリウム血症，アルカローシスは低カリウム血症を呈する．
- D. **甲状腺ホルモン**：Na$^+$/K$^+$ATPase合成を促進する．

2) 腎臓でのK排泄

腎でのK再吸収は主に近位尿細管と太いHenleの上行脚で行われているが，K排泄の調節は主に皮質部集合管にて行われている．K欠乏状態では尿中K排泄量は約15 mEq/日まで低下（ゼロにはならない）し，K過剰状態では400 mEq/日以上に増加する．

皮質部集合管でのK移動を調節する因子としては以下の3つがある．

- A. **アルドステロン**：血清K濃度の上昇により副腎からのアルドステロン放出が刺激される．アルドステロンは皮質部集合管でのNa$^+$/K$^+$ATPaseの合成と血管側膜へのさらに多くのNa$^+$/K$^+$ATPase表出を増加させる．また，管腔側NaとKチャネル活性を刺激して，Na再吸収とK分泌を促進させる．
- B. **皮質部集合管に到達する水とNa量**：集合管内の尿流量が増加すると，管腔内のK濃度が減少し，その結果K分泌が促進される．また，集合管へのNa負荷量が増加すると，Na再吸収が増加し，その結果K分泌は増加する．
- C. **血清K濃度**：血清K濃度が増加すると皮質部集合管の主細胞の血管側膜表面にあるNa$^+$/K$^+$ATPaseの活性が増加する．

2. 臨床現場ではどのように診断していくか？

病態を考えるうえで重要な検査は**尿中電解質，1日の尿量，血液ガス分析（pH，HCO$_3^-$）**であ

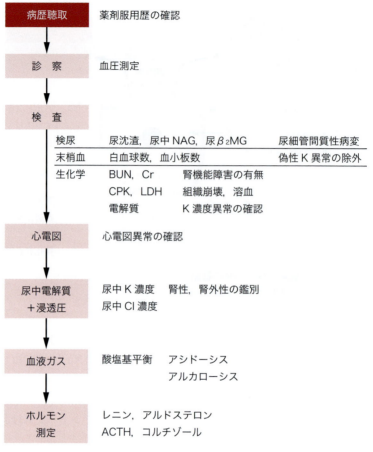

図2 K濃度異常に対するアプローチ
文献2, p1083を参考に作成

る. **病歴**や**内服薬**の確認も大切である（図2）.

1 低カリウム血症

血清K値が3.5 mEq/L以下と定義される. 診断のアルゴリズムを図3に示す. 原因には以下のようなものがある.

1）摂取量の低下
尿中K排泄量は約15 mEq/日まで低下するが，ゼロにはならないため長期飢餓などでは低カリウム血症が起こりうる. しかし，単独で低カリウム血症の原因となることは稀である.

2）細胞内へのKの移動
・インスリン → Na^+/K^+ ATPaseを刺激する
・β_2アドレナリン受容体刺激薬 → Na^+/K^+ ATPaseを刺激する
・アルカローシス
・低カリウム性周期性四肢麻痺 → Caチャネルの遺伝子変異

※稀に顆粒球コロニー刺激因子（granulocyte colony-stimulating factor：G-CSF）使用，ビタミンB_{12}での悪性貧血の治療，リフィーディング症候群（refeeding syndrome）などのタンパク同化状態や細胞の急速な成長が起こっているときに，低カリウム血症を起こすこともある.

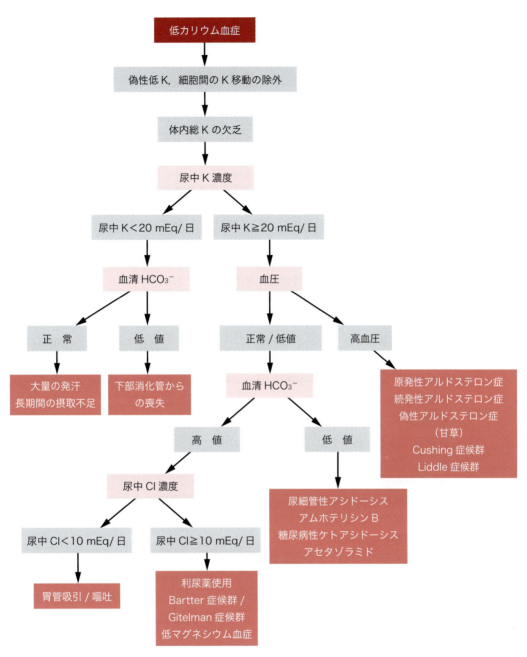

図3 低カリウム血症診断のアルゴリズム
文献3, p86を参考に作成

3) K排泄量の増加

A. **腎外性K喪失**：重篤な下痢, 嘔吐, 瘻孔ドレナージ, 下剤乱用, 長期の高度発汗などでみられる.

B. **腎性K喪失**：この状態の低カリウム血症の原因は血圧・酸塩基平衡の状態に応じて下記のように分類される.

□**高血圧患者**：鉱質コルチコイド過剰による．
① 高レニン血症：高血圧性緊急症，腎血管性高血圧，レニン産生腫瘍．
② 低レニン血症：原発性アルドステロン症，Cushing症候群，甘草・仁丹の過剰摂取，先天性副腎皮質過形成．

□**正常または低血圧患者**：HCO_3^-により分類される．
① HCO_3^-低値：尿細管性アシドーシス．
② HCO_3^-高値：利尿薬使用，Bartter症候群，低マグネシウム血症，嘔吐．

2 高カリウム血症

血清K値が5 mEq/L以上と定義される．
原因には以下のようなものがある．

1) Kの過剰摂取

腎機能障害のない状態では，K過剰摂取により高カリウム血症を起こすことは稀といわれている．急激な保存血の輸血やK製剤の輸液など医原性のことが多い．

2) 細胞外へのKの移動

A. **無機酸アシドーシス**：pH 0.1の低下に対し，Kは平均0.6 mEq/L上昇する．アニオンギャップ（AG）増加アシドーシスや呼吸性アシドーシスでは重篤な高カリウム血症にはなりにくい．下痢，尿細管性アシドーシス．

B. **相対的インスリン不足・高浸透圧**：Kの細胞内から細胞外への移動を促す．高血糖，飢餓．

C. **細胞の崩壊**：横紋筋融解症，溶血，虚血による細胞死，運動．

D. **薬剤性**：サクシニルコリン，β遮断薬，ジギタリス．

3) K排泄量の低下：高カリウム血症の最大の原因．

A. **腎不全**：多くの場合は軽度の腎障害に加えて，K摂取量，低アルドステロン症，薬剤の影響などの複合的要素によって高カリウム血症を呈する．糸球体濾過量（glomerular filtration rate：GFR）が15 mL/分以下になると単独でも生じうる．

B. **低アルドステロン症**：原発性および二次性の低アルドステロン症やアルドステロン抵抗性を示す病態が関与する．

C. **腎皮質集合管へのNa，水の流入低下**：有効循環血漿量が減少している状態では，皮質集合管へのNa，水の流入が低下するためにK分泌が低下する．

D. **偽性高カリウム血症**：採血時や採血後の溶血によるK放出に伴う．心電図異常のない高カリウム血症の場合は本症を考慮する．ヘパリン採血および太い静脈から採血することで確認できる．

E. **薬剤性**：ヘパリン，スピロノラクトン，トリアムテレン，トリメトプリム，アンジオテンシン変換酵素阻害薬，アンジオテンシン受容体拮抗薬，非ステロイド性抗炎症薬，シクロスポリン，タクロリムス．

3. 治療はどのようにしていくか？

1 低カリウム血症

血清K 1 mEq/Lの低下あたり体内総K量の10％の欠乏があるといわれている．重度の低カリ

ウム血症は四肢麻痺，横紋筋融解症，呼吸不全，不整脈を呈することがあるので注意が必要である．

●治療の原則
① 心電図をモニターし，頻回に血清K値を測定する．
② 急性期は主に塩化カリウムを用いる．アスパラギン酸やグルコン酸は体内で代謝されてHCO_3^-になるため，低カリウム血症に代謝性アシドーシスを伴う場合に使用を考慮する．
③ 基本は経口K製剤による内服での治療（1回で1 mEq/kgまで）．重症例では点滴での補正の併用を考慮する．
点滴補正する際には末梢静脈で＜10 mEq/時，中心静脈で＜20〜40 mEq/時を超えない速度で投与する．補液のK濃度は40 mEq/L以下で．
点滴本体内にブドウ糖やアルカリ化製剤が混入していると，低カリウム血症を悪化させる可能性があるので注意が必要．
④ 低マグネシウム血症を認めた場合は並行してMgを補充する．

2 高カリウム血症

●治療の原則
① K含有の輸液を投与している場合は直ちに中止する．
② 危険な心電図異常の有無を確認する．
③ 高カリウム血症の発症が急性か慢性か確認する．
④ 基礎疾患，内服薬，食事内容を確認する．

高カリウム血症の治療は，**心伝導系異常に対する治療**，**Kの細胞内への移動**，**Kの除去**の3本柱である．状況に応じてそれぞれを併用する（表を参照）．

❶ **心伝導系異常に対する治療**：カルシウムによる拮抗作用を利用する．
・8.5％グルコン酸カルシウム（カルチコール）10〜30 mLを3分以上かけて静注する．作用発現まで数分かかり，最大1時間効果が持続する．

❷ **Kの細胞内への移動**
A. **インスリン・ブドウ糖の静脈投与（GI療法）**：レギュラーインスリン10単位とブドウ糖20〜25 gを静脈投与する（ブドウ糖2〜2.5 gに対しレギュラーインスリン1単位）．高血糖時はブドウ糖の量を減量する．15〜30分で効果が発現し，Kを0.5〜1.5 mEq/L低下させ，約2〜4時間持続する．
B. **炭酸水素Na静注**：代謝性アシドーシスのある高カリウム血症患者に使用するのが適切である．メイロン®2管40 mL程度を5分以上かけて投与する．Na負荷に注意が必要．

❸ **Kの除去**
A. **利尿薬＋補液**：主にループ利尿薬〔フロセミド（ラシックス®）〕が使用され，尿中にKとして排泄する．腎機能が正常な場合は，有効循環血漿量を保持するために生理食塩水などの等張液を併用するが，溢水傾向の患者では心不全予防のため補液は行わない．
B. **陽イオン交換樹脂〔ポリスチレンスルホン酸カルシウム（カリメート®），ポリスチレンスルホン酸ナトリウム（ケイキサレート®）〕**：便中にKとして排泄する．効果発現に約2〜3時間かかり，Kを0.5〜1 mEq/L低下させる．D-ソルビトール液との併用は，消化管（大腸）穿孔の危険性があるので行わない．経口投与は急性期治療には向かない．

表　高カリウム血症の治療

	方法	投与量	効果発現時間	持続時間	作用，備考
非急性期，心電図変化なし	イオン交換樹脂（ケイキサレート®，カリメート®）経口もしくは注腸投与	経口：1回5〜10 gを1日3回 注腸：1回30 gを微温湯100 mLに懸濁	経口：2〜3時間 注腸：30〜90分	4〜6時間	体外へのK除去
	フロセミド（ラシックス®）＋生理食塩水	40〜80 mg 500〜1,000 mL	30〜60分	2〜4時間	希釈作用と腎からの排泄 フロセミドに反応しない腎不全では無効
緊急時，心電図変化あり	8.5％グルコン酸Ca液（カルチコール®）	10〜30 mL/3分以上かけて	1〜5分	1時間	Kとの拮抗作用で細胞膜を安定化 ジゴキシン過量投与時にはジギタリスの心毒性を悪化
	50％ブドウ糖＋レギュラーインスリン	40〜50 mL 10単位	15〜30分	2〜4時間	インスリンによる細胞内移行 血糖変動に注意
	7％重炭酸Na液（メイロン®）	40〜100 mL	15〜30分	1〜2時間	アルカリ化による細胞内移行 Na負荷に注意
	透析療法		1時間以内		体外へのK除去 侵襲的治療

文献2，p1087を参考に作成

C．**血液透析**：最も確実で最大の効果が得られるが，透析を開始するまでの準備などで数時間を必要とする．また，透析用カテーテルの挿入などを含めて侵襲的な治療であるので，症例を選ぶ必要がある．乏尿・無尿の患者，急性期治療を行っても改善しない高カリウム血症などが適応となる．

症例ではこう考える

モニターにて心電図監視を行いつつ入院治療を開始した．細胞内へのKの移動をきたす病態を検索したが，明らかなものは認められなかった．血液ガス分析，尿電解質を確認したところ，代謝性アシドーシスを認め，尿pHは6.5，尿アニオンギャップの増加を認めた．これらより尿細管性アシドーシスの存在を考えた．さまざまな原因検索を行った結果，この症例はSjögren症候群に併発した尿細管間質性腎炎，遠位尿細管性アシドーシスと診断された．

Advanced Lecture

1 K補正時は心電図をモニターし，頻回にK濃度を測定する

Kの細胞内外の移動により急激に補正されてしまうこともある．また，高齢者など潜在的に腎機能低下を認める低カリウム血症の症例では，漫然としたK補充により医原性の高カリウム血症を呈することもある．

2 嘔吐は腎外性のK喪失か？

嘔吐は酸性の胃液内容物の喪失で代謝性アルカローシスを招き，血清HCO_3^-濃度を上昇させる．そのため，遠位尿細管への過剰なNa負荷（$NaHCO_3$として）となり腎からのK分泌が促進

する．また，体液量減少によりアルドステロンが分泌され腎からのK排泄を促す．

❸ 低カリウム血症ではMg欠乏に注意

特にアルコール多飲者や利尿薬内服中の患者に合併した低カリウム血症では，血清Mgのチェックは必須である．Mgの欠乏は尿中へのK排泄を促進するので，低マグネシウム血症を認めた場合は同時にMgも補正する．

❹ 漢方薬の服用歴に注意

種々の漢方薬には甘草が含まれていることが多い．病歴聴取では内服歴も必ず確認することが大切．

さいごに

K濃度異常を含めた電解質異常は誌面で学ぶだけではなかなか理解し難いものです．K濃度異常の診断・治療は，その原因を理解することがポイントになります．本稿が少しでも皆さんの日常診療で役立ってくれることを期待しております．

文献・参考文献

1) 「楽しくイラストで学ぶ水・電解質の知識 改訂2版」（北岡建樹/著），南山堂，2012
2) 「水・電解質異常―症例から学ぶ診断プロセス―」，診断と治療，89：1081-1096，2001
3) 「ワシントンマニュアル 第11版」（Godara H, et al/編，髙久史麿，和田 攻/監訳），メディカル・サイエンス・インターナショナル，2008
↑2015年に第13版が出ている．
4) 「セイントとフランシスの内科診療ガイド 第2版」（Saint S & Frances C/著，亀谷 学，他/監訳），メディカル・サイエンス・インターナショナル，2005
5) 「UCSFに学ぶ できる内科医への近道 改訂4版」（山中克郎，他/編），南江堂，2012
6) 「一目でわかる腎臓 第2版」（O'callaghan CA/著，飯野靖彦/訳），メディカル・サイエンス・インターナショナル，2007
7) 藤田芳郎：今月の主題 日常診療・当直のための酸塩基平衡，水・電解質，輸液．medicina，44：475-490，2007

プロフィール

小出滋久（Shigehisa Koide）
藤田保健衛生大学病院 腎臓内科 講師
1996年，藤田保健衛生大学卒
専門：腎臨床一般
日本内科学会総合内科専門医，日本腎臓学会専門医，日本透析医学会専門医，日本リウマチ学会専門医，日本医師会認定産業医
諸先輩や若い先生達から刺激を受けつつ，毎日楽しく仕事をしております．これからも初心を忘れずに，患者さんと同じ目の高さで診療を行っていきたいと思います．

山中克郎（Katsuo Yamanaka）
諏訪中央病院 総合診療科
詳細はp40参照．

4. 脱水をどう診断する？

徳田安春

● Point ●

- 脱水の診断は「病歴＋体重減少＋身体所見＋静脈圧＋検査所見」によるべきである
- 検査データのみで脱水の診断を行ってはならない

はじめに

ここでは，脱水と循環容量減少の定義を整理し，実際の診断プロセスにて考えてみたい．

症例

75歳男性．以前より，肝硬変・高血圧・慢性閉塞性肺疾患で内科外来通院中であった．3日前より下痢，2日前より悪心・嘔吐および食欲低下を認めほとんど水分と食事を摂れず，本日朝より気分不良あり，救急外来を受診．普段の内服薬は，スピロノラクトン（抗アルドステロン薬）1日25 mgとトリクロルメチアジド（サイアザイド系利尿薬）1日2 mg．受診時のバイタルサインは，血圧105/70 mmHg，脈拍110回/分，呼吸数18回/分，体温36.5℃．SpO_2は96％（室内気）であった．
身体所見を以下に示す．
- 結膜：貧血は認めないが，黄疸あり．
- 口腔内：乾燥あり，舌表面に縦方向のしわを認めた．
- 腋窩：乾燥あり．
- 心臓：心音は整で，過剰心音なし．心雑音なし．
- 胸部：呼吸音清．
- 腹部：肝臓の辺縁は鈍．shifting dullness と fluid wave は陰性．
- 四肢：四肢の筋肉の萎縮あり．栄養状態不良．

緊急で施行した検査の結果を下記に示す．
- 血算：白血球 9,800 / μL，Hb 17.2 g/dL，Ht 48％，血小板 120,000 / μL
- 血液生化学：BUN 12 mg/dL，Cr 0.8 mg/dL，Na 140 mEq/L，K 4.5 mEq/L，Cl 100 mEq/L，血糖 150 mg/dL
- 尿生化学：Na 45 mEq/L

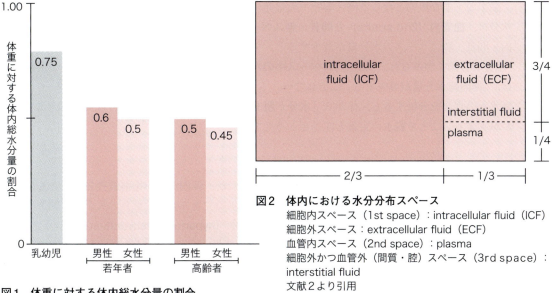

図1 体重に対する体内総水分量の割合
文献1より引用

図2 体内における水分分布スペース
細胞内スペース（1st space）：intracellular fluid（ICF）
細胞外スペース：extracellular fluid（ECF）
血管内スペース（2nd space）：plasma
細胞外かつ血管外（間質・腔）スペース（3rd space）：interstitial fluid
文献2より引用

■ 脱水と循環容量減少

1 体重に対する体内総水分量の割合

　体重に対する**体内総水分量**の割合は**年齢**と**性別**によって異なる（図1）．乳幼児ではその割合は大きく，高齢者では低い．また，女性は，脂肪分が多いため，男性に比べて体重に対する体内総水分量の割合は低い．

2 体内における水分分布スペース

　体内総水分量は，**浸透圧**を調節する細胞膜や血管壁によりその存在スペースが区切られている．体内における水分分布スペースの，全体に占める割合は図2のようになっている．
　図1と図2より，体重60キロの壮年男性では，体内総水分量と各スペースの水分量は下記のようになる．

> 体内総水分量＝60×0.6＝36（L）
> 細胞内スペース＝体内総水分量×2/3＝36×2/3＝24（L）
> 血管内スペース＝（体内総水分量×1/3）×1/4＝（36×1/3）×1/4＝3（L）
> 間質・腔スペース＝（体内総水分量×1/3）×3/4＝（36×1/3）×3/4＝9（L）

3 脱水（dehydration）の定義

　一般に，「**細胞内スペース中の水分量が減少すること**」を脱水（dehydration）と定義している．脱水の5大原因は，**下痢・嘔吐・大量発汗・水分摂取低下・過剰利尿**である．これらの原因が複数重なった場合や，より重篤であった場合，あるいはより長時間（長期間！）であった場合には，脱水の重症度も強くなる．また，高齢者（特に女性）では，体内総水分量の割合が少ないため（体重の45％程度），脱水になりやすい．

脱水の主要な原因となる下痢・嘔吐・大量発汗・水分摂取低下・過剰利尿などでまず減少する水分は，**血管内（2nd space）**と**間質・腔スペース（3rd space）**に存在する水分である．血管内・間質・腔スペースの水分量が減少すると，すみやかに**細胞内スペース（1st space）**からの「水分の移動」がみられ，「**細胞内スペース中の水分量が減少すること**」になる．そして最終的には，「体内総水分量が減少する」ことになり，これを脱水の定義としている教科書も多い．また，脱水という語を分析すると，体から「**水分が脱する**」と読みとれる．筆者自身は「体内総水分量が減少する」ことを脱水の定義とすべきと考えている．

4 血清浸透圧による脱水の分類

体から「水分が脱する」現象が脱水であると述べたが，体内からの電解質喪失（主としてNa）とのバランスにより，脱水の分類がなされている．水の欠乏の方が電解質の欠乏より顕著に多いと体液は高張（高浸透圧）となり，これを**高張性脱水（hypertonic dehydration）**という．一方，電解質の欠乏の方が水の欠乏より顕著に多いと体液は低張（低浸透圧）となり，**低張性脱水（hypotonic dehydration）**という．水と電解質の欠乏が同程度であれば，**等張性脱水（isotonic dehydration）**となる．

一部の論文等において，「血清浸透圧の上昇または血清Na濃度の上昇」を脱水の定義としているものがみられるが，これは「高張性脱水」のみをとらえる定義であるといえる．低張性脱水と等張性脱水の存在を否定してはならない．

5 循環容量減少

一方，**血管内（2nd space）**に存在する「**循環容量が減少すること**」を**循環容量減少（hypovolemia）**という．脱水を有する多くの患者では，循環容量減少もきたしている．すなわち，下痢・嘔吐・大量発汗・水分摂取低下・過剰利尿などはそのまま，循環容量減少の主要な原因となる．また，「循環容量減少」の病態では，血管内（2nd space）に存在する水分と電解質の喪失のみならず，「**出血**」もその原因となる．

注意すべき点として，脱水（体内総水分量の低下）はほとんどないが循環容量減少を呈する，という病態がかなりあるということがある．このような病態には，急性期病態としては**アナフィラキシー**や**capillary leak syndrome（全身性毛細管漏出症候群）**などがあり，慢性期病態としては，**ネフローゼ症候群**や**非代償性肝硬変**などの**低アルブミン血症（低膠質浸透圧血症）**がある．これらの病態では，循環容量の減少を認めるが，体内総水分量の低下がないことが多い（逆に体内総水分量が増加していることが多い）．

表1　BUNとクレアチニン値を変動させる病態

BUN
低下：肝硬変
上昇：腎不全・消化管出血
血清Cr
低下：筋肉量減少・栄養状態不良
上昇：腎不全
Ht値（Hb値）
低下：貧血・出血
上昇：慢性閉塞性肺疾患・慢性心不全・喫煙・多血症（原発性・続発性・相対的）
尿中Na濃度
低下：Na不足
上昇：利尿薬

症例ではこう考える

●検査所見による脱水・循環容量減少の診断

　前述のように，「血清浸透圧の上昇または血清Na濃度の上昇」を脱水の定義としている論文がみられるが，これは「高張性脱水」のみをとらえる定義であり，血清浸透圧と血清Na濃度に依存すると，低張性脱水と等張性脱水を見逃すことになる．

　循環容量減少については，BUN/Cr比（≧25）やHt値（またはHb値），尿中Na濃度低下（≦15）などがよく教科書等でとりあげられているが，これのみを指標にして循環容量を評価することは勧められない．なぜなら，表1のような病態で，BUNとCr値自体が変動するからである．**ノイズの多い検査のみに依存すると危険である**．

　今回の症例では，病歴と身体所見より，脱水が存在することは明白である．ただし，

・Hb 17.2 g/dLでHt 48％と高値 → 脱水あり
・BUN/Cr＝12/0.8＝15 → 脱水なし？
・尿生化学Na 45 mEq/L → 脱水なし？

と検査所見では判断困難となっている．ここで病歴より，

・慢性閉塞性肺疾患 → HbとHtを上昇させる
・肝硬変 → BUNを低下させる
・栄養状態不良 → Crを低下させる
・サイアザイド系利尿薬 → 尿生化学Naを上昇させる

などのノイズが多く存在することがわかる．よって，この症例では，検査所見のみで脱水や循環容量の評価を行うのは不適切であり，脱水の診断は「**病歴＋体重減少＋身体所見＋静脈圧＋検査所見**」の組合わせによって行われるべきであろう（次のAdvanced Lecture参照）．ちなみに，本症例では，体重と静脈圧の評価が行われていなかった！

表2 循環血液量減少に対しての各身体所見の操作特性

	感度（%）	特異度（%）	陽性尤度比	陰性尤度比
頻脈（毎分30以上の上昇）	43	75	1.7	0.8
起立性低血圧	29	81	1.5	0.9
腋窩の乾燥	50	82	2.8	0.6
口腔粘膜の乾燥	85	58	2.0	0.3
舌の乾燥	59	73	2.1	0.6
舌表面の縦のしわ	85	58	2.0	0.3
眼のくぼみ	62	82	3.4	0.5
意識レベルの低下	57	73	2.1	0.6
四肢の脱力	43	82	2.3	0.7
不明瞭な発語	56	82	3.1	0.5
毛細血管再充満時間延長	34	95	6.9	0.7

文献3より引用

Advanced Lecture

■ 身体所見による脱水・循環容量減少の診断操作特性

　McGeeらの報告による，それぞれの身体所見の操作特性を表2に示す．ここでは，「循環血液量の減少」をアウトカムとしている点に注意する．

　また，エコーによる循環容量の評価として，「ベッドサイド・エコー」による評価法がある．剣状突起下の高さで下大静脈（IVC）を観察し，吸気（i）と呼気（e）でその前後径を比較する（collapsibility）．吸気（i）でIVCの前後径の最小値をとり，呼気（e）でIVCの前後径の最大値をとる．collapsibility index（%）＝（IVCe－IVCi/IVCe）を計算すると，正常群では約20%より小さいが，循環容量低下群では，約40%以上とされている．しかしながら，このカットオフ値で検証した研究では，感度73%，特異度84%程度であった[4]．

　静脈圧の身体所見による評価については，簡便な方法が最近報告されている．仰臥位で外頸静脈が呼気時にも虚脱している場合には「静脈圧低下」，深吸気時にのみ虚脱する場合には「静脈圧正常」，深吸気時でも虚脱しない場合には「静脈圧上昇」を示唆する[5]．また，図3のように臥位で胸骨上部に手掌を置いたときに手背静脈が怒張していれば「静脈圧上昇」を示唆する[6]．

おわりに

　表2のMcGeeらの報告に対しては批判が多い．実際，Database of Abstracts of Reviews of Effects（DARE）のグループは，McGeeらの分析では，オリジナル研究論文数が少なく，また元研究の質も低いため，この結果については，参考程度にすべきと述べている．また，体重や静脈圧の測定が含まれていないなどの問題もある．

　実際の臨床現場では，病歴（上記の5大原因の有無）に体重や静脈圧の評価も加え，表2の所見のうち1～2個のみで判断せずに，数種類以上の所見を組合わせて，総合的に評価することが望ましい．

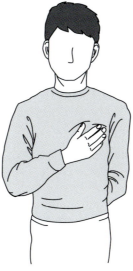

図3　国歌徴候
（Anthem sign）

文献・参考文献

1) 「Netter's Essential Physiology 2nd ed.」（Mulroney SE & Myers AK），Elsevier，2015
2) 「Bates' Guide to Physical Examination and History Taking, 10th」（Bickley LS），Lippincott Williams & Wilkins，2008
3) McGee S, et al：The rational clinical examination. Is this patient hypovolemic? JAMA, 281：1022-1029, 1999
4) Brennan JM, et al：Reappraisal of the use of inferior vena cava for estimating right atrial pressure. J Am Soc Echocardiogr, 20：857-861, 2007
5) Conn RD & O'Keefe JH：Simplified evaluation of the jugular venous pressure：significance of inspiratory collapse of jugular veins. Mo Med, 109：150-152, 2012
6) Rizkallah J, et al：Non-invasive bedside assessment of central venous pressure：scanning into the future. PLoS One, 9：e109215, 2014

プロフィール

徳田安春（Yasuharu Tokuda）
JCHO本部総合診療顧問
専門分野：総合診療，臨床疫学
脱水の診断は総合的に行いましょう．

第2章　内科医に必要な検査の基本的読み方

難易度 A B C

5. スパイロメトリーの読み方を教えてください
呼吸器専門医が非専門医に知ってほしいこと

杉本幸弘

> **Point**
> - スパイロメトリーは短時間で簡単に呼吸機能を評価できる
> - ％VCとFEV$_1$/FVCで換気障害パターンをスクリーニング
> - フローボリューム曲線で病態ごとのパターン認識が可能

はじめに

　スパイロメトリー（spirometry）は臨床的に重要な生理検査であり，呼吸機能異常の有無や異常部位の診断，そして異常の定量的，時間的な評価が可能である．スパイロメトリーにより疾患の鑑別診断や重症度判定など評価できれば，一目置かれること間違いなしである．スパイロメトリーを中心とした呼吸機能検査について述べる．

症例1
　25歳女性．咽頭痛が出現し，その後咳嗽が1週間持続していた．近医を受診し，急性上気道炎の診断で感冒薬を処方され帰宅した．その後も咳嗽が2週間持続し，朝方に喘鳴も加わったため再度近医を受診した．18歳時にアレルギー性鼻炎の診断を受けている．

症例2
　65歳男性．3年前から階段を上るときに息切れを自覚し，咳，痰も徐々に増加してきた．今回，労作時の呼吸困難が増強したため近医を受診した．喫煙歴50本/日×45年．

症例3
　50歳女性．5年前から慢性関節リウマチの診断で抗リウマチ薬を内服中である．数日前から労作時の呼吸困難が出現し増強したため受診した．
　Q．各症例の換気障害パターンおよびフローボリューム曲線パターンは？

1. スパイロメトリーで何がわかるのか？

　スパイロメトリーは呼吸機能の全体像を把握することができる基本的な検査であり，臨床的にも重要となる生理検査である．スパイロメトリーの記録はスパイログラム，測定機器はスパイロメータなどとよばれている．スパイロメトリーは換気量の変化をその時間経過とともに測定する

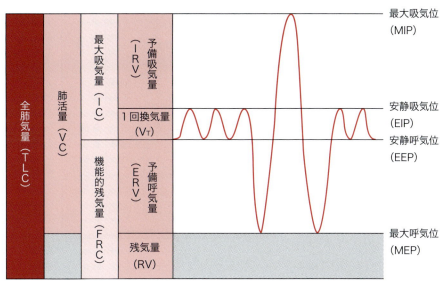

図1 肺気量分画とスパイロメトリー
TLC：total lung capacity, VC：vital capacity, IC：inspiratory capacity, FRC：functional residual capacity, IRV：inspiratory reserve volume, ERV：expiratory reserve volume, RV：residual volume, MIP：maximal inspiratory position, EIP：end inspiratory position, EEP：end expiratory position, MEP：maximal expiratory position.
文献1より引用

ものである（時間—気量曲線）．肺気量分画の構成（図1）からもわかるように，スパイロメトリーでは残気量や機能的残気量，全肺気量は測定できない．通常求める指標は肺活量（vital capacity：VC），努力性肺活量（forced vital capacity：FVC），1秒量（forced expiratory volume in 1 sec：FEV_1），Gänslerの1秒率（FEV_1/FVC），Tiffeneauの1秒率（FEV_1/VC）で，FEV_1/FVCが臨床的に用いられることが多い．また性別，年齢，体格（身長，体重，体表面積）などから予測値を求め，％VC（対標準肺活量），％FEV_1（対標準1秒量），％PEF（対標準ピークフロー）などの対標準指標を計算することができる．特に％FEV_1や％PEFは気管支喘息，慢性閉塞性肺疾患（chronic obstructive pulmonary disease：COPD）やasthma-COPD overlap syndrome（ACOS）の長期管理で重要な指標となる．

換気障害の有無を判定するには，まず％VCとFEV_1/FVCを評価する．％VCが80％未満なら拘束性換気障害，FEV_1/FVCが70％未満なら閉塞性換気障害，両方が認められた場合は混合性換気障害と判断する（図2）．これらの換気障害のパターンから病態や疾患の鑑別が可能となる（表1）．

1 閉塞性換気障害

FEV_1/FVCが70％未満なら閉塞性換気障害と判断する．代表的な疾患には腫瘍，異物，気管支喘息やCOPDなどがあり，腫瘍や異物などが原因となる上気道閉塞の場合はフローボリューム曲線が台形型を示す．また，気管支喘息やCOPDが原因となる下気道閉塞の場合は，フローボリューム曲線がピークフロー（peak expiratory flow：PEF，最大呼気流量）からすべての肺気量位でフローの低下（下行脚が下に凸パターン）を認めるようになる．次に気道可逆性の評価を行うが，

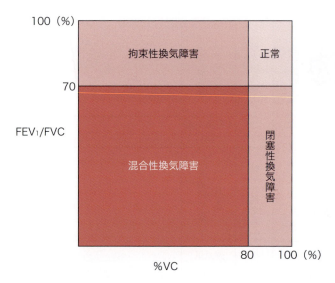

図2　換気障害の分類
文献1より引用

表1　スパイロメトリーに異常をきたす代表的な疾患

障害のパターン	病　態		代表的疾患
閉塞性換気障害	気道閉塞	上気道	口腔内腫瘍，咽頭・喉頭腫瘍，喉頭（蓋）炎
		下気道	気管支喘息，COPD，びまん性汎細気管支炎，再発性多発軟骨炎，気管異物，気管腫瘍，肺リンパ脈管筋腫症，閉塞性細気管支炎（特発性，続発性），肺水腫
	支持組織の脆弱性		COPD
拘束性換気障害	肺の弾性の低下		特発性肺線維症，間質性肺炎，放射線肺臓炎，過敏性肺臓炎，肺好酸球性肉芽腫症，塵肺症，サルコイドーシス，肺胞蛋白症，肺胞微石症，肺アミロイドーシス
	肺容量の減少		肺葉切除後，肺腫瘍
	胸郭，胸膜病変		胸膜炎，胸膜肥厚，胸膜中皮腫，気胸，血胸
	呼吸運動，呼吸筋力の障害		重症筋無力症，神経筋疾患，肥満による低換気症候群
	高度の胸郭の変形		後側弯症，横隔神経麻痺
	浮腫		肺水腫
	その他		肥満

文献1より引用

気道の可逆性の有無のみで気管支喘息とCOPDの鑑別が可能となるわけではない．ちなみに，可逆性があれば一般的には気管支喘息を示唆するが，COPDやACOSでも可逆性を示すことがある．あくまでもほかの所見と合わせて総合的な評価をする必要がある．

● 気道可逆性の評価

気管支拡張薬吸入前後のFEV₁の改善程度は，絶対量の変化（改善量）と改善率から判定する．

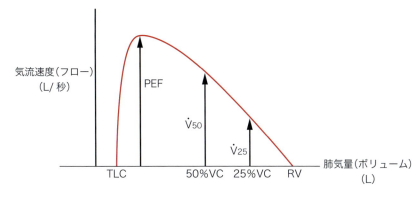

図3 フローボリューム曲線
文献1より引用

改善量＝吸入後のFEV₁－吸入前のFEV₁（mL）
改善率＝（吸入後のFEV₁－吸入前のFEV₁）/吸入前のFEV₁×100（％）
気管支拡張効果判定基準：改善量≧200 mLかつ改善率≧12％
　上記基準を満たした場合，「気道可逆性あり」と判断する．

2 拘束性換気障害

％VCが80％未満なら拘束性換気障害と判断する．病態として肺の弾性の低下，容量の減少，胸郭・胸膜病変，呼吸運動・呼吸筋力障害などがあり，代表的な疾患には間質性肺炎，特発性肺線維症，神経筋疾患，高度の胸郭変形（側弯症など）があげられる．

3 混合性換気障害

FEV₁/FVCが70％未満かつ％VCが80％未満なら混合性換気障害と判断する．
代表的な疾患には塵肺や結核後遺症のような閉塞性要素と拘束性要素を併せもつものや，COPDと間質性肺炎あるいは神経筋疾患のような閉塞性換気障害と拘束性換気障害が合併したものがあげられる．

2. フローボリューム曲線からわかること

一般的に最大吸気位から最大努力呼気時に記録される気流速度と肺気量の関係を図示したものがフローボリューム曲線（図3）とよばれている．PEFは最大呼気流量で，気管支喘息長期管理の指標の1つとなる．50％肺気量位の呼気流量をV̇50，25％肺気量位の呼気流量をV̇25，その比を，V̇50/V̇25であらわす．これらの項目の正常予測値はばらつきが多く，数値だけで正常と異常を判定することは困難であり，フローボリューム曲線パターンから総合的に判断する必要がある．

1 各指標の生理学的意味

PEFの低下は呼吸筋筋力低下，肺気量の減少，中枢あるいは末梢気道径の減少などを反映する．

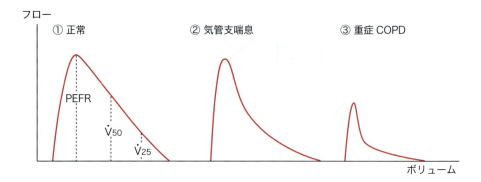
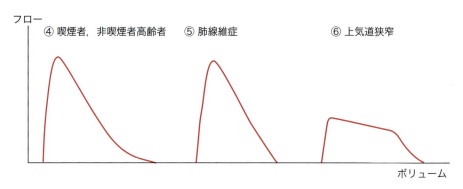

図4　病態によるフローボリューム曲線パターン
PEFR：peak respiratory flow rate（最大呼気速度）
文献2より引用

　FEV$_1$/FVCが70％以上でもフローボリューム曲線の下行脚が下に凸パターンの場合は閉塞性換気障害の存在を示唆し，その場合，$\dot{V}$50/$\dot{V}$25が4倍以上の場合を末梢気道気流制限の早期診断の指標として用いることができる．これらは喫煙者に対しての指導に使えることがある．

2 フローボリューム曲線のパターン分析（図4）

① 正常パターン
　正常非喫煙者の気流は残気量位（RV）までほぼ直線的に減少する．

② 気管支喘息パターン
　気管支平滑筋収縮，気道粘膜浮腫，粘液分泌の亢進などにより区域～亜区域気管支の断面積が減少し，気流は肺気量全域にわたり直線的に低下する．

③ 重症COPDパターン
　全肺気量位にわたり気流は著明に低下する．これは主に肺弾性収縮圧の低下によるが，同時に気道拡張力の低下も認められ，末梢気道抵抗の増大も起こることによる．

④ 喫煙者，非喫煙者高齢者パターン
　FVCは正常であるが，$\dot{V}$25，$\dot{V}$50などの低肺気量位での気流低下が認められ，末梢気道における気流制限が考えられる．

⑤ 肺線維症パターン
　気道障害を伴わない場合は気流の低下はなく，中等症までの肺線維症では肺弾性収縮圧の上昇のため，低肺気量位ではむしろ上昇することが多い．肺線維症が進行するとFEV$_1$/FVCも上昇す

表2　DLcoが低下する代表的疾患

1. 肺胞膜の障害
・種々の原因による間質性肺炎 　膠原病 　ブレオマイシンなどの薬剤性肺臓炎 　放射線肺臓炎 ・特発性間質性肺炎 ・塵肺症 ・肺サルコイドーシス ・粟粒結核症
2. ガス交換面積の減少
・拘束性肺疾患 　重症肺結核症 　広範な無気肺 　肺切除 　肺水腫 ・閉塞性肺疾患 　COPD（気腫優位型）
3. 肺毛細管血液量の減少
・肺血管障害 　多発性肺血栓塞栓症 　肺門部腫瘍による肺動脈の狭窄・閉塞
4. 血液のHb濃度の低下
・貧血 ・CO中毒 ・喫煙

文献1より引用

る傾向がある．重症ではFVCが低下するので上に尖った凸になる．

⑥ 上気道狭窄パターン

中枢気道狭窄症（悪性腫瘍，炎症性瘢痕）によるパターンである．典型的には高，中肺気量位で流量のプラトーがみられるが，狭窄部位，程度，狭窄部位のつぶれやすさにより形が若干異なる．上気道の狭窄を疑った場合は，吸気フローボリューム曲線も有用で，呼気時と同様にプラトーを形成する．

3. DLcoとは何か？

肺拡散能力検査（diffusing capacity of lung for CO：DLco）は ① 肺胞膜の障害，② ガス交換面積の減少，③ 肺毛細管血液量の減少，④ 血液のHb濃度の低下などが反映される．DLcoが低下する代表的な疾患を表2に示す．

症例ではこう考える

冒頭の症例呈示とともに示したQへの答えはおのおの以下のように考えられる．

症例	診断名	換気障害パターン	フローボリューム曲線パターン（上記参照）
1	気管支喘息	閉塞性換気障害	②
2	COPD	閉塞性換気障害	③
3	間質性肺炎	拘束性換気障害	⑤

Advanced Lecture

■ 肺年齢の活用

肺年齢と実際の年齢との乖離から呼吸機能異常を早期に認識することができ，実地臨床で健康維持や禁煙指導，COPDなどの呼吸器疾患の早期発見，早期治療に活用することができる．肺年齢は，スパイロメトリー結果のFEV$_1$，FVC，性別，年齢，身長から計算可能で，「肺年齢.net」[3]を活用すると簡単に計算することができる．

おわりに

呼吸機能検査は実地臨床において重要な検査の1つであり，換気障害パターンやフローボリューム曲線などは診断の手がかりになると考えられる．用語や略語に嫌悪感をもつ若手医師がいるとは思うが，本稿により系統的な理解を深め，参考文献等も活用してもらいたい．今後，若手医師が呼吸機能検査をどんどん利用し，わからないときは上級医や呼吸器内科専門医に教えてもらいつつ，経験を積んでもらうことを期待する．

文献・参考文献

1) 「呼吸機能検査ガイドライン―スパイロメトリー，フローボリューム曲線，肺拡散能力―」（日本呼吸器学会肺生理専門委員会/編），メディカルレビュー社，2004
2) 「臨床呼吸機能検査 第7版」（日本呼吸器学会肺生理専門委員会/編），メディカルレビュー社，2008
3) 肺年齢.net（肺年齢普及推進事務局公式ホームページ）：
   http://www.hainenrei.net/
4) 「肺機能検査―呼吸生理から臨床応用まで―」（Hughes JMB/著，福地義之助/監訳），メディカル・サイエンス・インターナショナル，2001

プロフィール

杉本幸弘（Yukihiro Sugimoto）
社会医療法人青洲会 福岡青洲会病院 呼吸器内科
1999年防衛医科大学校卒業．大学にて初期研修後，2003年PKOで東ティモール共和国に8カ月滞在．2004年熊本地域医療センターでの専修医を経て，2009年飯塚病院に勤務．2012年8月から当院勤務．まだまだ，若手医師達と臨床を楽しんでいます．福岡県糟屋郡に足を運んでください．お待ちしております．

第2章　内科医に必要な検査の基本的読み方

6. 心エコーの読み方を教えてください
非専門医に知ってほしいこと

小形幸代, 谷口信行

● Point

- 心エコーの前に, 聴診, 心電図を確認
- 壁運動は心内膜面の動き, 壁厚の変化, 壁エコーの性状に注目
- 心機能には収縮能と拡張能がある. それぞれの指標を理解しよう

はじめに

　心エコーは救急の現場をはじめ一般臨床でも患者の病態, 血行動態の把握に非常に有用な検査法である. 特に心不全の原因, 病態, 重症度を理解するためには必要不可欠であり, 心エコーにより治療効果を判定することもできる.

1. 心エコーでわかること, わからないこと

　心エコーは, 心臓の形態・血行動態・心機能の情報を非侵襲的に得ることができるため, 循環器領域では必須の検査である. 最近の超音波装置は精度も上がり, 得られる画像の質も良好となったが, 検者の技量や患者の状態によって得られる情報に差が生じやすいという欠点もあり, ある程度の習熟が必要である. **心エコーを実施する前に重要なことは, 病歴, 聴診, 心電図等の情報から鑑別疾患をあげておくことである.**

　心エコーにはいくつかの手法があり, 目的とする心疾患によってそれぞれの手法を使い分けて診断する (表). 冠動脈については, 一部の冠動脈は描出可能であるが, 冠動脈全体を心エコーで描出することは不可能であるため, 虚血性心疾患の診断には左室の局所壁運動異常をとらえて, 責任の冠動脈を推測する必要がある.

2. どんな診断に使えるのか

　あらゆる心疾患の診断に用いることができる. 虚血性心疾患においては, 局所壁運動異常の診断により虚血心筋の範囲を同定できる. また, 弁膜症の診断および重症度評価, 人工弁置換術後の人工弁機能不全の診断, 感染性心内膜炎における弁に付着したvegetation (疣贅) の同定も可

表 心エコーの特徴および応用

方式	特徴	応用
断層像（Bモード）	・心臓の任意断面をリアルタイムに表示 ・心臓の形態と動態評価が可能	・虚血性心疾患の診断 ・先天性心疾患の診断 ・弁膜症の診断 ・心腔の拡大・肥大の評価
Mモード	・距離計測や時相分析に優れる	・心拍出量，駆出率の推定 ・時相分析
カラードプラ法	・血流の評価	・異常血流のスクリーニング ・弁逆流の定性評価 ・短絡血流の同定
パルスドプラ法	・任意領域の血流測定が可能 ・血流の時相分析が容易 ・速い血流の測定は困難	・心機能評価 ・逆流・短絡血流の検出 ・心拍出量の測定
連続波ドプラ法	・速い血流の測定が可能 ・距離分解能がないため血流測定部位の同定が困難	・簡易ベルヌーイ式による圧較差の推定 ・心内圧の推定
経食道法	・肺の影響を受けないため明瞭な画像が得られる	・経胸壁の記録不良例の欠点をカバー ・人工弁の評価 ・肺静脈血流の検出

能である．心筋症（肥大型，拡張型，拘束型）については，心機能，血行動態，合併症の評価も可能である．心膜疾患や先天性心疾患の診断，心臓腫瘍や心内血栓の有無についても心エコーは有用である．

3. どのような評価方法があるか

1 壁運動の評価

　心エコーで壁運動をみるときには，左室心内膜面を観察し，壁厚の増加の有無，壁エコー輝度の上昇がないかに注目する．壁の菲薄化やエコー輝度の上昇は陳旧性心筋梗塞による心筋の瘢痕化の所見である．アメリカ心エコー図学会では左室を17分割して壁運動を評価することを勧めており（図1），壁運動は以下のように表現する[1]．

① 正常（normokinesis）：内膜面の運動，壁厚の増加が正常
② 収縮低下（hypokinesis）：内膜面の運動が低下
③ 無収縮（akinesis）：内膜面の運動や壁厚の増加がみられない
④ 外方運動（dyskinesis）：収縮末期の内膜面が拡張末期よりも外方に膨隆する
⑤ 心室瘤（aneurythm）：心周期を通じて左室壁よりも外側へ隆起する

2 左室機能の評価

　左室機能は収縮能と拡張能の2つに大きく分けられる．収縮能は左室から大動脈への血液の駆出動態を規定し，拡張能は左房から左室への拡張期の血液流入動態を規定する．

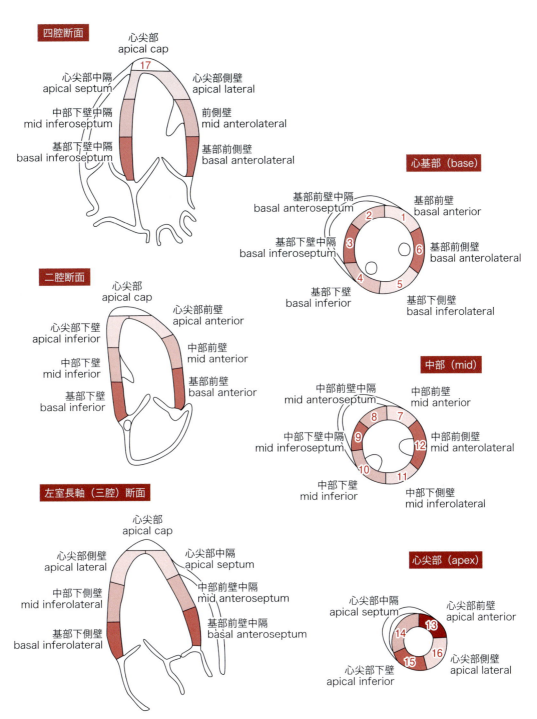

図1 アメリカ心エコー図学会による左室17分画
文献1を参考に作成

1）収縮能

　収縮能は前負荷，後負荷および心筋自体の収縮性により決定される．前負荷とは心筋収縮直前にかかる負荷で，左室拡張末期容積に代表され，循環血液量，体内血液分布，静脈還流量，左室

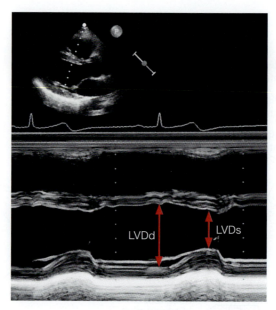

図2　MモードによるLVDd-LVDsの計測

コンプライアンスなどにより影響を受ける．一方，後負荷は心筋収縮開始直後にかかる負荷で，左心室では大動脈圧，右心室では肺動脈圧に代表され，末梢血管抵抗，大動脈弁狭窄，血液粘稠度，動脈の弾性，心室容積などの影響を受ける．

① Mモード法による評価

　Mモード法から左室拡張末期径（left ventricular end-diastolic diameter：LVDd）および左室収縮末期径（left ventricular end-systolic diameter：LVDs）を求め，以下の指標を計算で求めることができる（図2）．

- 左室内径短縮率（％fractional shortening：％FS）＝（LVDd − LVDs）/LVDd × 100（％）
- 一回拍出量（stroke volume：SV）＝ EDV − ESV（mL）
　EDV：拡張末期容積，ESV：収縮末期容積
- 心拍出量（cardiac output：CO）＝ SV × HR（L/分）
　HR：心拍数
- 駆出率（ejection fraction：EF）＝ SV/EDV（％）

② 断層法（Bモード）による評価

- 左室長軸断面の腱索レベルのLVDdとLVDsを計測し，上記のMモード法と同様の式から左室内径短縮率，一回拍出量，心拍出量，駆出率をそれぞれ求められる．
- **Simpson変法**：心尖部二腔および四腔断面の2断面から左室長軸に対して直角な20ディスクの総和を左室容積とみなし，次の式より求められる（図3）．

- 左室容積 $V = \pi/4 \Sigma a_i \cdot b_i \, L/20$
　a_i, b_i：二腔および四腔断面の各ディスクの短径，L：左室長径

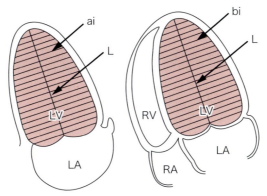

図3 Simpson変法による左室容積の計測
LV：left ventricule（左室），LA：left atrium（左房），RV：right ventricule（右室），RA：right atrium（右房）．

　この計測式はほとんどの超音波診断装置に内蔵されており，拡張末期と収縮末期の心内膜をトレースすることにより自動的に拡張末期と収縮末期の左室容積，心拍出量，駆出率を求めることができる．

③ ドプラ法による評価

❶ 一回拍出量，心拍出量

- SV＝0.785×D^2×VTI（mL）
  D：流出路直径（血流断面を円と仮定），VTI：velocity-time integral（速度時間積分値）
- CO＝SV×HR（L/分）
- 心係数（cardiac index：CI）＝CO/BSA（L/分/m^2）
  BSA：体表面積

❷ 最大dp/dt（peak dp/dt）

　連続波ドプラ法で得られた僧帽弁逆流の血流速波形の血流速が1 m/秒から3 m/秒に増加するまでの時間（T）を測定し，計算式peak dp/dt（mmHg/秒）＝32,000/T（ミリ秒）により求める．心室の局所壁運動異常が存在しても評価することが可能であり，max dp/dtが1,200 mmHg/秒以上では，収縮性が保たれていると判断する．

2）拡張能

　左室拡張能は「左室弛緩」と「左室スティフネス」の2つに分けることができる．心筋は収縮が終了した直後に心筋自ら能動的に拡張する特性があり，この過程が左室弛緩である．左室弛緩は拡張早期に起こり，左室収縮後における左室圧降下速度および心筋細胞の伸展長を規定する．左室スティフネスは左室の受動的な固さを示し，拡張中期〜後期の左室流入動態に影響を与え，左室拡張期圧と左室拡張期容積の関係から評価される．肥大心や虚血心において最も早期に出現する心機能異常は左室弛緩の遅延であり，拡張障害に基づいて発症する拡張不全は，左室流入血流速波形，肺静脈血流速波形，僧帽弁輪部の組織ドプラ法を組合わせることで，予後を反映する有用な指標となる（図4）．

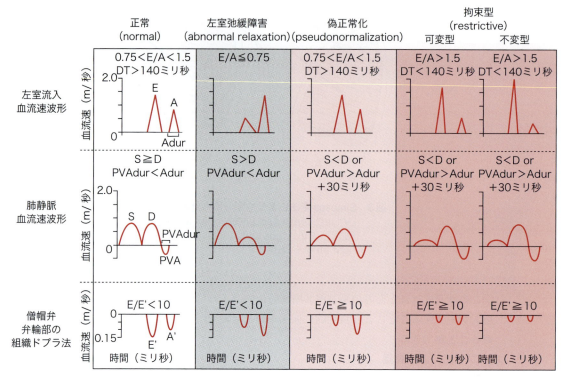

図4 左室拡張能の重症度
Adur：A持続時間，PVAdur：心房収縮期逆行性血流波持続時間

① Mモードによる評価
・僧帽弁前尖拡張期後退速度（diastolic descent rate：DDRまたはEF slope）：左室コンプライアンスの低下や左室拡張期圧の上昇時にはDDRが低下する．

② ドプラ法による評価

❶ 左室流入血流速波形

パルス・ドプラ法による左室流入血流速波形は，洞調律の場合，拡張早期波（E波）と心房収縮期波（A波）の二峰性を示す．そのパターンにより拡張能の重症度を示すことができる（図4）．気をつける点は，E/A比は加齢に伴い減少し20～30歳代ではE/A比は約2であるが，50歳前後で約1となり，60歳以上では通常1以下であるということである．

❷ 肺静脈血流速波形

収縮期順行性血流（S波）と拡張期順行性血流（D波），心房収縮期逆行性血流（PVA波）によって構成される（図4）．加齢に伴いS波は増大，D波は低下，S/D比は増加する．

③ カラーMモードによる評価
・左室流入血流伝播速度

心尖部左室長軸断面で左室流入血流にMモードビームを設定すると，左室流入血流のカラーMモードが記録される．このカラーMモードシグナルの傾きは僧帽弁口から心尖部への血流伝播速度を反映している．左室の拡張障害が出現すると血流伝播速度は遅くなり，流入シグナルの傾きは緩やかになる．カラーMモードは左室流入血流速波形のE波とA波が分離できない心房細動や頻脈の症例でも使えるという利点がある．

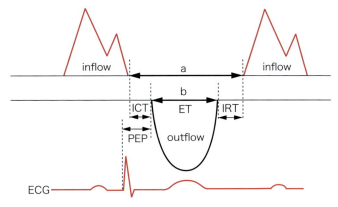

図5 Tei index
ICT：isovolumic contraction time（等容収縮時間），IRT：isovolumic relaxation time（等容弛緩時間），ET：ejection time（駆出時間），PEP：preejection period（前駆出期）．

④ パルス組織ドプラ法による評価

心尖部四腔断面における僧帽弁弁輪部（心室中隔側・側壁側）の僧帽弁輪部運動速度を記録し，拡張早期（E'），心房収縮期（A'）での速度を求めることができる（図4）．左室流入血流速E波とE'の比（E/E'）は，左室充満圧を反映すると考えられており，E/E'が8以下であれば左房圧は正常，15以上であれば左房圧は上昇している[2]．

3）収縮能と拡張能の総合的評価

・Tei（total ejection isovolume）index

パルスドプラ法を用いて僧帽弁あるいは三尖弁流入血流の終了から再開始までの時間をa，大動脈弁あるいは肺動脈弁駆出血流の開始から終了までの時間をbとして，Tei index ＝（a－b）/b の式で求められる（図5）．心拍数の影響を受けにくく，収縮能と拡張能を総合的に評価できる[3]．正常値は左心：0.38 ± 0.04，右心：0.28 ± 0.04．

Advanced Lecture

■ パルスドプラ法のサンプルボリュームの位置

パルスドプラ法のサンプルボリュームの位置は，左室流入血流速波形の計測では左室拡張期に僧帽弁が開放した弁尖の間に設定する（図6A）．肺静脈血流速度の測定では，心尖部四腔断面で右上大静脈左房入口部から1.5〜2cm肺静脈側に設定して記録する（図6B）．また，パルス組織ドプラ法で僧帽弁輪部運動速度を計測するときには，心尖部四腔断面で僧帽弁輪部（心室中隔側・側壁側）に設定する（図6C）．

おわりに

心エコーはベッドサイドでだれでも実施できる非侵襲的な検査である．最近では携帯型の小型超音波装置も販売されており，より手軽に検査できるようになった．経験を重ねることで技術や診断能力が向上する検査法でもあるため，積極的に取り組み身につけていただきたい．

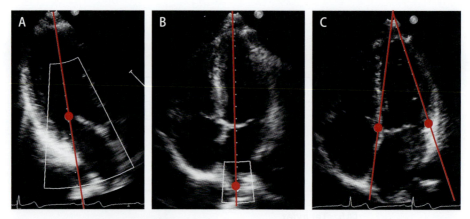

図6　サンプルボリュームの位置
　A）左室流入血流速波形の計測
　B）肺静脈血流速度の計測
　C）パルス組織ドプラ法による僧帽弁輪部運動速度の計測

文献・参考文献

1) Lang RM, et al：Recommendations for cardiac chamber quantification by echocardiography in adults：an update from the American Society of Echocardiography and the European Association of Cardiovascular Imaging. J Am Soc Echocardiogr, 28：1-39.e14, 2015
2) Ommen SR, et al：Clinical utility of Doppler echocardiography and tissue Doppler imaging in the estimation of left ventricular filling pressures：A comparative simultaneous Doppler-catheterization study. Circulation, 102：1788-1794, 2000
3) Dujardin KS, et al：Prognostic value of a Doppler index combining systolic and diastolic performance in idiopathic-dilated cardiomyopathy. Am J Cardiol, 82：1071-1076, 1998
4) 「心臓超音波テキスト 第2版」（日本超音波検査学会/監，増田喜一，遠田栄一/編），医歯薬出版，2015
5) 「心エコーポケットノート 改訂第5版」（大木 崇/監，山田博胤/著），US-Lead，2015
6) Redfield MM, et al：Burden of systolic and diastolic ventricular dysfunction in the community：appreciating the scope of the heart failure epidemic. JAMA, 289：194-202, 2003

プロフィール

小形幸代（Yukiyo Ogata）
自治医科大学 循環器内科学部門 兼 臨床検査医学 学内講師
自治医大の僻地医療を経験し，2010年より現職．
簡便にできる超音波検査は若い医師でもベテラン医師でも診療の強い武器になります．
いろいろな病態がみえてくるので，どんどん患者さんにあててみてください．

谷口信行（Nobuyuki Taniguchi）
自治医科大学 臨床検査医学 教授

7. 肝機能検査の読み方を教えてください

横江正道

Point

- 健常者の肝機能障害（AST・ALTの軽度上昇）の多くは脂肪肝・NASHなどである
- 肝機能障害をみたときはアルコール・薬剤・性交歴・食事内容などを詳細に聞く必要がある
- 付随する症状として，発熱・全身倦怠感・黄疸・腹痛・関節痛などをチェックしなければならない
- ウイルスマーカーが陰性の場合には，血清抗体や自己抗体，腹部超音波やCTなどの画像診断を手掛かりに診断をつけていく

はじめに

　肝臓は別名「沈黙の臓器」といわれており，炎症が起こったとしても自覚症状は乏しく，痛みや苦しみを患者が訴えることは少ない．肝臓にダメージが加わったかどうかを知るうえで，肝機能検査は非常に有用な検査である．AST（GOT）やALT（GPT）はいまや，人間ドックなどの健診項目として，広く一般の方にもよく知られた検査項目である．ただ，肝臓の検査項目として有名ではあるものの，**ASTもALTも必ずしも肝臓だけに特異的な検査項目ではなく**，異常値がすべて肝疾患に結び付くわけではない．とはいっても，人間ドックなどで指摘された肝機能異常は肝疾患診断にむけてのゲートウェイであり，その後の適確な評価が求められている．今回は，肝機能検査をどう読んでいくか，そのなかで考えるべき鑑別疾患や特異的な診断方法をどう構築していくかを考えていく．

症例1

　40歳代男性．先月中旬出張でタイに2週間滞在．帰国後，特に問題なく過ごしていたが，1カ月経ったころから全身倦怠感・褐色尿を自覚したため近医を受診．黄疸を指摘され，検査結果で肝機能異常があったため，精査加療が必要とされ総合病院に紹介．
　意識清明，体温38.7℃，血圧128/84 mmHg，心拍数94回/分，全身に黄疸あり．呼吸困難や腹痛はなし．食事は少し食べることができる．下痢は現在なし．WBC 5,200/μL（Lymph 21.4 %，Mono 15.1 %，Neut 61.4 %，Eos 1.1 %）Hb 14.1 mg/dL，Ht 40.5 %，PLT 27.4万，Alb 3.73 g/dL，AST 1,422 IU/L，ALT 2,378 IU/L，ALP 928 IU/L，γGTP 695 IU/L，T-Bil 9.75 mg/dL，D-Bil 6.72 mg/dL，CRP 0.77 mg/dL．

表1　代表的肝疾患

体質性黄疸	Gilbert症候群 Crigler-Najjar症候群 Dubin-Johnson症候群 Rotor症候群	全身疾患肝病変	サルコイドーシス アミロイドーシス Celiac病 結核 非定型抗酸菌症
ウイルス肝炎	A型肝炎 B型肝炎 C型肝炎 D型肝炎 E型肝炎 その他（ヘルペス・アデノ）	胆管狭窄症	術後胆管狭窄症 敗血症性黄疸 TPN由来 妊娠由来 胆管炎・胆嚢炎 肝外胆管閉塞 Caroli病
自己免疫性	原発性胆汁性肝硬変 自己免疫性肝炎 硬化性胆管炎 Overlap症候群 GVHD	薬剤性肝炎	肝細胞型 胆管通過障害型 混合型 微小胆管障害
遺伝性	ヘモクロマトーシス Wilson病	血管障害	静脈閉塞 Budd-Chiari症候群 ショック肝 うっ血肝 門脈閉塞
アルコール性	急性脂肪肝 急性アルコール性肝炎 アルコール性肝硬変		
非アルコール性	脂肪変性 脂肪性肝炎	腫瘍性	肝細胞癌・胆管細胞癌 腺腫 限局性結節性過形成（FNH） 転移性肝腫瘍 膿瘍・嚢胞・血管腫
妊娠性	急性妊娠性脂肪肝		

GVHD：graft versus host disease（移植片対宿主病），FNH：focal nodular hyperplasia.
文献1を参考に作成

1. 肝機能検査で何がわかるのか？ 何がわからないのか？

　肝疾患は非常に多彩である[1]（表1）．

　肝疾患の存在下でのAST・ALTは肝細胞が破壊されて生じる肝酵素であり，その値の大きさはどれだけの肝細胞が壊れたかを示している．しかし，**ASTは肝臓にだけあるわけではなく，肝臓よりも心臓に多く分布**し，また筋組織や腎臓にも多く含まれており，ASTの上昇は必ずしも肝臓由来とはいえない[2]．その証拠に，急性心筋梗塞のマーカーとしてAST（GOT）があげられている．肝臓病と急性心筋梗塞の症状はおよそ全く違うので，単にASTの数字だけで診断をするのはやはり無理である．

　一方，**ALTは比較的，肝に特異的な検査**であり，ASTとALTを両方測定してAST/ALT比を重視する場合もある．一般に，急性肝炎のときには，初期はAST＞ALT，回復期はALT＞AST，治癒するとAST＞ALTとなる傾向がある．もちろん，このパターンのみで肝炎の状況を確定することは難しい．実臨床においては，あくまで参考程度に考えるべきである．

　先述したように，肝酵素は肝細胞が壊れて放出されるので，**肝硬変のように壊れる肝細胞が減ってきた場合には，当然ASTもALTも上昇せず低値**である．AST・ALTが上昇していない場合や正常範囲内にあれば肝臓に異常がない，と思っていたら大間違いである．

表2 原因不明の肝機能障害を肝生検で診断した354例の結果

最終診断	n	%
NASH	120	34
NAFLD	115	32
原因不明の肝炎	32	9
薬剤性肝障害	27	7.6
正常肝	21	5.9
アルコール	10	2.8
自己免疫性肝炎	7	1.9
肉芽腫/サルコイドーシス	6	1.7
原発性胆汁性肝硬変(PBC)	5	1.4
原発性硬化性胆管炎(PSC)	4	1.1
ヘモクロマトーシス	3	0.9
その他	4	1.1

NAFLD:non-alcoholic fatty liver disease(非アルコール性脂肪性肝疾患),PBC:primary biliary cirrhosis,PSC:primary sclerosing cholangitis.
文献3を参考に作成

2. AST・ALTはどんな診断に使えるのか？

1 AST・ALTが100 IU/L未満のときはどうであろうか？

　AST・ALTの正常値は施設間で試薬によってまちまちであるが，およそ上限は35〜45 IU/Lである．この範囲には健常者の95％くらいの人が入るように正常値（基準値）は設定されている．

　だが，AST・ALTが60〜80 IU/Lくらいの方は決して少なくないし，人間ドックなどの健診に携わった医師であれば実感されると思うが，このくらいの値ではほぼ普通に生活している方が多いはずである．こうした低いAST・ALTレベルの人をどう考えるかは，実は非常に難しい[2]．

　原因のよくわからない肝機能異常の患者さんに肝生検にて確定診断をつけた研究では，その66〜84％が脂肪変性や脂肪肝，脂肪肝炎であったと報告されている[3,4]．肝生検は肝疾患診断のGold standardであり，究極の診断方法である．この2つの研究では対象者が単なる肝機能異常と，正常上限2倍までの肝機能異常であるので，**軽度AST・ALTの異常の多くは，大方がアルコール関連の脂肪変性・脂肪肝**，もしくはNASH（non-alcoholic steato-hepatitis：非アルコール性脂肪肝炎）と考えてもよさそうである（表2）．

2 ではAST・ALTが100 IU/L以上ではどうであろうか？

　明確なcutoff値はないが，症例経験を積んできた先生であれば，500や1,000 IU/Lを超えたものは急性期〜超急性期に多く，100〜200 IU/Lであれば，急性期〜慢性期の変動と考えるのではないだろうか？AST・ALTの数字だけではやはり簡単には区別はつかないが，正常上限の5倍未満をMild，5〜10倍のものをModerate，10倍以上のものをMarkedと大まかに3分類した報告がある[5]．当然，不確実な部分も多いが，大体このような分布になることは肯ける（図1）．

　急性期と考えれば，最近，何かに感染した，薬剤を使用した，変わったものを食べたなどのエピソードにつながるはずである．しかも，500 IU/Lを超えたような場合には黄疸や発熱，意識障害などの症状を伴っていることも多く，うっ血肝の場合には心不全が原因になっている場合もあ

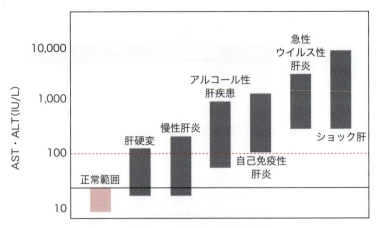

図1 大まかなAST・ALTレベルで分けた疾患の位置付け
文献5を参考に作成

る．重症肝炎や劇症肝炎を疑う病態ではあるが，ご存知の通りAST・ALTの値だけで**劇症肝炎と診断することはできない**．

> ●**劇症肝炎の定義**
> 症状発現後8週以内に肝性昏睡Ⅱ度以上の脳症およびプロトロンビン時間40％以下を示すもの．症状発現後10日以内に脳症が出現する急性型，11日以降に発現する亜急性型に分類される（よく知られた通り亜急性型の方が予後不良である）．

逆に100〜200 IU/L，ときに500 IU/L程度であれば，これは静かなる炎症の進行，つまり「症状をあまり伴わない」慢性活動性肝炎や肝硬変の状態を示していることが多い．もちろん，重症からの回復期を診ている場合もあるし，ゆっくりと癌が進行している状況もありうる．肝臓では，何の異常もない肝組織から，いきなり癌ができることはまれである．B型肝炎やC型肝炎，アルコール性肝炎・肝硬変などが背景にあることが多い．したがって，そのときどきの状況によって，数字の読み方が大きく変わるのがこの100〜500 IU/Lの範囲ではないかと考える．その点で，**患者さんの背景・症状・身体所見などの情報が絶対に必要**である．

> **症例1ではこう考える**
> ASTが1,422 IU/L，ALTが2,378 IU/L，ALPが928 IU/L，γGTPが695 IU/Lと軒並み肝胆道系酵素が上昇し，T-Bil 9.75 mg/dLと黄疸がある．しかも，D-Bilが6.72 mg/dLと優位であるので，閉塞機転がなければ，肝内胆汁うっ滞が起こっていると推測できる．このパターンの多くは「薬剤性」か「ウイルス性」である．この症例では，入院時採血でHBs抗原，HBe抗原，IgM-HBc抗体が陽性で「急性B型肝炎」と診断に至った．その後の病歴聴取では，出張先のタイでタイ人売春婦との性交渉歴が判明し，性交感染が原因であった．A型肝炎はHA抗体，IgM−HA抗体陰性で否定された（ちなみに，HIV抗体はwindow periodを考慮して後日測定したが陰性であった）．

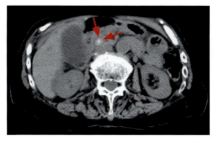

図2 症例2のCT
総胆管に20 mm下の結石（→）を認める

> **症例2**
> 60歳代女性．昨夜の午前1時ごろより急に悪感戦慄を自覚．腹痛は一時的にあったが，1時間くらいで消失．朝起床後，体温が38℃あり，近医を受診．採血にて肝胆道系酵素の上昇があり，総合病院へ紹介受診．
> 体温38.2℃，血圧110/70 mmHg，心拍数70回/分，意識清明．貧血なし．黄疸なし．心音：収縮期雑音あり．呼吸音：異常なし．腹部：平坦かつ軟．グル音正常．心窩部から右季肋部に少し違和感はあるが，Murphy徴候なし．四肢に浮腫なし．WBC 10,500/μL，Hb 12.5 g/dL，Plt 18.5/μL，Alb 2.79 g/dL，AST 271 IU/L，ALT 323 IU/L，ALP 1,907 IU/L，γGTP 823 IU/L，Amy 70 IU/L，Lip 13 IU/L，T-Bil 2.54 mg/dL，CRP 13.63 mg/dL，BUN 21.6 mg/dL．

3. ALPやγGTPはどんな指標として使えるのか？

　AST・ALT以外に肝機能を診ていく重要な指標に，ALP（アルカリホスファターゼ），γGTP，アルブミン，プロトロンビン時間（PT％）などがある．

　ALPやγGTPは，「胆道系酵素」ともいわれているが，肝疾患を評価するうえでも重要な検査である．実際の臨床のなかでは，ASTやALTはさほど上昇していないにもかかわらず，ALPやγGTPが高くなっている場合がある．この状況では黄疸の有無や腹痛の有無などの自覚症状などにもよるが，自己免疫性肝炎や，原発性胆汁性肝硬変，原発性硬化性胆管炎，急性胆管炎，胆管癌などを疑うことになる．また，転移性肝腫瘍や悪性リンパ腫，サルコイドーシスなども疑うきっかけになる[5]．当然ながら，腹部超音波検査やCTなどの画像診断を行って，胆管の閉塞・狭窄，肝内占拠性病変の存在などを評価する必要がある．

> **症例2ではこう考える**
> 発熱と悪寒戦慄がある時点で，敗血症・菌血症がありそうなインプレッションである．腹部所見として，右季肋部に少し違和感があるものの，Murphy徴候は陰性で，顕著な黄疸はなさそうである．肝機能はAST・ALT・ALP・γGTPなど軒並み高値である．入院後，腹部CTを行ったところ，総胆管に20 mm大の結石を認め（図2），「急性胆管炎」と診断した．

表3　急性胆管炎・診断基準

急性胆管炎診断基準
A.　全身の炎症所見
A-1.　発熱（悪寒戦慄を伴うこともある） 　　A-2.　血液検査：炎症反応所見
B.　胆汁うっ滞所見
B-1.　黄疸 　　B-2.　血液検査：肝機能検査異常
C.　胆管病変の画像所見
C-1.　胆管拡張 　　C-2.　胆管炎の成因：胆管狭窄，胆管結石，ステント，など
確　診：Aのいずれか＋Bのいずれか＋Cのいずれかを認めるもの 　　疑　診：Aのいずれか＋BもしくはCのいずれかを認めるもの

注：A-2：白血球数の異常，血清CRP値の上昇，他の炎症を示唆する所見
　　B-2：血清ALP，γ-GTP（GGT），AST，and ALT値の上昇
　　　　　ALP：alkaline phosphatase，γ-GTP（GGT）：γ-glutamyltransferase，
　　　　　AST：aspartate aminotransferase，ALT：alanine aminotransferase
　　他に，急性胆管炎の診断に有用となる所見として，腹痛（右上腹部痛もしくは上腹部痛）と胆道疾患の
　　既往（胆嚢結石の保有，胆道の手術歴，胆道ステント留置など），があげられる．
　　一般的に急性肝炎では，高度の全身炎症所見がみられることはまれである．急性肝炎との鑑別が困難な
　　場合にはウイルス学的，血清学的検査が必要である．
文献9より引用

　急性胆管炎の診断に際しては，Charcot3徴（腹痛・発熱・黄疸）が教科書的に有名であるが，3所見すべてがそろうことは50〜70％程度といわれている[6〜8]．急性胆管炎に関しては2013年に「急性胆管炎・胆嚢炎診療ガイドライン2013」[9]が刊行されており，診断基準・重症度判定基準が明示されている（表3，4）．
　このガイドラインの診断基準に症例を照らし合わせると，腹痛・黄疸はないが，ALP・γGTPの上昇，WBC・CRPの上昇，画像所見があり，確診と診断された．重症度判定は，ショック・菌血症・意識障害・急性腎不全はないが，T-Bil＞2 mg/dL，Alb＜3 g/dLであり中等症と判定された．

4. 疾患別基本パターンの読み方を知ろう

　では，疾患別のキーポイントと注意点，次なる一手を示す．

1 A型肝炎

　カキや二枚貝など海産物の生食後の発熱で現れることが多い．AST・ALTは5〜10倍になる．基本的には糞口感染である．IgM-HA抗体を調べることで急性期かどうかを把握する．

2 急性B型肝炎

　性交・針刺しなどで感染する．発熱・黄疸で現れることが多い．AST・ALTは5〜10倍になる．劇症化することがあるので注意が必要である．**HBs抗原・HBs抗体・HBc抗体，IgM-HBc抗体**を調べて現在の感染か過去の感染か急性期かどうかを把握する．HBs抗原（＋）のときはHBe抗原・抗体をチェックして感染力を評価する．HBV-DNAやgenotypeを調べてインターフェロンの適応かどうかを調べる．

表4 急性胆管炎・重症度判定基準

急性胆管炎重症度判定基準
重症急性胆管炎（Grade Ⅲ）
急性胆管炎のうち，以下のいずれかを伴う場合は「重症」である． ・循環障害（ドーパミン≧5μg/kg/min，もしくはノルアドレナリンの使用） ・中枢神経障害（意識障害） ・呼吸機能障害（PaO_2/FiO_2 比＜300） ・腎機能障害（乏尿，もしくはCr＞2.0 mg/dL） ・肝機能障害（PT-INR＞1.5） ・血液凝固異常（血小板＜10万/mm^3）
中等症急性胆管炎（Grade Ⅱ）
初診時に，以下の5項目のうち2つ該当するものがある場合には「中等症」とする． ・WBC＞12,000，or＜4,000/mm^3 ・発熱（体温≧39℃） ・年齢（75歳以上） ・黄疸（総ビリルビン≧5 mg/dL） ・アルブミン（＜健常値下限×0.73 g/dL） 上記の項目に該当しないが，初期治療に反応しなかった急性胆管炎も「中等症」とする．
軽症急性胆管炎（Grade Ⅰ）
急性胆管炎のうち，「中等症」，「重症」の基準を満たさないものを「軽症」とする．

注1）肝硬変，慢性腎不全，抗凝固療法中の患者については別途参照．
注2）急性胆管炎と診断後，診断から24時間以内，および24〜48時間のそれぞれの時間帯で，重症度判定基準を用いて重症度を繰り返し評価する．
文献9より引用

3 C型肝炎

現時点では，急性肝炎を呈する症例はほとんどなく，慢性C型肝炎か，いままで指摘されなかった患者である．基本的には血液感染であり，過去の輸血歴や集団予防接種など原因はさまざまで，かつはっきりしない場合も多い．AST・ALTは5倍以内であることが多い．肝硬変や肝細胞癌に進行している場合もある．日本人の肝臓癌の多くはC型肝炎由来である．

4 アルコール性肝炎

大酒家（＝日本酒換算1日5合×10年以上継続）に多い．肝硬変に進展していることもある．お酒だけ飲んで，食事をとっていない患者さんも多く，低栄養になっている場合も多い．

5 脂肪肝

常習飲酒家（＝日本酒換算1日3合×5年以上継続）に多い．ALTが軽度上昇していることが多い．超音波検査でbright liverや肝腎コントラストを評価する．

6 NASH

飲酒歴のない脂肪肝（正確には「脂肪肝炎」）である．**NASHの確定診断には肝生検が必須**である．ALTが軽度上昇していることが多い．現代人の生活様式を考えると，脂肪肝とともに，確定診断のついていないNASHは非常に多いと想像される．かつて，非B非C型肝炎と言われていた患者の相当数がNASHである可能性もあり，こうした方が肝硬変や肝細胞癌になっていることもある．食事・運動などでコントロールすることや，脂質異常症・糖尿病の治療なども重要である．

7 肝硬変

AST・ALTは100 IU/L前後で推移していることが多い．皮膚掻痒感や，腹水・右胸水貯留，くも状血管腫や脾腫，Medusaの頭（腹壁静脈怒張）などをチェックする．門脈圧亢進症の評価も必要であり，食道静脈瘤などの合併症管理も重要である．

8 肝細胞癌・転移性肝腫瘍

胃癌や大腸癌とは違って，何も背景や誘因がないのに肝細胞癌が起こるケースは少ない．
ほとんどの患者が，B型肝炎やC型肝炎，アルコール性肝炎などの背景をもちながら，肝硬変を経て肝細胞癌を発症する．背景疾患がない患者での癌を考えるときは転移性肝腫瘍を考慮する．

9 伝染性単核球症

上気道炎症状に伴う肝機能障害である．扁桃に白苔を伴っていることが多いが，黄疸は少ない．**AST・ALTは5～10倍程度まであがることがある**．特徴としては，異型リンパ球が出現する．感染経路は，キスなどの唾液による経口感染である．EBウイルスやサイトメガロウイルスが原因として多く，血清抗体で評価する．

10 急性胆管炎

腹痛・発熱・黄疸がそろっていれば，誰もが診断できるが，黄疸がない場合もある．ALPやγGTPが上昇することが多い．総胆管結石が原因になっていることが多いので，MRCP（magnetic resonance cholangiopancreatography：MR胆管膵管造影）などの画像診断や，ERCP（endoscopic restrograde cholangiopancreatography：内視鏡的逆行性胆管膵管造影）での評価を行う．

11 胆管癌

腹痛を伴わずに，緩徐に進行する黄疸の場合に考えなくてはいけない．ALPやγGTPが上昇していることが多い．黄疸が目立つ場合と目立たない場合がある．ときとして，胆管炎症状で来院され，その精査の結果，胆管癌と診断される場合もある．

12 うっ血肝（passive congestion）とショック肝（ischemic hepatitis）

いずれの状態もAST・ALTは10倍程度まで上がる．千や万の単位にあがることもある．
うっ血肝は右心不全の場合に起こる．よって，超音波検査で肝静脈や下大静脈をチェックすべきである．
ショック肝は，ショックや呼吸不全，高度の脱水時などに肝への酸素供給が減少することで起こる．AST・ALTの面からみるとうっ血肝とショック肝は区別がつかないことも多いが，循環動態は大きく異なる．

13 原発性胆汁性肝硬変（PBC）と原発性硬化性胆管炎（PSC）

中年女性における皮膚掻痒感などを主訴とする原因不明の肝硬変ではPBCを考える．
中年男性における発熱や黄疸，肝機能異常ではPSCを考える．PSCでは，炎症性腸疾患（多くは潰瘍性大腸炎）を伴っている場合もある．
PBCもPSCも抗核抗体や抗ミトコンドリア抗体，好酸球などの評価を行う．

14 自己免疫性肝炎

肝炎ウイルスマーカーが陰性の場合に評価しておく必要がある．

女性で，自己抗体陽性（抗核抗体・抗ミトコンドリア抗体），IgG 上昇（特に IgG4）などが特徴である．

Advanced Lecture

■ 薬剤性肝障害はどう診断するか？

「薬剤性肝障害」は肝機能障害のなかで非常に多くあると思われながらも，確定診断をつけることが非常に難しい．実際に多くの薬が肝代謝であり，添付文書にも肝機能障害を記載している薬は非常に多い．その点で，**どんな薬にも肝障害は起こりうる**と考えなくてはいけない．

もちろん，そのなかでも特に，肝機能障害を起こしやすい薬もある．風邪薬に含まれているアセトアミノフェンや多くの抗菌薬，抗結核薬のイソニアジドなどはその代表である．診断や治療のうえで，投与中止は基本であるが，その投与中止基準は実は定まっていない．原因薬物がkey drugであるという前提の場合，ALT ≧ 100 IU/Lの場合には数日ごとに経過を注意深くみる，ALT ≧ 300 IU/Lの場合には中止，T-Bil ≧ 3.0 mg/dLか肝障害に基づく症状や皮疹を認めた場合には中止する，との考えがまとめられている[10]．

昨今ではインターネットで購入した漢方や，コンビニやインターネットで売られているサプリメントなどを飲んでいる人も多く，これらが肝障害の原因となっている場合もある．肝障害の原因がはっきりしないときは，**薬剤のみならず健康食品やサプリメントを聞き出すことも重要**である．

おわりに

肝機能検査の読み方は一筋縄にはいかない．これはASTやALTの異常が，肝のみならずいろいろな病気に関連していることも影響している．また，肝疾患は本当に多種多彩である．ASTとALTの異常をきっかけに，肝疾患の大海原に入り込み，見事，確定診断をつけることができれば，その快感はひとしおである．だが，**検査の解釈をきちんとつけないままに無鉄砲に検査を増やせば，無駄な検査が多くなるのも事実**である．ましてや，偽陽性などをきちんと考慮しなければ，肝生検などの侵襲性の高い検査を患者に強いることになる．

系統的な診断アルゴリズムがハリソン内科学[1]にフローチャートでまとめられている（**図3**）．これは，ウイルス抗体や自己抗体を調べたうえで，最後の最後は肝生検という位置付けであるが，そこまでの検査を患者が求めているかどうかは全くの不明である．おそらく求めていないことが多いであろう．その点で，医師の側が何を求めて肝生検するのかを明確にして施行を決断すべきである．**アルコール性肝炎やウイルス性肝炎は正確かつ詳細な病歴聴取により，かなりの部分が絞り込めるはずである**．同じウイルス肝炎でも感染経路は違うし，**脂肪肝・脂肪肝炎・アルコール性肝炎，薬剤性肝炎などは生活歴から判別できる場合もある**．このようにそれぞれの疾患の特徴を理解することは診断学の基礎である．病歴聴取できちんと疾患の特徴をつかみ，そのうえで，超音波検査やMRCPなどを行うことが効率的な診断をもたらすと考える．肝機能異常はと

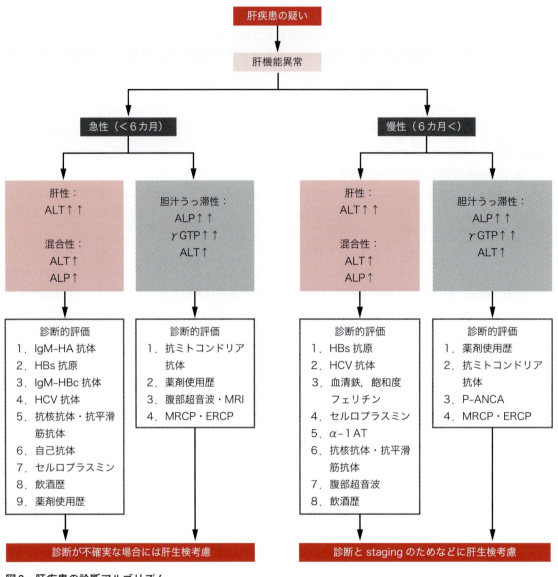

図3 肝疾患の診断アルゴリズム
文献1より引用

きとして非常に曖昧である場合もあるので，正確な知識と判断力をもって，診断を付けることが重要である．

ときにシマウマ探しが必要な場合もあるが，やはり，シマウマ探しを最初からしてはいけない．

文献・参考文献

1) Ghany M & Hoofnagle JH：Approach to the patient with Liver Disease. Harrison's Principles of Internal Medicine 17th edition. pp1918-1923, McGraw-Hill Professional, 2008
2) 山田俊幸：アミノトランスフェラーゼ（トランスアミナーゼ）（ASTとALT）．「異常値の出るメカニズム 第6版」（河合 忠，他/編），pp237-239，医学書院，2013

3) Skelly MM, et al：Findings on liver biopsy to investigate abnormal liver function tests in the absence of diagnostic serology. J Hepatol, 35：195-199, 2001
4) Daniel S, et al：Prospective evaluation of unexplained chronic liver transaminase abnormalities in asymptomatic and symptomatic patients. Am J Gastroenterol, 94：3010-3014, 1999
5) Giannini EG, et al：Liver enzyme alteration：a guide for clinicians. CMAJ, 172：367-379, 2005
6) Csendes A, et al：Risk factors and classification of acute suppurative cholangitis. Br J Surg, 79：655-658, 1992
7) Welch JP & Donaldson GA：The urgency of diagnosis and surgical treatment of acute suppurative cholangitis. Am J Surg, 131：527-532, 1976
8) O'Connor MJ, et al：Acute bacterial cholangitis：an analysis of clinical manifestation. Arch Surg, 117：437-441, 1982
9) 「急性胆管炎・胆嚢炎診療ガイドライン2013 第2版」（急性胆管炎・胆嚢炎診療ガイドライン改訂出版委員会，他/編），医学図書出版，2013
10) 滝川 一：薬物性肝障害で，原因薬剤が（同一患者の他疾患の）key drugである場合，肝胆道系酵素の値がどのくらいまでなら投与継続をするのか？「臨床に直結する肝・胆・膵疾患治療のエビデンス─ベッドサイドですぐに役立つリファレンスブック」（跡見 裕，他/編），pp116-117，文光堂，2007

プロフィール

横江正道（Masamichi Yokoe）
名古屋第二赤十字病院 総合内科（専門領域：内科・消化器内科・内視鏡・救急）
お酒が飲めない私であってもNASHから肝硬変・肝癌にも成りうるんですよ…．
さあ，明日からダイエット！？（何年前から言ってるの…）

第2章 内科医に必要な検査の基本的読み方　　難易度 A B C

8. 副腎機能検査の読み方を教えてください

脇坂達郎

Point

- 副腎不全は疑うセンスがないと診断できない疾患である
- 急性副腎不全（副腎クリーゼ）は緊急事態である
- 慢性経過の副腎不全はうつ病や慢性胃炎などと誤認されやすい
- 「下垂体・副腎の異常は落とし穴になりやすい」ことを常に念頭におく

はじめに

　副腎の異常をはじめとする内分泌異常は日常診療で見逃しやすい病態の代表である．ルーチンの血液・画像検査では捕まえにくく「それと疑って」ホルモン動態の評価を行わなければ診断に至らないからであろう．本稿では，誌面の都合から臨床的な重要度が最も高いと思われる副腎不全について記載する．

症例

　40歳代男性．1カ月ほど前から食欲不振あり．胃内視鏡にて慢性胃炎と診断された．投薬で改善なし．数日前の運動（職場に遅れそうになり自転車で急いだ）後より強い倦怠感あり．前医での採血にてNa 133 mEq/L，ふらつき著明で紹介受診した．収縮期血圧80 mmHg台・体温35℃台であった．どう対応するか？

1. どんなときに副腎不全を疑うべきか？

1 副腎不全は診断が難しい

　副腎不全の対応が難しいのは，鑑別診断にあげること，疑うことが難しいからに尽きる．「副腎不全の可能性は？」と考えることさえできれば，典型例では検査・治療についてはそれほど複雑ではなく内分泌専門医でなくても対応は可能である．

2 症状から疑う

　副腎不全による症状は概して非特異的である．また原因や病態の違いにより症状に幅がある．急性・原発性では症状が強くショックが明確となり，慢性・続発性では軽微であいまいになりや

表1　副腎不全の主な症状

症状	頻度（%）
倦怠感・脱力	100
食欲不振・体重減少	100
悪心・嘔吐	25～86
腹痛	31
関節痛・筋痛	6～37
めまい・失神	12～20
塩分渇望（原発性のみ）	16
発熱・低体温	—

文献2，3を参考に作成

表2　副腎不全の主な所見

所見	頻度（%）
皮膚色素沈着（原発性のみ）	94
起立性低血圧	88～94
低ナトリウム血症	57～88
高カリウム血症（原発性のみ）	64～85
好酸球増多	17
低血糖	—

文献2，3を参考に作成

すい．倦怠感，食欲不振からうつ病と誤認されているケースもある[1]．**重要なポイントは「原因のわからないショックの原因に急性副腎不全（副腎クリーゼ）を考えること」，「原因のわからない食欲不振・倦怠感・消化器症状の原因に副腎不全を疑うこと」**である．頻度は低いが「筋痛，関節痛」が主体となることもある．低体温の原因のひとつとしても重要である．表1に副腎不全による症状の一覧をあげた．

3 ルーチン検査結果から疑う

1）低ナトリウム血症から疑う！

Na 110～120 mEq/L台の重篤な低ナトリウム血症であれば異常事態と認識されやすいが，Na 130 mEq/L台までの低下は軽視されやすく，脱水や塩分摂取不足と誤認される．**低ナトリウム血症の原因として副腎不全を念頭におく．**

2）低血糖から疑う！

手術後の低血糖の原因が精査されず，副腎不全の診断が遅れた例を経験したことがある．副腎不全における低血糖の頻度は高くはないが，**原因のはっきりしない低血糖では必ず副腎機能をチェックする．**

3）好酸球に注目！

ステロイドは末梢血中の好酸球を減少させる．したがって重症感染症や外傷などの急性ストレス下においては内因性ステロイドのため好酸球は抑制（＜1％）されるのが通常である．**発熱＋高CRP血症＋好酸球の抑制なし，という臨床像は副腎不全を考えるべき病態の1つである**（その他はアレルギー性病態や寄生虫感染，結核，自己免疫疾患などが鑑別となる）．発熱や高CRP血症は副腎不全のみでもみられうる．また，潜在する副腎不全が感染症によるストレスで顕在化した場合でもこのパターンをとりうる．**白血球分画で好酸球を確認する習慣をつけておく．**

ただし，上記1）～3）の所見はそれぞれ疑うきっかけにはなるが，該当しなくとも副腎不全は除外できない（表2）．

4 背景から疑う

何らかの理由でステロイドの長期使用がある患者，下垂体腫瘍を指摘されている患者などでは急性疾患時に副腎不全を考える必要がある．特に，他院で処方されているステロイドは認識されにくい．「かゆみ止め」としてセレスタミン®（ベタメタゾン・d-クロルフェニラミンマレイン

表3　副腎不全の見逃しパターン

① 食欲不振・嘔吐のため消化器疾患と誤認する
② 軽度の低ナトリウム血症を脱水や低栄養と誤認する
③ 倦怠感・意欲低下からうつ病と誤認する
④ 軽度の低体温を認識できずに見逃す
⑤ 起立性低血圧・失神を迷走神経反射や脱水と誤認する
⑥ アシドーシス・高カリウム血症・低血糖がないことで除外する
⑦ コルチゾール値が「正常範囲」なので除外する
⑧ 他院での処方薬に含まれるステロイドの確認を怠る
⑨ 外用や吸入ステロイドでも副腎不全が起こりうることを知らずに見逃す

表4　副腎不全の診断のための検査

随時採血コルチゾール	文献では推奨されていないが現場ではこの検査のみで対応する場合もある 十分高値（＞15〜20μg/dL）なら副腎不全は否定的
早朝採血コルチゾール	原発性：低値（＜6μg/dL）なら可能性高い 　　　　高値（＞20μg/dL）なら否定的 続発性：低値（＜3.6μg/dL）なら可能性高い 　　　　高値（＞18.1μg/dL）なら否定的
迅速ACTH負荷試験	正常では負荷後の最高値が18μg/dLを超える 原発性ではgold standard（続発性では偽陰性あり）

ACTH：adrenocorticotropic hormone（副腎皮質刺激ホルモン）．
文献2を参考に作成

酸塩）が長期投与されており副腎不全をきたすこともある．どのくらいの量，期間のステロイド投与が副腎不全をきたすかは資料により幅がある．プレドニゾロン20 mg/日相当を3週間以上，が目安とされる[4]が，これ以下の投与量でも長期投与では副腎不全をきたしている可能性を念頭におくべきである．

副腎不全はしばしば見逃されている．これまでに経験した「副腎不全の見逃しパターン」を表3に示した．

2. どの検査をオーダーすべきか？

副腎不全の可能性はないか？と疑うことができれば，以下の検査を行う（表4）．
慢性経過の場合には検査結果を確認する時間があるが，急性副腎不全が強く疑われる場合には結果を待たずステロイド補充を開始すべきである（デキサメタゾンはコルチゾール採血に影響を与えにくいため，デキサメタゾンを開始しつつ検査を行うことも可能であるが，電解質コルチコイド作用がないため原発性副腎不全では効果不十分である）．

1 随時採血コルチゾール

随時採血コルチゾール測定も場合により有用である．十分な分泌（＞15〜20μg/dL）があれば副腎不全は否定的である．夕方から深夜にかけてコルチゾール値は低下するため，随時採血で

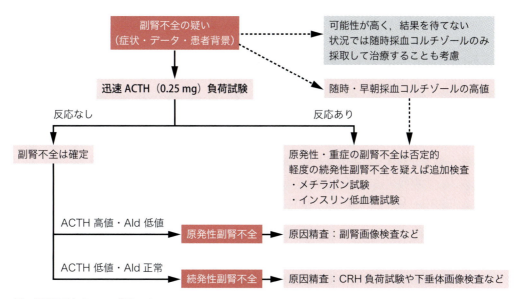

図　副腎不全のアルゴリズム
Ald：アルドステロン，CRH：corticotropin-releasing hormone（副腎皮質刺激ホルモン放出ホルモン）．
文献7を参考に作成

の低値のみで副腎不全を診断することはできない．また，重症感染症など多大なストレス下ではコルチゾールの分泌は生理的に亢進するため正常範囲は規定しがたくなる．あくまで参考値である．

2 早朝採血コルチゾール

　コルチゾールは通常午前6～8時ごろ1日のうちで最も高値を示すため，早朝採血が低値であれば（＜約4～6 μg/dL）副腎不全が疑わしい．ただしこれのみで診断を確定することはできず参考値である．カットオフ値を5 μg/dLとすると特異度はほぼ100％だが感度は36％，10 μg/dLとすると感度62％・特異度77％であり信頼性に欠けるとする報告[5]がある．

3 迅速ACTH負荷試験

　コルチゾール値を採血しACTH製剤〔コートロシン®（テトラコサクチド酢酸塩）〕0.25 mg を静注，30分後と60分後のコルチゾール値を測定する．最高値が18 μg/dLを超えれば正常と判断する．副腎不全におけるキモの検査である．原発性では信頼性が高くgold standardと考えてよいが，続発性（特に最近発症した例，軽症例）では特異度は高いが感度は十分ではない（診断には有用だが除外には不十分）．この場合には追加検査（図）を検討するか，臨床状況に基づいて補充療法を行う．低用量ACTH（0.01 mg＝1 μg）による負荷試験もあるが，通常量の試験と比較して有意な差はなく，続発性副腎不全における感度は十分ではないとされている[6]．

3. 副腎不全と診断したらどうするか？

　ACTH負荷試験で低～無反応であれば副腎不全は確定である（図）．次は原因検索を行う．負荷

試験時にACTHやアルドステロンも採血しておくと原発性・続発性の鑑別に有用である．原発性副腎不全の多くは特発性（自己免疫性＝Addison病）であるが，副腎出血や転移性悪性腫瘍の除外のためCT・MRIによる副腎形態評価を行う．続発性の場合には下垂体の画像評価や，CRH負荷試験（下垂体性と視床下部性を区別する）を行う．

実際の臨床で最も多いのはステロイド投与がされている続発性副腎不全患者である．

> **症例ではこう考える**
>
> 　筆者が経験した実例である．食欲不振・低ナトリウム血症・低体温・ショックの病像であり，一般的なショックの対応や原因検索と合わせ副腎不全を疑った．Na 115 mEq/L，K 5.7 mEq/L，Glu 78 mg/dL，HCO_3^- 9 mEq/Lであった．急性副腎不全と判断しデキサメタゾン4 mgを投与，迅速ACTH負荷試験の採血後にヒドロコルチゾン100 mg 8時間おきの投与を開始した．症状，データとも改善しステロイド減量，補充療法へ移行した．後日判明した迅速ACTH負荷試験の結果はコルチゾール1.2-1.4-1.0（μg/dL）と無反応・ACTHは高値であり原発性副腎不全と診断した．腹部CTにて副腎病変は認めず，追加評価で自己免疫性と考えられた．慢性胃炎と誤認されていた副腎不全が運動負荷により顕在化した病態と考えられた．

Advanced Lecture

1 単独ACTH欠損症（リンパ球性下垂体炎）

自己免疫性の破壊により下垂体のACTH産生細胞のみ選択的に障害を受けることで続発性副腎不全をきたす病態である．特発性の例のほか，橋本病などの自己免疫性疾患に合併して生じることもある．

2 下垂体卒中

下垂体腫瘍内への出血をきたし，血腫による圧迫から脳神経症状や続発性副腎不全を生じる疾患である．**突発頭痛＋血圧低値（＋神経症状）** という病像では鑑別にあげる必要がある．頭蓋内疾患では血圧は正常〜高値となることが一般的であり疑うヒントとなる．また，下垂体は通常の頭部CT読影で見逃されやすい部位であることも診断を難しくする．頭痛を欠く非典型例では診断は非常に困難である．

3 敗血症性ショックにおける副腎機能検査

明確な基準がないのが実情である．現在は，敗血症性ショックでの副腎機能検査は推奨されておらず，補液・カテコラミン使用でも反応不十分な場合にはヒドロコルチゾン200 mg/日の投与が勧められている[8]．ただし前述のとおりステロイド長期使用中の患者への急性疾患ストレスでは敗血症性ショックと区別できない病像となりうる．この場合はステロイド投与が非常に有効であり，敗血症性ショックとは明確に区別すべきである．敗血症性ショック＝盲目的なステロイド投与，というとらえ方にしないほうがよいと思われる．

おわりに

日常診療には足元をすくわれやすい落とし穴疾患が数多くあり，副腎不全もその1つである．

症状・データ・患者背景から副腎不全を疑えるセンスをもっておきたい．副腎不全は，適切な診断とステロイド治療で劇的な改善が期待できる疾患であり，ぜひ念頭において診療にあたっていただきたい．

文献・参考文献

1) 小林 聡，石坂克彦：うつ病とされてきた慢性副腎皮質機能低下症の1例．日本プライマリ・ケア連合学会誌，37：265-267，2014
2) Charmandari E, et al：Adrenal insufficiency. Lancet, 383：2152-2167, 2014
3) Tucci V & Sokari T：The clinical manifestations, diagnosis, and treatment of adrenal emergencies. Emerg Med Clin North Am, 32：465-484, 2014
4) Furst DE & Saag KG：Glucocorticoid withdrawal. UpToDate, 2016
5) Erturk E, et al：Evaluation of the integrity of the hypothalamic-pituitary-adrenal axis by insulin hypoglycemia test. J Clin Endocrinol Metab, 83：2350-2354, 1998
6) Ospina NS, et al：ACTH Stimulation Tests for the Diagnosis of Adrenal Insufficiency：Systematic Review and Meta-Analysis. J Clin Endocrinol Metab, 101：427-434, 2016
7) Dorin RI, et al：Diagnosis of adrenal insufficiency. Ann Intern Med, 139：194-204, 2003
8) Dellinger RP, et al：Surviving sepsis campaign：international guidelines for management of severe sepsis and septic shock：2012. Crit Care Med, 41：580-637, 2013

プロフィール

脇坂達郎（Tatsuro Wakizaka）
国立病院機構名古屋医療センター 総合内科
専門科のそろう，大病院での総合内科診療に挑戦しています．鋭い臨床推論や，エビデンスに基づいた診断治療，難しい疾患の患者さんにも対峙するメディカルな視点と，患者さんの物語や人生の文脈を大事にする視点の両立をめざしたいと考えています．救急総合病院の厳しい現場でもそれは可能なのでは？と思います．興味のある方はぜひ一度のぞきに来てください．

第2章　内科医に必要な検査の基本的読み方　難易度 A B C

9. 甲状腺機能検査の読み方を教えてください

世界で一番簡単な甲状腺機能検査の読み方

田中和豊

> **Point**
> ・甲状腺機能の生理学を理解する
> ・甲状腺機能検査の適応を知る
> ・甲状腺機能検査結果を適切に評価できるようにする
> ・甲状腺機能検査結果異常に対して適切にマネジメントできるようになる

はじめに

　甲状腺機能検査は複雑で苦手にしている人は多い．本稿では甲状腺機能検査の最も簡単な読み方を示す．

> **症例**
> 症例1：31歳男性，突然の四肢脱力感を主訴に救急搬送された．採血でカリウムが1.8 mEq/Lで周期性四肢麻痺を疑った．
> 症例2：54歳男性，1カ月前からの両腕疲労感および筋肉の硬直感．同時に気分不良が出現．階段が数段ずつしか登れなくなり，最近では呂律不良出現．1年中寒がりで，体重は計測していないが太った感覚がある．周囲の人から顔面腫脹と声のかすれを指摘された．身体診察で両下腿非圧痕性浮腫，およびアキレス腱反射弛緩相の遅延あり．
> 採血検査結果：AST 89 IU/L，ALT 67 IU/L，LD 563 IU/L，γ-GTP 81 IU/L，CK 2,003 IU/L
> 症候と肝酵素上昇，脂質異常，およびCK高値から，甲状腺機能低下症を疑った．

1. 生理学は"簡単に"考えよう

　甲状腺機能検査の読み方を知るためには，大前提としてまず甲状腺の生理学を知らなければならない．甲状腺ホルモンに限らず，内分泌機能検査が難しく感じられるのは，まず最初にわれわれが内分泌の生理学を理解していないからである．

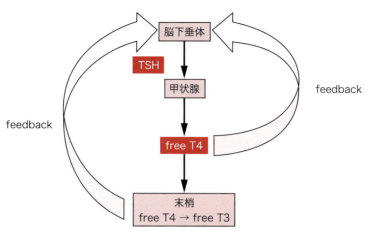

図　甲状腺ホルモンの分泌調節機構

　そして，内分泌機能検査の理解を困難にしている第2の理由は，内分泌の生理学をあまりにも複雑に記憶しようとしていることにある．甲状腺ホルモンの分泌調節機構は，プライマリ・ケア医および研修医にとっては簡単に図に示すような内容だけ理解しておけば十分である．

2. 甲状腺機能検査の適応

　甲状腺機能検査は通常の血液検査ではオーダーしない．言い換えると，甲状腺機能検査は特別に甲状腺疾患を疑ったときにしかオーダーしないのである．このように特別に甲状腺疾患を疑う場合には，① 甲状腺機能低下症を疑うとき，あるいは，② 甲状腺機能亢進症を疑うときの2つのパターンがある．

1 甲状腺機能低下症を疑うとき

　虚脱感，易疲労性，認知症，うつ，ひどい寒がり，ひどい便秘，汗が少なく皮膚乾燥，低体温，徐脈，nonpitting および pitting edema（非圧痕性および圧痕性浮腫），体重増加，高LDLコレステロール血症，原因不明の高CK血症，原因不明の心嚢水・胸水・腹水，不妊，原因不明の肝酵素上昇などの徴候がある場合である．

2 甲状腺機能亢進症を疑うとき

　興奮状態，手足の震え，ひどい暑がり，落ち着きがない，汗っかき，動悸，頻脈，心房細動，発熱，軟便・下痢，食欲減退を伴わない体重減少，まれに圧痕性および非圧痕性浮腫，低LDLコレステロール血症，原因不明の肝酵素上昇やALP上昇，低カリウム性周期性四肢麻痺（特にアジア人男性）などの徴候がある場合である．

　注意すべきは，甲状腺機能低下症の非圧痕性浮腫は有名であるが，実際には甲状腺機能低下症では圧痕性浮腫もありうること，そして，甲状腺機能亢進症においてもいずれも起こりうることである．また，肝酵素上昇も甲状腺機能低下および亢進症のいずれでも起こりうる．

表 5パターンの甲状腺機能検査異常

TSH	free T4	考えられる病態
↑	→	潜在性甲状腺機能低下症
↑	↓	甲状腺機能低下症
↓	→	潜在性甲状腺機能亢進症
↓	↑	甲状腺機能亢進症
上記以外（頻度は比較的多いが，臨床的に問題ないことも多い）		病的意味のあるもの：非常に稀に下垂体性甲状腺機能低下あるいは亢進症　その他，破壊性甲状腺炎の途中経過など

3. 甲状腺機能検査のオーダー方法

　脳下垂体から産生されるTSH（thyroid-stimulating hormone：甲状腺刺激ホルモン）の刺激で甲状腺から甲状腺ホルモンであるfree T4が分泌され，末梢組織でヨウ素1分子が外されて（脱ヨード化）free T3に変換される．実際にはこのfree T3が生理活性をもつ．

　TSHは，甲状腺ホルモンによってfeedbackを受けているため，甲状腺ホルモン自体よりも鋭敏に甲状腺機能を反映する．また，甲状腺ホルモンでは，甲状腺から直接分泌されるfree T4の方が末梢で変換されたfree T3よりも甲状腺自体のホルモン産生能を反映する．

　このような理由から，米国では甲状腺機能のスクリーニングには医療コストの面からもTSHだけが計測されることが多いが，日本では通常free T4とTSHが同時に計測される．

4. 甲状腺機能検査結果の読み方

　甲状腺機能をfree T4とTSHでスクリーニングした場合，甲状腺機能検査結果異常は通常5パターンに分類できる．それぞれの場合の考えられる病態を表に示す．

　中枢性の甲状腺機能異常の頻度は非常に稀なので，最初は甲状腺自体の異常である原発性の病態のみを考えればよい．すなわち，単純にTSH高値ならば**甲状腺機能低下症**で，TSHが低ければ**甲状腺機能亢進症**と考える．

　ここで，free T4は正常であるがTSHのみ異常である病態は，甲状腺異常の前段階で「潜在性」とよばれる病態である．例えば，free T4は正常でTSHのみが上昇している場合は，このまま放置しているといずれはfree T4までもが低下して甲状腺機能低下症となる病態であるので，潜在性甲状腺機能低下症とよばれる．

　大切なのは，実際に甲状腺ホルモンの主体であるfree T4が低下する以前に甲状腺刺激ホルモンであるTSHが上昇しはじめる点である．これは臨床研修制度に例えると，研修医が少し疲労すると指導医が頑張りはじめる状況（潜在性研修医機能低下症）に似ている．そして，ほんとうに研修医が疲弊してしまうと，指導医は研修医の分まで働かなければならない状況（研修医機能低下症）になってしまうのである．

　逆の場合は，free T4は正常であるがTSHのみが低下しているパターンで，潜在性甲状腺機能亢進症である．これを臨床研修制度に例えると，潜在性甲状腺機能亢進症は研修医が少し頑張り指導医が気を抜いている状況（潜在性研修医機能亢進症）で，甲状腺機能亢進症はその後研修医がますます頑張って最終的に指導医が手を抜いてしまっている状況（研修医機能亢進症）である．

このように第一線の働き手であるfree T4（研修医）よりもそれを刺激するTSH（指導医）の方が早期に鋭敏に状況に反応して変化するので，米国では甲状腺機能検査のスクリーニングにfree T4ではなくTSHが用いられるのである．

5. 甲状腺機能異常のマネジメント

1 甲状腺機能亢進症および低下症（潜在性も含む）

特殊抗体検査や画像検査を行う前に，もう一度病歴聴取と身体診察を徹底する．薬物によって甲状腺機能異常が起こることがあるので，可能性のある**薬物歴**（炭酸リチウム，アミオダロン，インターフェロンなど）や特に低下症の場合では**ヨード摂取歴**（**昆布が最多**）を聴取する．経過が長ければBasedow病が疑わしいので発症時期を再確認する．また身体診察では，甲状腺腫大・圧痛の有無や亢進症の場合には手指振戦，低下症の場合にはアキレス腱反射弛緩相の遅延の有無などを再確認する．

甲状腺機能検査で機能異常が確定しても，「亢進症＝Basedow病」，「低下症＝橋本病」とは限らないので特異的な抗体検査や甲状腺画像検査をせずに代謝内分泌内科へコンサルテーションしてもよい．

2 1以外の場合

頻度は多いが臨床的には意味がないことも多い．無症状または異常値が軽度ならば1カ月後に甲状腺機能を再検する．

特に病的意味があるのは，非常に稀だが下垂体性甲状腺機能低下あるいは亢進症の場合などである．頭痛や視野欠損などの下垂体腫瘍を示唆する症状や甲状腺機能亢進または低下を示唆する症状があれば，その時点で代謝内分泌内科へコンサルテーションするべきである．下垂体性を疑う場合に，頭部CTや脳MRI検査を行ってもよいが，下垂体病変があってもなくても機能異常があれば代謝内分泌内科コンサルテーションとなるので，無理に自分で画像検査をしないという選択肢もある．

> **症例ではこう考える**
> 症例1：周期性四肢麻痺の原因検索として甲状腺機能検査を行った．TSH 0.001 μIU/mL（↓），free T4 4.40 ng/dL（↑）と甲状腺機能亢進症を認めた．甲状腺エコー検査では，結節を認められなかった．アジア人男性の低カリウム性周期性四肢麻痺と甲状腺機能亢進症であるため，Basedow病疑いでカリウムを補正して代謝内分泌内科に以後の治療を依頼した．
> 症例2：甲状腺機能検査を実施したところ，TSH 94.800 μIU/mL（↑），free T4＜0.07 ng/dL（↓）と甲状腺機能低下症を認め，代謝内分泌内科にコンサルテーションした．甲状腺エコーは「慢性甲状腺炎（橋本病）疑い」の所見で，チラーヂン®S（レボチロキシンナトリウム水和物）を開始され，症状は改善した．

Advanced Lecture

■ 甲状腺機能低下症のピットフォール

　甲状腺機能低下症で気をつけることがある．それは，甲状腺機能低下症がもしも原発性ではなく中枢性であった場合，そしてACTH単独欠損症に伴う甲状腺機能低下症の場合である．この両方の場合に，ステロイドホルモンの前に甲状腺ホルモンを投与してしまうと副腎不全が増悪してしまうことが知られている．治療は甲状腺ホルモン投与前に，合併する副腎不全に対してステロイドを投与することが絶対に必要である．

おわりに

　簡単すぎるかもしれないが，甲状腺機能検査の適応・評価とマネジメントの最小限を示した．日常診療に役立てていただきたい．

　本稿では，済生会福岡総合病院総合診療部 中武伸元先生のご協力をいただいた．

文献・参考文献

1) Ross, DS：Laboratory assessment of thyroid function. UpToDate®, 2016

プロフィール

田中和豊（Kazutoyo Tanaka）
済生会福岡総合病院 臨床教育部・総合診療部
日本で外科系研修医，アメリカで内科レジデントを経験した後，日本で救急医学の研修を受け，米国で米国内科学会内科専門医，および，日本で日本内科学会総合内科専門医および日本救急医学会救急専門医を取得しました．現在，総合診療に携わりながら理想的な初期臨床研修および総合診療専門医後期研修プログラムの構築を試みています．

第2章 内科医に必要な検査の基本的読み方

10. 自己抗体はどう使う？

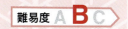

中西研輔，金城光代

● Point ●

・リウマチ膠原病疾患は，抗核抗体関連膠原病・血管炎症候群・その他に分けて考える

・リウマチ膠原病疾患を疑わせる病歴や身体所見がなければ，自己抗体は測定しない

・それぞれの自己抗体の特徴を把握する

はじめに

　今日では多くの自己抗体が測定可能となり，リウマチ膠原病疾患の診断や治療に役立つようになってきている．しかし，リウマチ因子（rheumatoid factor：RF）や抗核抗体（antinuclear antibody：ANA）などは，スクリーニング検査として過度に使用されており，これらをルーチンに測定することは，誤った診断を招くことにもなりかねない．日常診療でどのような患者さんに自己抗体検査を行えばよいのか，症例を通して考えていきたい．

> **症例1**
> 　27歳女性．2カ月前からの起床後30分以上持続する朝のこわばり，両手関節および左第2指MCP，PIP関節の腫脹，疼痛にて外来を受診した．
>
> **症例2**
> 　80歳男性．両手の第2〜5指PIP関節およびDIP関節の腫脹疼痛にて前医受診．RFが弱陽性のため紹介となった．
>
> **症例3**
> 　20歳女性．1カ月続く微熱，右膝関節および左第2指PIP関節痛にて来院．頬部に紅斑がみられ，口腔内には無痛性のびらんがあり．尿検査で変形赤血球を認めた．
>
> **症例4**
> 　52歳女性．2週間続く発熱にて入院中．発熱のほか症状なく，不明熱精査目的にANAを測定され，80倍であったため紹介となった．

1. どんな患者にオーダーすべきか？

　リウマチ膠原病疾患を抗核抗体関連膠原病・血管炎症候群・その他に分けて考えると理解しや

すい．すなわち抗核抗体関連膠原病を疑ったらANAを，関節リウマチ（rheumatoid arthritis：RA）を疑ったらRFや抗CCP（cyclic citrullinated peptide：環状シトルリン化ペプチド）抗体をオーダーする．抗核抗体関連膠原病には，全身性エリテマトーデス（systemic lupus erythematosus：SLE）・混合性結合織病・強皮症・Sjögren症候群・多発筋炎/皮膚筋炎が含まれる．病歴から膠原病を考えていくパターンは大きく分けて2つある．

①非特異的な膠原病的症状から疑い，次にある程度特異的な徴候で疾患を絞り込む場合
　例1：発熱・関節痛＋硬口蓋の無痛性びらん → SLE
　例2：持続する発熱＋側頭動脈の腫脹・圧痛 → 側頭動脈炎
②臓器病変が先行し，後にほかの膠原病症状が出現する場合
　例　：間質性肺炎 → 筋力低下とGottron徴候（皮膚筋炎）

1 関節痛

「50歳女性，手や膝の関節痛があるそうなので，RFとANAを測ってみましたが，両方とも陰性なのでリウマチでも膠原病でもなさそうです」

このレジデントのプレゼンテーションとアプローチは何がいけないのだろうか？
「関節の痛み」をどう評価すべきだったのか？自己抗体はオーダーすべきだったのか？

1）関節外（関節周囲）の痛みか，関節内の痛みか？
腱鞘炎など関節外の痛みは「自分で動かしたとき（自動運動）の痛み」は強いが，「他者が動かしたとき（他動運動）の痛み」は少ない．関節外の痛みは局所的な痛みや圧痛のことが多く，どの方向に動かしても痛みが生じるのは関節内の痛みのことが多い．

2）炎症性か，非炎症性か？
炎症性関節痛は，安静時の痛み・こわばりとして出現し，動かすと痛みが和らぎ，倦怠感や発熱などの全身症状も伴う．身体所見上は，関節炎（圧痛，腫脹）を認める．
非炎症性関節痛は，関節可動時に痛みが増悪し，関節に荷重がかかることによって生じる．

3）炎症性関節痛の場合は，急性か慢性か？単関節炎か多関節炎か？
6週間以上関節炎が持続する慢性多関節炎は，RAや膠原病の可能性が高い（表1）．

このレジデントは，「関節が痛い」という患者の一言で自己抗体検査をオーダーしてしまっているのが問題である．**関節外の痛みや非炎症性関節痛ならRFやANAは測定しない**．また，自己抗体が陽性となっても確定診断にはならず，かえって判断に迷うことになる．慢性の多関節炎からRAや抗核抗体関連疾患を疑い，RFや抗CCP抗体，ANAをチェックする．

2 持続する発熱

「70歳男性，結核の既往あり．38℃台の発熱が2週間続いていて，血液培養のほかにANAをオーダーしてみました」

細菌感染症と異なり，膠原病やリンパ腫では発熱以外の典型的な症状（例えば皮疹，関節炎，リンパ節腫脹など）が出てくるまで時間がかかることがある．膠原病による不明熱の鑑別としては，若年者ではSLE・高安動脈炎・成人Still病が，中年では結節性多発動脈炎が，高齢者では

表1　関節炎の鑑別

	単関節	多関節
急性	細菌性関節炎 ・非淋菌性 ・淋菌性 結晶誘発性関節炎 ・痛風 ・偽痛風 外傷 急性多関節炎の初期	ウイルス性関節炎 ・HIV・パルボウイルスB19・HBV 淋菌性関節炎 感染性心内膜炎 慢性多関節炎の初期 その他 ・成人Still病 ・リウマチ熱
慢性	結核性関節炎 非炎症性関節症 ・変形性関節症 ・無菌性骨壊死 ・ステロイド ・アルコール ・外傷性 ・神経原性	RA 脊椎関節炎 膠原病 ・SLE ・Sjögren症候群 結晶誘発性関節炎

文献1を参考に作成

ANCA（antineutrophil cytoplasmic antibody：抗好中球細胞質抗体）関連血管炎・巨細胞性動脈炎・側頭動脈炎がある．不明熱の鑑別としてSLEや血管炎を考えるときには，発熱以外に所見がないか，自己抗体をオーダーする前に特異的な徴候をきちんと検索すべきである．**熱があるというだけで自己抗体をオーダーしない**．検査の結果をどう判断していいか迷うことになる（後述）．

2. スクリーニング検査として何を使うのか？

❶ RAとほかの膠原病のスクリーニング検査に適しているものは？

1）RAのスクリーニング検査

　早期RAにおけるRFおよび抗CCP抗体の感度はおよそ60％である．各検査単独では，感度が十分でないが，RFまたは抗CCP抗体のいずれかが陽性となる場合でも感度は70％弱である．いずれも陽性になる場合は特異度も98〜100％と高いが，**スクリーニング検査としての役割は十分でない**（詳しくは**第4章-3**参照）．

2）RA以外の膠原病のスクリーニング検査

　上述のようにANAは抗核抗体関連膠原病を疑った場合にオーダーするが，ANAはすべての抗核抗体関連膠原病のスクリーニングとして用いることができるのか？ ANA関連膠原病でも各疾患によってANAの陽性率は異なる．SLEでは99％と高率に陽性になるが，多発性筋炎/皮膚筋炎では陽性率が低い．臨床症状からSLEを疑った場合，ANAが強陽性（≧320倍）であれば，SLEの可能性が高まるのでスクリーニングとして有用である．さらにANAの染色パターンから，自己抗体を推定することがある程度可能である．

　逆に特異的な自己抗体（例えばSLEでは抗dsDNA抗体や抗Sm抗体）は特異度が高いので確定診断に用いるが，感度は低くスクリーニングには使えない．

　大切なのはANAの結果が戻ってくる前に，この検査結果によってSLEをどの程度疑うかや，ANAが陰性ならステロイドや免疫抑制薬による治療を行わないのか，陽性なら開始するのかなど，治療戦略を考えておくことである．

表2 RF陽性となる疾患

リウマチ膠原病疾患（感度：%）	非リウマチ膠原病疾患（感度：%）
関節リウマチ（50〜90） 全身性エリテマトーデス（15〜35） Sjögren症候群（75〜95） 全身性強皮症（20〜30） 多発筋炎/皮膚筋炎（5〜10） クリオグロブリン血症（40〜100） 混合性結合組織病（50〜60）	加齢（70歳以上）（10〜25） 感染症 ・細菌性心内膜炎（25〜50） ・肝炎（15〜40） ・結核（8） ・梅毒（13） ・寄生虫感染症（20〜90） ・Hansen病（5〜58） ・ウイルス感染症（麻疹，風疹，インフルエンザ，HIV，伝染性単核球症など）（6〜15） 肺疾患 ・サルコイドーシス（3〜33） ・特発性肺線維症（10〜50） ・珪肺症（30〜50） ・石綿肺（30） その他 ・原発性胆汁性肝硬変（45〜70） ・悪性腫瘍（5〜25）

文献2より引用

表3 ANAが陽性となる疾患

リウマチ膠原病疾患（感度：%）	非リウマチ膠原病疾患
ANAが診断に有用な疾患 ・SLE（99〜100） ・強皮症（97） ・Sjögren症候群（40〜80） ・多発筋炎/皮膚筋炎（48〜96） ANAが診断に必須な疾患 ・混合性結合組織病（100） ANAが予後予測に有用かもしれない疾患 ・若年性特発性関節炎（20〜50） ・抗リン脂質抗体症候群（40〜50） ・レイノー現象（20〜60）	健常人 ・加齢・年齢 慢性肝疾患 ・ウイルス性慢性肝炎・原発性胆汁性肝硬変・アルコール性 肺疾患 ・特発性肺線維症・原発性肺高血圧症 感染症 ・感染性心内膜炎・HIV・パルボウイルスB19 悪性腫瘍 ・リンパ腫・白血病・固形がん・メラノーマ 血液疾患 ・特発性血小板減少性紫斑病・自己免疫性溶血性貧血

文献3，4を参考に作成

また，血管炎症候群では，紫斑や血尿などの小・中血管炎を疑う臨床症状や検査所見からANCA関連血管炎を疑った場合に，ANCAをオーダーする．ANCAはすべてのANCA関連血管炎で陽性となるわけではないため，スクリーニング検査として不十分である．

2 スクリーニング検査を行うべきでないのは？

無症状の患者にはスクリーニング検査を行うべきでない．また，上記のような検査は健常者や膠原病以外の疾患（感染症，甲状腺疾患など）でも陽性になることに注意する．余計な不安を煽ることになりかねない．

さらに，関節痛や全身痛といった非特異的な症状のみの場合も測定すべきではない．RFは感染性心内膜炎，結核，B型肝炎などの慢性炎症でも陽性となり（表2），ANAやANCAも感染性心内膜炎などで陽性となる（表3）ため，所見のない不明熱の精査目的に測定すると判断ができなくなる．

表4 特異的自己抗体の種類と感度

疾患	自己抗体	感度（%）	臨床症状との関連
SLE	抗dsDNA抗体	70〜80	ループス腎炎
	抗Sm抗体	20〜30	-
強皮症	抗セントロメア抗体	22〜36	CREST
	抗Scl-70抗体	22〜40	びまん性皮膚硬化・肺線維症
	抗RNAポリメラーゼⅢ抗体	4〜23	腎クリーゼ・びまん性皮膚硬化
皮膚筋炎	抗ARS抗体	-	抗ARS抗体症候群
	抗Jo-1抗体	20〜30	-
Sjögren症候群	抗SSA/Ro抗体	40〜95	新生児ループス・胎児心ブロック
	抗SSB/La抗体	80〜90	新生児ループス

CREST：calcinosis cutis（石灰沈着），Raynaud phenomenon（レイノー現象），esophageal dysmotility（下部食道の拡張），sclerodactyly（手指皮膚硬化），telangiectasia（毛細血管拡張症）

3. 確定診断，除外診断にはどう使うのか？

　自己抗体によって診断における役割が異なる．RFおよび抗CCP抗体は，陰性でもRAの除外診断とはならない．前述のように，ANAはSLEのスクリーニングに，抗dsDNA抗体や抗Sm抗体は確定診断に有用である．抗核抗体関連膠原病のなかでも，ANAはSLE・強皮症・Sjögren症候群・多発筋炎/皮膚筋炎の診断に有用であり，**薬剤誘発性エリテマトーデス・混合性結合組織病では診断に必須である**が，Sjögren症候群・多発筋炎/皮膚筋炎では陰性でも否定できない．血管炎症候群やその他のリウマチ膠原病疾患では，必ずしも除外診断（スクリーニング）には使えない．

　各膠原病の特異的自己抗体の特徴を知れば，確定診断に役立てることができる．例えば皮膚筋炎を疑った場合，ANAはスクリーニングとしては不十分であり，抗Jo-1抗体や抗ARS抗体の皮膚筋炎における特異度は非常に高いため確定診断として使える（表4）．

症例ではこう考える
症例1へのアプローチ
　慢性末梢性対称性多関節炎であり，早期RAの可能性が高く，RF・抗CCP抗体を測定したところ強陽性であったため，RAと診断した．
症例2へのアプローチ
　変形性関節症に典型的な病変分布であり，RF偽陽性と考えた．抗CCP抗体は測定せず，RAでないことを説明した．
症例3へのアプローチ
　非特異的な症状（微熱・関節痛）よりSLEに特異的な症状（紅斑・口腔内びらん）からSLEを疑い，ANAを測定したところ1,640倍と強陽性であった．続いて抗dsDNA抗体と抗Sm抗体を測定し，いずれも陽性となり，SLEと診断した．
症例4へのアプローチ
　ANAは弱陽性であり，リウマチ膠原病を疑わせる病歴も身体所見もないため，ほかの特異的自己抗体は測定せず．結核・感染性心内膜炎やリンパ腫などの悪性腫瘍の検索を行った．

Advanced Lecture

■ **先行した局所の臓器病変に対する自己抗体検査**

先行した局所の臓器病変から膠原病を疑う場合，どのような自己抗体検査を行うか？

1）血尿

尿沈渣で赤血球円柱やタンパク尿を合併する顕微鏡的血尿では，腎炎を疑う．SLEやANCA関連血管炎を考えることから，ANAとANCAでスクリーニングする．

2）間質性肺炎

各抗核抗体関連膠原病・RAにそれぞれ特異的な肺病変・間質性肺炎をきたす．非特異的間質性肺炎パターンの間質性肺炎があるときは，膠原病がベースにある可能性が高い．ANCA関連血管炎の発症前に間質性肺炎が先行していることもある．

3）くり返す血栓症・流産

抗リン脂質抗体症候群のチェックを行う．抗カルジオリピン抗体，ループスアンチコアグラント，抗CL-β2GP-I抗体を調べる．

さいごに

自己抗体は，検査前確率を考慮して適切に使用すれば非常に有用であるが，ルーチン検査は解釈に難渋するばかりか，患者さんに余計な経済的負担を強いることになる．また，これらの抗体検査を考慮する前に，現病歴，身体診察，一般的な血液・尿検査などをきちんと評価することを忘れないようにしたい．

文献・参考文献

1) 「リウマチ病診療ビジュアルテキスト 第2版」（上野征夫/著），医学書院，2008
2) Shmerling RH & Delbanco TL：The rheumatoid factor：an analysis of clinical utility. Am J Med, 91：528-534, 1991
3) Salzman BE, et al：A primary care approach to the use and interpretation of common rheumatologic tests. Clinics in Family Practice, 7：335-358, 2005
4) Chapter 50.「Kelley's Textbook of Rheumatology 8th ed」（Firestein GS, et al, ed），Saunders, 2008
5) Shelden J：Laboratory testing in autoimmune rheumatic diseases. Best Pract Res Clin Rheumatol, 18：249-269, 2004
6) Lane SK, et al：Clinical utility of common serum rheumatologic tests. Am Fam Physician, 65：1073-1081, 2002
7) Whiting PF, et al：Systematic review：accuracy of anti-citrullinated Peptide antibodies for diagnosing rheumatoid arthritis. Ann Intern Med, 152：456-464, 2010
8) 「すぐに使えるリウマチ・膠原病診療マニュアル改訂版 目で見てわかる，関節痛・不明熱の鑑別，治療，専門科へのコンサルト」（岸本暢将/編），羊土社，2015

プロフィール

中西研輔(Kensuke Nakanishi)
沖縄県立北部病院 内科
総合内科外来で,研修医の先生方とリウマチ膠原病疾患についてともに勉強しています.

金城光代(Mitsuyo Kinjo)
沖縄県立中部病院 総合内科・リウマチ膠原病科
リウマチ膠原病疾患の診療は難しくチャレンジも多いですが,病歴と身体所見を重要視する古典的内科学の醍醐味を楽しめます.

第2章 内科医に必要な検査の基本的読み方

11. 腫瘍マーカーはどう使う？

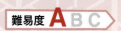

堀之内秀仁

Point

- 腫瘍マーカーのみでがんのスクリーニングを行うことの意義は確立していない
- 腫瘍マーカーは，目的をもって検査するべきものである
- 腫瘍マーカーを包含したバイオマーカーという概念が重要視されている

はじめに

「■円追加すると腫瘍マーカーを追加できますがどうされますか？」「肺がんのリスクもあるから，スクリーニングでCEAの採血も入れておこうか」．健康診断の受け付けや病棟でよく聞こえるこのような会話が，どこまで根拠のあるものか，考えたことがあるだろうか．本稿では，腫瘍マーカーの活かし方と考え方について紹介する．

症例

50歳男性．
主訴：健康診断異常．
現病歴：特に自覚症状はなかったが，職場の健康診断で腫瘍マーカーの上昇を指摘され，「要精密検査」と指示されたため来院した．
既往歴：慢性胃炎（同じ健診の胃カメラで指摘された）．
生活歴：喫煙歴30本×30年，機会飲酒．

1. 腫瘍マーカーとは

腫瘍マーカー（表）とは，体液，組織などから特定の検出方法で定性・定量され，がんの存在や特性，さらには病勢と関連がある因子（抗原，酵素，ホルモン，サイトカイン，受容体）をさす[1]．

2. 腫瘍マーカーの条件

腫瘍マーカーは下記のような特性を備えている必要がある．

表　よく知られている腫瘍マーカー

肺がん	腺がん	がん胎児性抗原（CEA），シアリルLex-i抗原（SLX）
	扁平上皮がん	サイトケラチン19フラグメント（CYFRA），扁平上皮がん関連抗原（SCC）
	小細胞がん	神経特異エノラーゼ（NSE），ガストリン放出ペプチド前駆体（ProGRP）
乳がん		CEA，糖鎖抗原15-3（CA15-3），NCC-ST-439，CA 27.29
胃がん		CEA，糖鎖抗原19-9（CA19-9）などシアリルルイスAグループ
肝細胞がん		αフェトプロテイン（AFP）-L3， ビタミンK依存性凝固因子前駆体II（PIVKA II）
膵がん，胆道がん		CEA，CA19-9などシアリルルイスAグループ，SLX
大腸がん		CEA，CA19-9などシアリルルイスAグループ
前立腺がん		前立腺特異抗原（PSA）
卵巣がん		CA-125
子宮がん	子宮頸がん	SCC
	子宮体がん	ムチン抗原
胚細胞腫瘍		ヒト絨毛性ゴナドトロピンβ分画コア定量（βhCG），AFP

① **検査の目的が明確であること**
　スクリーニング，鑑別・診断，予後予測因子，効果予測因子，モニタリングなど，どの目的で使用ができるのか，理解する必要がある．

② **カットオフ値が確立していること**
　異常と出た場合と正常と出た場合で，意味のある臨床的な差が発生する検査である必要がある．

③ **測定方法が正確で，再現性があること**

3. 腫瘍マーカーの使用方法

1 スクリーニング

　無症状，確定診断前の健康な集団で，腫瘍マーカーのみを広くスクリーニングに用いることにより，**死亡リスクを減少させるという明確なエビデンスは存在しない**．

例1：神経芽細胞腫
尿中VMA測定によるスクリーニングは死亡数の減少には結び付かなかった[2]．

例2：前立腺がん
PSA検診によって死亡リスクが20％低下するとする知見[3] と同時に，死亡リスクに差はなかったとする知見[4] がNew England Journal of Medicine誌に報告されている．そのため，現時点ではPSAのスクリーニングでの意義は定まっていない．

2 鑑別・診断

　がんが強く疑われる状況，もしくは病理学的にがんが検出されているが原発不明である場合に腫瘍マーカーを鑑別や診断に用いる．具体的には，血中もしくは腫瘍組織の腫瘍マーカー，免疫組織化学的特徴を検討することにより，がんの原発巣やがんのサブタイプ診断に役立てることができる．

●具体例
乳がん：免疫組織化学でのエストロゲン受容体，プロゲステロン受容体
大腸がん：免疫組織化学でのCDX2
肺がん：免疫組織化学でのTTF1
小細胞がん：血中NSE，ProGRPが小細胞がんのサブタイプ診断に役立つ
悪性黒色腫：免疫組織化学でのS100，Melan-A，HMB45
卵巣がん：免疫組織化学でのWT1
前立腺がん：血中もしくは免疫組織化学でのPSA
胚細胞腫瘍（男性）：血中もしくは免疫組織化学でのAFP，βhCG
絨毛がん（女性）：血中もしくは免疫組織化学でのβhCG

3 予後予測因子（図1）

予後予測（prognosis）因子は，治療にかかわらず，がんそのものの進行（浸潤や転移）の勢いがどの程度かを予測する．腫瘍マーカーとは異なるが，最も一般的な予後予測因子の例は，TNM分類によるStageである．

●具体例
大腸がん：術前CEA上昇は予後不良因子である
乳がん：HER2過剰発現は予後不良因子である
神経芽細胞腫：c-Mycの増幅は予後不良因子である
胚細胞腫瘍：治療後のβhCGレベルの高値は予後不良因子である

4 効果予測因子（図2）

効果予測（predictive）因子は，特定の治療による治療効果が出現するかを事前に予測する．

●具体例
乳がん：エストロゲン受容体，プロゲステロン受容体の発現の有無によりホルモン療法の効果が予測できる
　　　　HER2の発現の有無によりトラスツズマブ，ラパチニブ，ペルツズマブ，T-DM1の効果が予測できる
胃がん：HER2の発現の有無によりトラスツズマブの効果が予測できる
大腸がん：KRAS遺伝子変異の有無により，セツキシマブ，パニツムマブの効果が予測できる
肺がん：EGFR遺伝子変異の有無によりゲフィチニブ，エルロチニブ，アファチニブの効果が予測できる
　　　　ALK融合遺伝子の有無によりクリゾチニブ，アレクチニブの効果が予測できる

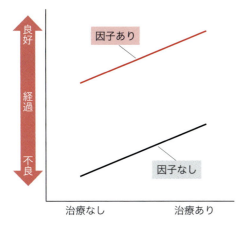

図1　予後予測因子
その因子のある，なしで，治療の有無にかかわらず経過が良好か不良かに分かれるもの．
文献5より引用

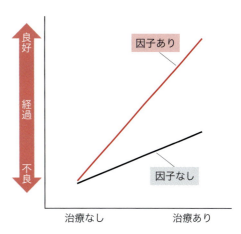

図2　効果予測因子
その因子のある，なしで，治療を行った場合の経過が良好か不良かに分かれるもの．
文献5より引用

5 モニタリング

がん治療の効果判定の基本は臨床症状や画像所見であるが，腫瘍マーカーを治療中もしくは治療後の病勢の評価（モニタリング）に役立てることができる．

例1：大腸がんの術後，全身治療中のモニタリング

大腸がん StageⅡもしくはⅢの患者では，3カ月おきに3年間，CEA値含めモニタリングを行い，上昇した際に転移のサーベイランスを行うことが推奨される．全身治療中の転移性大腸がん患者で，1カ月～3カ月おきにCEAの経過をみることで治療への反応性を判断する一助になる[6]．

※ただいずれの場合もCEA値のみで治療に踏み切ることは推奨されない．

例2：転移性乳がんの全身治療中のモニタリング

転移性乳がんの全身治療中に，CA15-3，CA27.29，CEAを，ほかの臨床所見（身体所見，画像所見）とあわせてモニタリングに用いることができる[7]．

例3：胚細胞腫瘍（男性）の治療後モニタリング

胚細胞腫瘍の治療後のモニタリングにβhCGとAFPを測定することが推奨されている[8]．

●具体例

乳がん：CA15-3，CA27.29，CEA

大腸がん：CEA

卵巣がん：CA-125

前立腺がん：PSA

胚細胞腫瘍（男性）：AFP，βhCG

絨毛がん（女性）：βhCG

症例ではこう考える
本人の意見
　「すぐに入院できるように準備してきた．心配なので，CT検査やPET検査をやってほしい」
健康診断でのほかの検査結果
・胸部X線写真：異常なし
・ほかの血液検査：CEA 10.5 ng/mL，高コレステロール血症
・上部消化管内視鏡検査：慢性胃炎
・便潜血検査：異常なし
担当医の説明
　「CEA値のみでがんを診断することはできません．CEAは喫煙でも上昇することがあります．まずは2週間禁煙して，CEAを再検してみましょう．その段階でも異常が続いていれば，検査を進めましょう」
2週間後
　CEA値は5.0 mg/dLまで低下し，ほぼ正常化した．禁煙および定期的な健康診断を継続することを約束させ，異変があれば再診することとした．

Advanced Lecture

1 腫瘍マーカーに関する最近の話題

　2009年のAmerican Society of Clinical Oncology年次集会で，卵巣がん初回治療後の患者において，CA-125が正常の2倍以上となった段階で治療をはじめた場合（試験群）と，CA-125の上昇と画像評価双方で再発が確認された段階で治療をはじめた場合（コントロール群）の，長期生存を比較した臨床試験が報告された．その結果，全生存期間に有意差がないことが示され，**CA-125の推移のみで化学療法を早期に開始する意義はないことが示された**[9]．

2 バイオマーカー

　最近，バイオマーカー（biomarker）という用語が頻用されている．バイオマーカーは「正常な生物学的過程，発病の過程，もしくは治療介入による薬理学的反応を反映する，測定および評価可能な特性」と定義されている[10]．つまり，がん診療においては，従来の腫瘍マーカーだけでなくさまざまな血液検査，病理学的検査，画像診断などもバイオマーカーに包含される．
　バイオマーカーは，分子標的薬が多数登場するようになって大きく注目されるようになった．分子標的薬は，がん細胞およびその周辺の「標的（ターゲット）」を定め，そこに作用する薬剤の治療開発が進む．作用点をあらかじめ設定していることから，その標的ががん細胞に実際にあるのかどうかが治療効果に直結し，その検査はまさにバイオマーカー検査ということになる．そのため，近年のがん治療薬の臨床試験では，そもそも治療薬の効果判定だけでなく，バイオマーカーの評価も同時に行うという設計になっているものが増えている．その状況をうけて，米国のFood and Drug administration（FDA：米国食品医薬品局）も，バイオマーカーを分類し，その信頼性や用途などを明記している[11]．

おわりに

　腫瘍マーカー，バイオマーカーは，予後予測，治療効果予測，再発のモニタリングなど，さまざまな場面でがん診療に活かすことができる．ただし，その特性と限界をよく理解していなければ，判断をあやまり，患者に不要な負担を強いることになってしまう．

文献・参考文献

1) Hayes DF, et al：Tumor marker utility grading system：a framework to evaluate clinical utility of tumor markers. J Natl Cancer Inst, 88：1456-1466, 1996
2) Woods WG, et al：Screening of infants and mortality due to neuroblastoma. N Engl J Med, 346：1041-1046, 2002
3) Schroder, F. H., et al：Screening and prostate-cancer mortality in a randomized European study. N Engl J Med, 360：1320-1328, 2009
4) Andriole, G. L., et al：Mortality results from a randomized prostate-cancer screening trial. N Engl J Med, 360：1310-1319, 2009
5) Hayes DF, et al：Assessing the clinical impact of prognostic factors：when is "statistically significant" clinically useful? Breast Cancer Res Treat, 52：305-319, 1998
6) Locker GY, et al：ASCO 2006 update of recommendations for the use of tumor markers in gastrointestinal cancer. J Clin Oncol, 24：5313-5327, 2006
7) Harris L, et al：American Society of Clinical Oncology 2007 update of recommendations for the use of tumor markers in breast cancer. J Clin Oncol, 25：5287-5312, 2007
8) Gilliga TD, et al：American Society of Clinical Oncology Clinical Practice Guideline on uses of serum tumor markers in adult males with germ cell tumors. J Clin Oncol, 28：3388-3404, 2010
9) Rustin GJ & van der Burg ME：A randomized trial in ovarian cancer (OC) of early treatment of relapse based on CA125 level alone versus delayed treatment based on conventional clinical indicators (MRC OV05/EORTC 55955 trials). J Clin Oncol, 27：18s, 2009
10) Biomarkers Definitions Working Group：Biomarkers and surrogate endpoints：preferred definitions and conceptual framework. Clin Pharmacol Ther, 69：89-95, 2001
11) Ludwig JA & Weinstein JN：Biomarkers in cancer staging, prognosis and treatment selection. Nat Rev Cancer, 5：845-856, 2005

プロフィール

堀之内秀仁（Hidehito Horinouchi）
国立がん研究センター中央病院 呼吸器内科 医長，医療連携室長
国立がん研究センター人材育成センター 副センター長，専門教育企画室長
45年余の歴史ある国立がん研究センターレジデント制度は現在も進化し続けています．明日のがん医療を担う若い先生方の応募をお待ちしております．
研修等についてのお問い合わせはkyoiku-resi@ml.res.ncc.go.jpまでどうぞ．
国立がん研究センター教育・研修のFacebookページ
http://www.facebook.com/CancerEducation/もご覧ください．

第2章 内科医に必要な検査の基本的読み方

12. グラム染色はどう使う？

平島　修, 藤本卓司

> **Point**
> ・グラム染色で感染症の原因菌を推定し，抗菌薬の選択に反映させる
> ・グラム染色を治療の効果判定に用いる
> ・グラム染色回診を通してスタッフの知識の共有をする

はじめに

　感染症診療は，病歴・身体診察を通して感染臓器を特定し，解剖学を踏まえて感染症の特徴を理解すること，原因微生物を推定すること，感染臓器と起因菌に対応した薬剤を選択することが大切である．
　グラム染色は原因微生物の推定に有効な検査といえる．グラム染色をどう活用して感染症診療に役立てていくか実践を推定しながら解説する．

> **症例**
> 　75歳男性，慢性閉塞性肺疾患で加療中．数日前より発熱・咳・喀痰の増加があり，徐々に息苦しくなり来院．胸部聴診・X線・血液ガスより肺炎と診断した．

1. グラム染色で原因菌を推定し，抗菌薬の選択に反映させる

　得られた喀痰のグラム染色像によって抗菌薬の選択が異なる．
　強拡大（1,000倍）で判断する前に，弱拡大（100倍）でその検体の質を評価する．Geckler 分類は1視野に認める白血球と扁平上皮細胞の数で良・不良を判断する方法である（表）．
　扁平上皮は上気道由来であり，上皮の多い検体は下気道感染（肺炎）の原因微生物の評価には不適切である．**不良検体であれば，再度検体採取を行う**（図1, 2）．
　喀痰グラム染色を行い，弱拡大で良性検体と判断されたものについて，強拡大がA）〜F）のようなパターンであった場合を例に推定起因菌および開始する抗菌薬を検討する．

A）グラム染色所見が図3であった場合

　楕円形で周囲にhaloを伴った（伴わない場合もあり）グラム陽性双球菌がみられる．Strepto-

表　Geckler分類と臨床的意義

グループ	細胞数/1視野（100倍）		臨床的意義
	白血球数	扁平上皮	
1	＜10	＞25	不良検体 明らかに気管内からの採痰でなければ培養を行う意義なし
2	10〜25	＞25	
3	＞25	＞25	
4	＞25	10〜25	良性検体
5	＞25	＜10	
6	＜25	＜25	経気管吸引痰（経気管支鏡など）では意義あり

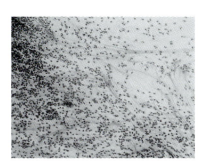

図1　Geckler5：良性検体
無数の白血球を認め，扁平上皮は認めない．
p9 Color Atlas 参照

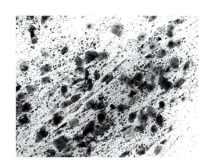

図2　Geckler3：不良検体
白血球と比べ明らかに大きい扁平上皮を多数認める．
p9 Color Atlas 参照

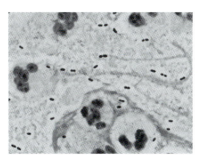

図3　パターンA
（*S.pneumoniae*と推定）
p9 Color Atlas 参照

coccus pneumoniae（肺炎球菌）と推定できる．

　肺炎球菌はペニシリンに対する最小発育阻止濃度（MIC）で感受性株（PSSP）・中等度耐性株（PISP）・耐性株（PRSP）に分けられる．2008年米国臨床検査標準協会より判定基準が改定され，髄膜炎以外の肺炎球菌に対する注射用ペニシリンの基準は旧基準（μ g/mL）S：≦0.06，I：0.12〜1，R：2≦から，新基準S：≦2，I：4，R：8≦となり，**肺炎を注射用ペニシリンで治療する場合，ほとんど100％に近い株がPSSPとなった**．したがってこの場合はペニシリンGでの治療を第一選択とする．

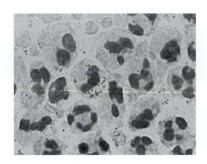

図4　パターンB
（*H.influenzae* と推定）
p9 Color Atlas 参照

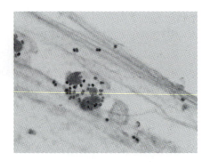

図5　パターンC
（*M.catarrhalis* と推定）
p9 Color Atlas 参照

B）グラム染色所見が図4であった場合

　小型でグラム陰性単球状・双球状・桿状の菌がみられ，*Haemophilus influenzae* と推定できる．

　H.influenzae はアンピシリンが有効な非耐性菌，βラクタマーゼ産生菌，BLNAR（βラクタマーゼ非産生アンピシリン耐性菌）に分類することができ，耐性の程度は地域性に左右される．医療機関ごとにまとめた抗菌薬感受性一覧表を参考にして抗菌薬を選択する．

　また，*H.influenzae* は莢膜保有株（type a～fの抗原に分けられる）と莢膜非保有株にも分けられる．type b（Hib）は小児の髄膜炎，敗血症，重症肺炎の原因菌となり，強い組織侵襲性を示す．臨床所見からHibを疑う場合は，第3世代セフェム系を選択する．

C）グラム染色所見が図5であった場合

　ソラマメが2個並んだようなグラム陰性双球菌がみられ，*Moraxella catarrhalis* と推定できる（**グラム陰性菌であるが，脱色されにくく，視野によってはグラム陽性にみえる場合がある**）．同様にグラム陰性双球菌を示す細菌には，*Neisseria gonorrhoeae*，*N.meningitidis*，*Acinetobacter* spp. があるが，図5については感染臓器・患者背景（慢性閉塞性肺疾患を背景とした肺炎）より *M.catarrhalis* と推定する．

　M.catarrhalis は約70～90％がβラクタマーゼ産生株であるが，第2世代セフェム系やマクロライド系の感受性が保たれている．アンピシリン/スルバクタム，セフォチアム等の抗菌薬を選択する．

D）グラム染色所見が図6であった場合

　小型でほっそりとしたグラム陰性桿菌がみられ，*Pseudomonas aeruginosa*（緑膿菌）などを推定する．

　抗緑膿菌作用のある抗菌薬は限られていること（ペニシリン系ではピペラシリン，セフェム系ではセフタジジム，ほかアミノグリコシド系，モノバクタム系，カルバペネム系，キノロン系など．内服で抗緑膿菌作用のある薬剤はキノロン系のみである），医療機関によって感受性が異なることを考慮して抗菌薬を選択する．

E）白血球を多数認めるが菌が見えない場合

　すでに抗菌薬治療が開始されている場合は細菌を認めないことがある．また，マイコプラズマ・

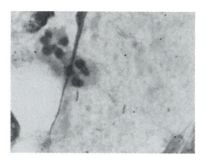

図6　パターンD
（*P. aeruginosa*と推定）
p9 Color Atlas 参照

クラミジア・レジオネラ等による非定型肺炎，結核菌などの抗酸菌感染症，ウイルス感染症，ニューモシスチス肺炎などグラム染色では同定できない感染症である可能性を疑って，検索・治療を検討する．

F）くり返し採取しても不良検体しか得られない場合

　喀痰の情報は得られないため，患者背景より起因菌を推定する必要がある．慢性閉塞性肺疾患を基礎疾患にもつ市中肺炎の代表的起因菌はパターンA〜Dで示した4種の細菌である．過去の抗菌薬による治療歴や入院歴などの患者背景も参考にして，抗菌薬を選択する（緑膿菌を考慮するかは個々の患者で検討する）．

　不良検体を培養検査に提出した場合は，口腔内の正常細菌叢あるいは口腔内に定着していた耐性菌（MRSAや緑膿菌など）が培養されて報告されることがよくある．**培養結果が必ずしも起因菌を示すとは限らない**ため，検体の解釈には注意が必要である．

　このようにグラム染色で特徴的な結果が得られれば，推定菌に的を絞った抗菌薬の選択が可能である．グラム染色を行わない感染症診療は，治療開始時に菌の推定をする努力をしなくなったり，偏ったエンピリック治療に走る傾向となりやすく，耐性菌を生み出す原因となったり，一定の割合で治療を失敗してしまう可能性が高くなる．

2. 治療開始翌日のグラム染色像を効果判定に用いる

　感染症に対して治療を開始した後は，各感染症特有の症状や徴候（例えば肺炎であれば呼吸数・聴診所見など）の変化を追うことが大切である．グラム染色所見の変化も効果判定に有用である．治療開始翌日に採取した検体のグラム染色所見で**菌が消失あるいは変形**していることが確認できれば，体温変動よりも早く，選択した抗菌薬が有効であるという判断の材料にできる（図7）．

　治療開始時のグラム染色所見によって狭域の抗菌薬で治療を開始したものの，翌日のグラム染色所見で新たに別の細菌を認めたような場合でも翌日には修正が可能である．例えば中型グラム陰性桿菌と考え，抗緑膿菌作用のない薬剤で治療開始し，2日目の検体からほっそりした小型グラム陰性桿菌が観察されれば抗緑膿菌作用の薬剤に変更することができる．

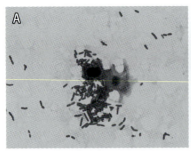
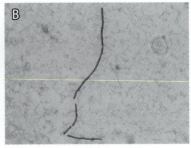

図7 腎盂腎炎患者の抗菌薬治療開始前後のグラム染色所見（1,000倍）
A）治療前，B）治療開始翌日．グラム陰性中型の桿菌を認めたため，*Escherichia coli* などの腸内細菌を推定し，セファゾリンで治療開始．治療開始翌日には菌数は減少し，残った菌は変形（フィラメント化）しており，治療効果ありと判断できる．p10 Color Atlas 参照

3. 細菌検査室と連携する

　感染症診療は細菌検査室との連携をとるとより多くの情報を早く得ることができる．検査技師は検体を受けとると，グラム染色をもとに複数の培地に塗抹し，孵卵器に入れ細菌を育てる．早ければ翌日にはコロニーが形成され，それをもとに同定検査機械に入れる．早ければ3日目に菌名が判明する．コロニーの形や検出される培地の特徴から2日目には細菌の予測がついていることも多い（ブドウ糖発酵性の有無やメチシリン耐性の有無など）ため，検査室まで足を運んで確認すると抗菌薬選択の判断に役立つ．

4. グラム染色回診をする

　培養結果が出る頃にチームの回診でグラム染色回診を行うと，臨床経過とグラム染色，培養結果の判断を共有できる．筆者は治療開始前のグラム染色を図8のように保管しておき，週に一度グラム染色回診を行っている．グラム染色での判断と培養結果が合致しない場合，臨床経過を含めてグラム染色での判断はどうだったのか，培養結果が真の感染菌と言えるのかを議論する．感染症治療の教育効果と抗菌薬適正使用の指導としても非常に有効である．

Advanced Lecture

　喀痰・尿の検体を採取し，標本を作製するまでのポイントを解説する．

① 喀痰標本作製のポイント

1）検体採取時
- 喀痰が出なければ3％高張食塩水（10％ NaCl 1 mL＋生理食塩水2 mL）の吸入を行う．
- 喀出困難な場合は体位ドレナージを行う．
　病巣の肺を上にして横になり，呼吸補助（スクイージング）を行うと分泌物を喀出しやすくなる．

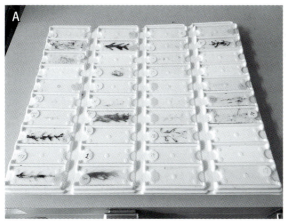
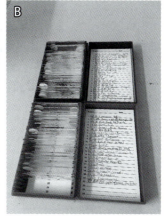

図8 グラム染色回診
グラム染色したスライドはトレーに保管する（A）．グラム染色回診で培養結果を照合したら専用のケースに保管（B）し，教育スライドとして活用する（アルコール固定すると劣化せず保存できる）．p10 Color Atlas参照

・意識障害を伴う，あるいは喀出困難な患者の場合：
確実に気管内にチューブを挿入することが重要である．スニッフィングポジションとし（後頭部に枕を入れる），吸引チューブを鼻から挿入する．**呼吸音・チューブのくもり・咳反射**などで**チューブが気管内に入ったことを確認し**，吸引をかけて検体を採取する．

2）標本作製時
・得られた検体の膿性部分を爪楊枝の先でごく少量とりスライドガラスへのばす．
・スピッツ内の大半が唾液で膿性部分がごくわずかである場合，検体の入ったスピッツに生理食塩水を入れ，揺り動かす．唾液成分から分かれて動く膿性部分をスポイトで吸いとり，塗抹する．
・検体は薄く濃淡をつけて**膜状あるいは，樹枝状**に広げる．

2 尿での標本作製ポイント

1）検体採取時
・中間尿を採取する．
・尿道カテーテル留置中の場合は，サンプリングポートより検体を採取する（バッグから採取しない）．

2）標本作製時
検体は遠心せずそのまま染色する．この検体で作成した標本で1,000倍視野に1個の割合で細菌を認めれば10^5 cfu/mLに相当する．

おわりに

グラム染色を行うことは，治療開始時に原因微生物を意識する最良の方法といえる．
グラム染色を行わず広域スペクトラムの抗菌薬をエンピリックに用いる診療でも大半が治療に

成功する．しかし，原因微生物を意識しない治療では，同一の感染症に対しては毎回同じ抗菌薬の選択となってしまう傾向があり，不必要に広域すぎる抗菌薬の使用が耐性菌を生み出す原因となる．グラム染色は手技が簡便・安価なため，「どこでも（どの施設でも）・だれにでも・簡単に・すばやく（5分程度）」行え，治療に直結する検査となる．グラム染色を用いて，起因菌の特徴あるいは抗菌薬の特徴を論理的に考えながら，個々の症例の診療にあたることがグラム染色の醍醐味である．

文献・参考文献

1) 「Direct Smear Atlas：A Monograph of Gram-Stained Preparations of Clinical Specimens」（Marler LM, et al, eds），Lippincott Williams & Wilkins, 2001
2) 「ひと目でわかる微生物検査アトラス」（守殿貞夫，荒木創一/監），金原出版，2006
3) 「感染症レジデントマニュアル 第2版」（藤本卓司/著），医学書院，2013

プロフィール

平島　修（Osamu Hirashima）
徳洲会奄美ブロック総合診療研修センター
医師1年目4月に，「どの診療科に進んでも，感染症診療から逃げることはできない」と教わり，10年以上グラム染色を続けています．
培養結果は嘘をついてもグラム染色は嘘をつきません．全ての医師にグラム染色の心を！

藤本卓司（Takushi Fujimoto）
田附興風会医学研究所 北野病院 総合内科
グラム染色を行う"面倒くささ"は，ちょうど心電図を自分でとるときの"面倒くささ"と同じくらいです．慣れれば面倒ではなくなります．いったん身につくと，グラム染色なしでエンピリックに抗菌薬を選ぶことが"気持ち悪く"感じるようになります．

第2章 内科医に必要な検査の基本的読み方　　難易度 A **B** C

13. 性感染症について教えてください

星　哲哉，続木康伸

● Point ●

- リスクのある患者を考える
- 部位別アプローチから感染を考える
- 性感染症検査を知る
- 診断，治療で終了ではない

はじめに

　性感染症（sexual transmitted disease/infection：STD/STI）は診断，治療のみならず性行為の多様性が問題になっており，重複感染も多い．基本の病歴聴取や考え方を押さえ，上記 **Point** 順に考えていくことで検査が活きてくると考えている．

> **症例1**
> 　50歳代男性，南アフリカ共和国勤務．
> 　マラリア罹患歴があり，発熱が続くためマラリア検査を希望され受診した．実は自殺願望からコンドームなしでの性交渉を風俗従事者と頻回に行っていた．

1. 性感染症のリスクとは？

　性行為は多様化している．
　どんな人にリスクがあるのかを下記に記載する．

- 新しいパートナーと交際をはじめた
- 複数の人との性交渉
- 性器潰瘍の既往
- 性感染症の既往（梅毒，淋病，クラミジア症，アメーバ赤痢，肝膿瘍，A型肝炎，B型肝炎，性器ヘルペス，尖圭コンジローマなど）
- コンドームの使用頻度が少ない

表1 性感染症のリスクを見つけるための5つのP

Partners（性交渉のパートナー）
・男性，女性，両方と性交渉があるか？
・2カ月以内に何人と性交渉をもったか？
・12カ月以内に何人と性交渉をもったか？
Prevention of pregnancy（避妊）
・妊娠計画はあるか？ もし「いいえ」であれば，避妊はどうしているのか？
Protection from STDs（性感染症予防）
・STDやHIV感染をどうやって防いでいるのか？
Practices（行動）
→STDリスク評価目的に性交渉のタイプを知る
・性交渉は膣で行うか？ もし「はい」であれば，コンドームを使う頻度は？ もし「使わない」であれば，なぜコンドームを使わないのか？ もし「ときどき」であれば，どんな状況，誰とのときは使用しないのか？
・性行為はanalを使用するのか？ もし「はい」であれば，コンドームを使う頻度は？ もし「使わない」であれば，なぜコンドームを使わないのか？ もし「ときどき」であれば，どんな状況，誰とのときは使用しないのか？
・性行為は口を使用するか？
Past history of STDs（過去の性感染症）
・性感染症の既往はあるか？
・性感染症既往のあるパートナーがいたか？

文献2を参考に作成

・性産業従事者（女性とは限らない）および性産業従事者との性交渉
・性行為のスタイルが一般的ではない（不特定多数での性交渉など）
・MSM（Men who have sex with Men）

　リスクは多方面から考える必要がある．HIVを例にとるとアナルセックスの受け側，ペニス―膣性交の女性，アナルセックスの挿入側などの順でリスクが高くなっており[1]，特にMSMでは複数パートナー間でのSTD伝搬が問題となっている．風俗産業ではサービスで使用する部位や内容，低料金がSTDの高リスクである．

　患者が検査を望んでいても，医師―患者関係に信頼が生まれるまでは本当のことを聞き出すのに時間がかかる．病歴聴取を行う際はできるだけわかりやすい言葉で，率直に聞くことが大事である．簡単な病歴聴取方法を表1に示す[2]．

症例2

20歳代男性

　尿道から排膿するとのことで外来受診．病歴聴取で約1カ月前に口腔内に無痛性潰瘍ができていたことが判明．パートナーと一緒にクラミジア，淋菌のほか，梅毒，HIV，HBV検査も行うことになった．

表2　代表的な原因微生物と症状

微生物	病態	検査方法
Neisseria gonorrhoeae	尿道炎，精巣上体炎，子宮頸管炎，PID，咽頭炎，結膜炎，直腸炎など	グラム染色（白血球を証明），培養，核酸増幅検査
Chlamydia trachomatis	尿道炎，精巣上体炎，子宮頸管炎，PID，咽頭炎，結膜炎，直腸炎など	核酸増幅検査
単純ヘルペスウイルス	陰部潰瘍，咽頭炎，角膜，結膜炎	臨床的診断（わが国では）
Treponema pallidum	潰瘍，皮疹などの全身性	塗抹，血清抗体検査

PID：pelvic inflammatory disease（骨盤内炎症性疾患）

2. 部位別アプローチから感染を考える

性感染症は原因微生物から考えるよりも，症状別に鑑別していく方がわかりやすい．なぜなら原因微生物は共存し，病変は1カ所ではないからである．症状のある部位から原因微生物の予想，併存疾患の予想を立てるとわかりやすい（表2）．

1 尿道炎

男性と女性とでは症状に若干の違いがある．男性の場合は排尿時痛と尿道分泌物を主訴とすることが多い．原因として淋菌性と非淋菌性（クラミジア，ウレアプラズマ，マイコプラズマ，トリコモナス，単純ヘルペスウイルスなど）に分類されるが，合併感染も多い．女性の場合は腟，子宮頸部，外陰部などにも同時に感染を起こし，帯下の増加，帯下臭の悪化，腹痛などがみられることがあるが，無症状のこともあるためパートナーに感染させてもわかりにくい．

検査としてはグラム染色，クラミジア・淋菌検査，培養の提出を行う．

2 精巣上体炎

成人の場合はムンプスウイルス感染以外ではSTDを考える．主には尿路感染が上行し精巣上体に到達することによる．精巣捻転，ムンプス精巣炎，精巣上体結核，精索静脈瘤などを鑑別に入れ，尿道炎と同様の検査と泌尿器科コンサルトを考慮する．診断は初尿検体で行う．

3 潰瘍性病変

重要で頻度が高いのは単純ヘルペスと梅毒である．梅毒であれば1期の可能性が高い．ヘルペスの診断は本来なら潰瘍病変からの培養，PCRが王道であるが，保険適用の面から現実的ではない．また，抗体検査も解釈が難しく臨床的に判断していることがほとんどである[3, 4]．梅毒が否定できるまでは梅毒とみなす．

4 口腔咽頭病変

問題になるのは淋菌，クラミジア，単純ヘルペスウイルス，HIVなどである．
淋菌やクラミジアは大半が無症状で感染源となる．視診での鑑別は不可能で，リスクや治療抵抗性の場合は積極的に疑って検査を行い，同時に眼症状の診察も行う．

5 子宮頸管炎，骨盤内感染症

淋菌，クラミジアが起こす．

表3 クラミジア・淋菌検査

検査法	検体	特徴	ターゲット	商品名
PCR法	尿道・子宮頸尿	非淋菌ナイセリアとの交差反応のため，咽頭検査不可	DNA	「アンプリコア®STD-1 クラミジアトラコマチス，ナイセリアゴノレア」など
SDA法	上記＋咽頭	血液や粘液などで偽陰性可能性あり	rRNA	「BD プローブテックET」など
TMA法	上記＋咽頭	検体前処理で余分な溶液を除去し，2種類のターゲットを同時に検出	DNA	「アプティマ™Combo 2」など

文献4を参考に作成

通常は頸管炎→骨盤内→肝周囲炎と進む．腹腔内まで及んだ段階では子宮頸管には菌はすでにいないこともあるので注意を要する．

> ●ここがポイント
> 1つの性感染症をみたら共存感染症，「お友達」を探すのが原則である．梅毒と淋菌とクラミジアは同時に治療してもよいかもしれない．

> 症例3
> 10歳代女性
> 尿路感染症の診断にて3カ月連続で外来を受診．3回目の担当医がSTDについて説明したところ，パートナーが最近変わってから頻回に症状が出現していたことが判明．クラミジアと淋菌の検査もしたいが….

3. 性感染症の検査を知る

性感染症の検査はさまざまあるが，代表的なクラミジア，淋菌，梅毒，HIVについて検査方法論から述べる．A，B，C型肝炎は成書を参照されたい．

1 クラミジア・淋菌

クラミジア，淋菌は尿道，子宮頸管，咽頭，結膜などに感染する．淋菌はグラム染色と培養で確認できるが，クラミジアは偏性細胞内寄生性のため確認できない．

上記感染を疑った場合の診断には，グラム染色で淋菌の確認と培養と核酸増幅検査を行う．現在はクラミジア，淋菌を同時測定できるTMA法が便利で，保険適応ではないが尿検体（初尿5～10 mL程度）でも検査はできる．各種検査の特徴を表3に示す[4]．淋菌は多剤耐性化が進行しており，専用培地での感受性検査が必要であるが，培養が難しいために事前に検査室に連絡しておくことが望ましい[3]．

2 梅毒

潰瘍表面などから直接菌体を採取し，特殊染色にて検鏡する方法もあるが，非トレポネーマ（TP）抗原とトレポネーマ（TP）抗原による血清学的診断にて確定を行うのが一般的である．非

表4 梅毒検査の解釈

時期		STS	TP	解釈
潜伏期	2〜6週	−	−	血清反応ではわからない
第1期	3週以上	−	−	大多数が両方陰性．どの結果にもなる可能性がある
		−	+	
		+	+	
第2期	3カ月以上	+	+	大多数が陽性だが，抗原量が多いと偽陰性になることもある
潜伏性梅毒	2期〜3期	+	+	
第3期	3年以上	+	+	現在はあまり見かけない
第4期	末期	+	+	現在はあまり見かけない

　TP抗原法はカルジオリピン，レシチンのリン脂質を抗原とする脂質抗原試験（STS serological tests for syphilis：ガラス板法，RPR法，VDRL法など）とTP菌体自体を抗原とするTP抗原法（TPHAとFTA-ABS）がある．

　TPHAは分画計測はできないが，FTAにはFTA-ABS（IgM＋IgGを計測）とFTA-IgMがあり，両方計測すれば初期感染か既往かの区別ができる．このため検査結果は時期や臨床状況による判断が重要になってくる（表4，図1）．TPHA，FTA-ABSは生涯陽性が続くために，STS定量法は8倍をもって有意とし，治療の成否や活動性の指標とする．スクリーニング検査としてはSTS法定性とTP抗原法を併せて行い，初期感染を疑うのであればFTA-IgMを追加し初期感染か既往を鑑別する．TPHA陽性の場合は治療効果の判定目的にSTS定量検査を行う．

　診断においては時期などの問題をのぞけば非TP法，TP法のなかでの大きな違いはない．しかし，1期においてはTPHAよりもFTA-ABSの方が陽性率は高く，2期になれば双方100％となる[2, 5]．

3 HIV

　早期に感染の診断を下すにはウインドウピリオドとリスク（HIVの基本的伝搬経路は血液，体液，母乳しかない[6]）の判断が重要な位置を占める．以下にHIV検査のスクリーニング検査と確認検査を述べる．

1）スクリーニング検査

　第4世代スクリーニングキットで，HIV-1/2抗体（IgM，IgG抗体）とHIV-1抗原同時測定を行う．HIV抗体検査は感度99.7％，特異度99.9％で，以前までの第1〜3世代キットではウインドウピリオドが1カ月以上であったが，現在普及している第4世代キットは感染後2〜3週間でHIV-1抗原とHIV-1/2抗体を同時に計測できる[7]．

2）確認検査

　ウエスタンブロット法（HIV-IgG：WB法）とRT-PCR（HIV-RNA）法を行う．WB法はIgG型HIV抗体を確認するため，感染早期の場合に偽陰性となる可能性がある．

　RT-PCR（HIV-RNA）法は感度95〜98％であるため偽陽性になる場合がある．つまり特異度の高いWB法と感度の高いRT-PCR（HIV-RNA）法で確認する必要があるが，上記はHIV-1に対する検査である．HIV-2はスクリーニング検査でも80％しか陽性にならず，HIV-1のWB法では確定診断に至らない．HIV-2は別に確定診断が必要になる．

　フローチャート（図2）に沿ってHIV-1/2のWB法で確定診断を行う．

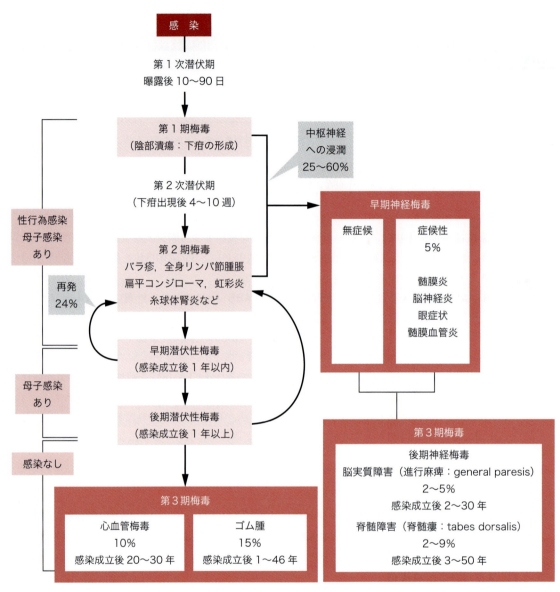

図1 梅毒のアルゴリズム
文献3より引用

● ここがポイント

スクリーニング検査は陽性あるいは判定保留の場合に確認検査に進む．確認検査でHIV-1のWB法が陰性か判定保留の場合にHIV-2のWB法を行う．

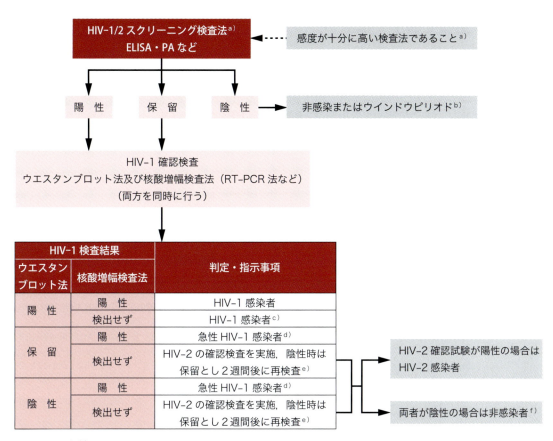

図2 HIV診断のフローチャート
a) 明らかな感染のリスクがある場合や急性感染を疑う症状がある場合は抗原・抗体同時検査法によるスクリーニング検査に加えHIV-1核酸増幅検査法による検査も考慮する必要がある.(ただし,現時点では保険適応がない.)
b) 急性感染を疑って検査し,HIV-1/2スクリーニング検査とウエスタンブロット法が陰性または保留であり,しかも,HIV-1核酸増幅検査法(RT-PCR法)が陽性であった場合は,HIV-1の急性感染と診断できるが,後日,HIV-1/2スクリーニング検査とウエスタンブロット法にて陽性を確認する.
c) HIV-1感染者とするが,HIV-1核酸増幅検査法(RT-PCR:リアルタイムPCR法または従来法の通常感度法)で「検出せず」の場合(従来法で実施した場合は,リアルタイムPCR法または従来法の高感度法における再確認を推奨)はHIV-2ウエスタンブロット法を実施し,陽性であればHIV-2の感染者であることが否定できない(交差反応が認められるため).このような症例に遭遇した場合は,専門医,専門機関に相談することを推奨する.
d) 後日,適切な時期にウエスタンブロット法で陽性を確認する.
e) 2週間後の再検査において,スクリーニング検査が陰性であるか,HIV-1/2の確認検査が陰性/保留であれば,初回のスクリーニング検査は偽陽性であり,「非感染(感染はない)」と判定する.
f) 感染のリスクがある場合や急性感染を疑う症状がある場合は保留として再検査が必要である.また,同様な症状をきたす他の原因も平行して検索する必要がある.
注1 妊婦健診,術前検査等の場合にはスクリーニング検査陽性例の多くが偽陽性反応によるため,その結果説明には注意が必要.
注2 母子感染の診断は,移行抗体が存在するため抗体検査は有用でなく,児の血液中のHIV-1抗原,またはHIV-1核酸増幅検査法により確認する必要がある.
文献8より引用

4. 診断，治療で終了ではない

　われわれのようなプライマリーケア医が最も力を発揮できる分野が「パートナーの治療から入る性感染症教育」と「予防接種」である．適正にコンドームを使用していれば理論上の感染は0ということになるが，現実には難しい．パートナーも異性とは限らないし，10歳代前半でも性交渉は行われている．積極的にA型肝炎，B型肝炎，HPVなどワクチン接種推奨や性教育を進めていくべきである．

文献・参考文献

1) 藤井輝久：HIVの感染経路．日本内科学会雑誌，98：2762-2766，2009
2) CDC：Sexually transmitted diseases treatment guidelines, 2006. MMWR Recomm Rep, 55：1-94, 2006
3) 「レジデントのための感染症診療マニュアル 第3版」（青木 眞/著），医学書院，2015
4) 岸本寿男，他：性感染症 診断・治療ガイドライン2011．日本性感染症学会誌，22：2011
5) 「Mandell, Douglas, and Bennett's：Principle and Practice of Infectious disease 7th ed」(Bennett JE, et al), pp2127-2192, Churchill Livingstone 2009
6) 公益財団法人エイズ予防財団．HIV/エイズの基礎知識．http://www.jfap.or.jp/aboutHiv/basicKnowledge.html
7) 味澤 篤：HIV感染症とエイズの診断基準．日本内科学会雑誌，98：2767-2773，2009
8) 山本直樹，宮澤幸久：診療におけるHIV-1/2感染症の診断ガイドライン2008．The Journal of AIDS Research, 11：70-72, 2009
9) 松田静治：淋菌およびクラミジア・トラコマチス同時核酸増幅同定精密検査．モダンメディア，52：269-277，2006

プロフィール

星　哲哉（Tetsuya Hoshi）
手稲家庭医療クリニック
知っているけれど実際には診断にてこずる性感染症．常に鑑別に入れて診療して下さい．

続木康伸（Yasunobu Tsuduki）
札幌徳洲会病院 小児科・アレルギー科

第2章　内科医に必要な検査の基本的読み方

難易度 A B **C**

14. RASTはどう使う？
たくさん測りすぎていませんか？

陶山恭博，岡田正人

● Point ●

- RAST検査は病歴からアレルギーが疑われ，可能性が高いと考えられる場合に行うようにすることが重要である

はじめに

アレルギー疾患の診療において，血液検査であるRAST（radioallergosorbent test）検査は簡易で安全であるため，吸入抗原の同定や食物の抗原の同定目的に広く利用されている．しかしながら，同じRAST検査でも値が低い人に重篤な反応が起こることや，値が高い人でも反応が起こらない場合があり，値と症状は必ずしも1対1で対応しない．また，食物アレルギーに関するRAST検査では，偽陽性が50〜60％程度，ナッツアレルギーでは偽陰性が22％あるという報告もある．陽性であるからといって必ず食物アレルギーが存在するわけでもなく，陰性であるからといってアレルギーがないとも言い切れない．RAST検査では，結果の解釈に関して慎重な姿勢が求められる．

症例

32歳女性．エビの天ぷらそばを食べた30分後より，突然の蕁麻疹，呼吸苦，ふらふら感が出現．救急車にて救急センターへ搬送．救急車到着時，収縮期血圧70 mmHg．救急外来にて，アナフィラキシーショックと診断，大量輸液，アドレナリン，抗ヒスタミン薬，吸入β2刺激薬，ステロイドにて加療．経過観察目的に入院．原因検索のためRAST検査が施行され，エビ陰性，小麦陰性，そば陽性（クラス3），大豆陽性（クラス2）．
「この患者さんはそばおよび大豆を避けるべきなのでしょうか？」

1. アレルギー疾患を疑ったら

1 Ⅰ型アレルギーか非Ⅰ型アレルギーか？

食物アレルギー疾患が疑われる場合はまず，IgEが関与するⅠ型アレルギーなのか，それ以外なのかを区別したい．RAST検査やプリック検査は，"肥満細胞上の抗原特異的なIgEに抗原がくっつくことにより各種のメディエーター（ヒスタミン，ロイコトリエン，サイトカインなど）

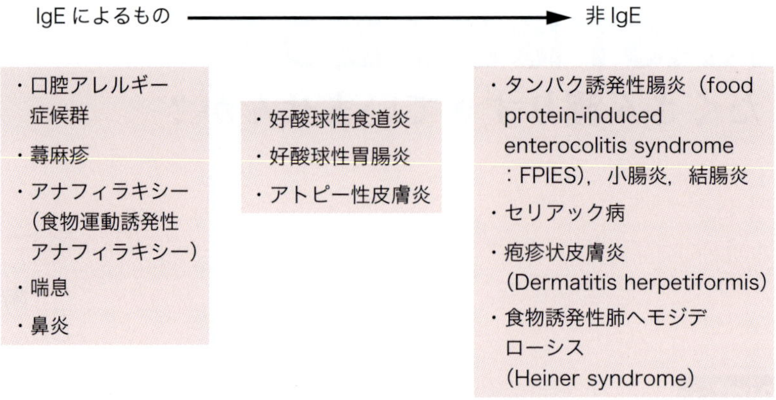

IgE によるもの ────────────→ 非IgE

- 口腔アレルギー症候群
- 蕁麻疹
- アナフィラキシー（食物運動誘発性アナフィラキシー）
- 喘息
- 鼻炎

- 好酸球性食道炎
- 好酸球性胃腸炎
- アトピー性皮膚炎

- タンパク誘発性腸炎（food protein-induced enterocolitis syndrome：FPIES），小腸炎，結腸炎
- セリアック病
- 疱疹状皮膚炎（Dermatitis herpetiformis）
- 食物誘発性肺ヘモジデローシス（Heiner syndrome）

図1　食物アレルギーに関連する病態
文献1を参考に作成

表1　食物アレルギーを疑う場合の病歴聴取のポイント

□自覚症状，他覚症状	・皮膚，呼吸，消化器を中心に表2の項目の有無をYes/No questionで（〜はありましたか？）確認する ・アナフィラキシーを示唆する場合はアドレナリン投与がすぐに必要かも考慮する ・そのほかの症状の有無も確認する ・症状が生じた時間を確認する
□摂取したもの，時間	・何時に何を食べたかを丁寧に確認する ・付け合わせも含めて摂取したものの種類を細かく確認する．ドレッシングの成分やスープの材料も，患者本人に聞くより事情を説明して会社やお店に問い合わせると丁寧に教えてくれる場合が多い ・可能な限り，12時間程度振り返って摂取したすべてを確認する
□症状発現までの時間	・摂取した時間を確認することで，摂取から症状発現までの時間を計算する
□症状が起こる頻度	・頻度，そのときの摂取物を確認する．共通して摂取したものの有無を確認する
□原因食物を摂取した量	・わずかに摂取しても症状が出るのか確認する
□症状に影響を与える因子	・運動，薬物，季節，原因食物の調理法など

が放出される結果として全身症状を引き起こす"Ⅰ型アレルギーのための検査だからだ．代表的なⅠ型アレルギーとしてはアレルギー性鼻炎，アナフィラキシー，蕁麻疹などがある．食物アレルギーに関連しうる病態について，簡単な分類を図1に示す．

2 病歴聴取が何よりも重要！

　アレルギー疾患の診療においても，病歴聴取が基本となる（表1）．非Ⅰ型アレルギーのなかにはⅠ型アレルギーと紛らわしい症状を呈するものもあるが，丁寧に質問することでおおよその区別をつけることができる．症状がⅠ型アレルギーを示唆するものであれば（表2），発症の形式と経過に注目する．通常，食物アレルギーであれば摂取から90分以内に症状が出てくることが多く，発症から90分以内に摂取した食物はより原因として疑わしいと判断できる．また，反応以降に食べて症状の出なかったものは原因として除外できるため，反応が出た後に摂取した食物についての情報もポイントとなる．

表2 IgEを介したⅠ型アレルギーを示唆する症状

		グレード1（軽症）	グレード2（中等症）	グレード3（重症）
皮膚・粘膜症状	紅斑・蕁麻疹・膨疹	部分的	全身性	←
	瘙痒	軽い瘙痒（自制内）	強い瘙痒	
	口唇, 眼瞼腫脹	部分的	顔全体の腫れ	
消化器症状	口腔内, 咽頭違和感	口, のどのかゆみ, 違和感	咽頭痛	←
	腹痛	弱い腹痛	強い腹痛（自制内）	持続する強い腹痛（自制外）
	嘔吐・下痢	嘔気, 単回の嘔吐・下痢	複数回の嘔吐・下痢	繰り返す嘔吐・便失禁
呼吸器症状	咳嗽, 鼻汁, 鼻閉, くしゃみ	間欠的な咳嗽, 鼻汁, 鼻閉, くしゃみ	断続的な咳嗽	持続する強い咳き込み, 犬吠様咳嗽
	喘鳴, 呼吸困難	―	聴診上の喘鳴, 軽い息苦しさ	明らかな喘鳴, 呼吸困難, チアノーゼ, 呼吸停止, SpO₂≦92％, 締めつけられる感覚, 嗄声, 嚥下困難
循環器症状	脈拍, 血圧	―	頻脈（＋15回／分）, 血圧軽度低下, 蒼白	不整脈, 血圧低下, 重度徐脈, 心停止
神経症状	意識状態	元気がない	眠気, 軽度頭痛, 恐怖感	ぐったり, 不穏, 失禁, 意識消失

血圧低下　　　：1歳未満＜70 mmHg, 1～10歳＜（70 mmHg＋（2×年齢）），11歳～成人＜90 mmHg
血圧軽度低下：1歳未満＜80 mmHg, 1～10歳＜（80 mmHg＋（2×年齢）），11歳～成人＜100 mmHg
〈アドレナリン静注の3つの目安〉
①重症度評価のグレード3（　　内）
②過去に重篤なアナフィラキシーの既往がある場合や，症状の進行が激烈な場合は，グレード2（　　内）でも投与
③気管支拡張薬投与でも改善しない呼吸器症状も適応（　　内）
文献2を改変して転載

3 アナフィラキシーを起こした前後の状況にも注目する

FDEIA（food-dependent exercise-induced anaphylaxis：食物依存性運動誘発アナフィラキシー）では，原因となるある特定の食物摂取とその後4時間以内の運動の組合わせによってアナフィラキシーが生じる．"特定の食物摂取のみ"や"運動のみ"で症状の発現は認められないため，"いつもは大丈夫な食べ物"でアナフィラキシーとなりうる．近年話題になった「茶のしずく石鹸」による小麦アレルギーではこのFDEIAのパターンをとることも多く，再周知されたかもしれない．通常，運動後の数分～1時間以内に生じ，蕁麻疹などの皮膚症状のみのこともあるが，血圧低下，呼吸困難などアナフィラキシーショックへと移行することもある．不眠やストレスのほか，薬物摂取（アスピリンなどのNSAIDs）によって症状が出やすくなりうる．"月経中で市販薬を内服していたときに駅まで走ったら電車内で失神した"，"海外出張で長時間フライトをした翌日のゴルフ中に失神した"，などのエピソードがあてはまる．

原因食物としては小麦が半数以上を占めるといわれ，甲殻類がその次の原因として1/4程度を占める．診断はこの疾患を念頭においた病歴聴取が重要となる．RAST陰性，プリック検査陰性の症例もあり，患者とリスクを相談のうえ，原因抗原経口摂取後の運動負荷による誘発試験を考慮することもある．

対処法としては，運動前の原因食物の制限と，摂取した場合は最低2時間（できれば4時間）の運動制限を行う．早歩きで軽く汗をかく程度の運動量での発症にも注意が必要である．また，万が一蕁麻疹などが出現したら，安静を保つように指導する．重症度に応じては，エピペン®（ア

表3 食物に関連したⅠ型アレルギー様の症状を起こす物質

添加物:sulfite 亜塩酸塩（ワイン），グルタミン酸（MSG），色素
細菌，ウイルス，寄生虫 サバ科の魚（サバ，マグロ，カツオ）・サンマに含まれるヒスタミンによる反応（scombroid poisoning）
抗菌薬，重金属，農薬
薬物，カフェイン，アルコール トリプタミン（トマト，プラム） セロトニン（バナナ，トマト，キウイ，パイナップル，くるみ） チラミン（チーズ，納豆）

MSG：monosodium glutamate.
文献3より引用

ドレナリン注射液) も処方する．

4 うそっこ食物アレルギーに騙されない！

　食物が原因のⅠ型アレルギーとみせかけて違う場合もある（表3）．寿司や刺身などの生魚を摂取して30分以内の嘔吐・下痢や腹痛であればアニサキスが（症状が強ければ1匹以上の吸着例も）[4]，消化器症状のほか蕁麻疹などのⅠ型アレルギーに類似した症状であればヒスタミンに代謝されるヒスチジンによるscombroid poisoningが考慮される．結核の治療や予防で内服するイソニアジドはヒスチジンの代謝産物であるヒスタミンの代謝を阻害する作用もあるため，"いつもは大丈夫なマグロの刺身を摂取して蕁麻疹"のように，scombroid poisoningをより起こしやすくなることが知られている．

　成人の場合，"これまで大丈夫だった"という場合はⅠ型アレルギー以外であることが多い．ただし，ピットフォールとしては"いつもは大丈夫な"ホットケーキ，お好み焼きやたこ焼きを食べた後にアナフィラキシーという経過があげられる．この場合，「お好み焼き粉，たこ焼き粉，小麦粉やホットケーキミックスに潜むダニに対するアナフィラキシー」が疑われる[5]．使用した粉の検鏡でダニを証明することや，ダニのRAST検査や食材のプリック検査で診断する．開封後に数カ月以上室温保存することがリスクとされる．加熱処理をしても効果がないため，冷蔵庫で保存すること，そして開封後は早めに消費することが望まれる．

5 RAST検査やプリック検査はⅠ型アレルギーに対してのみ行う！

　RAST検査はⅠ型アレルギーのトリガーとなる抗原特異的なIgEに関して調べる検査であり，IgEの関与しているアレルギー反応のための検査である．したがって，非Ⅰ型のアレルギーに対してRAST検査を行ってもあまり意味はないかもしれない．プリック検査は皮膚に抗原液を垂らし，その部位をプリック針にて傷つけて，反応をみる検査である．これも皮膚におけるIgE抗体の反応をみており，Ⅰ型アレルギーに対する検査とされる．

2. RAST検査の使い方

1 RAST検査の限界

　RAST検査陽性であった場合，その患者がその抗原に対して感作されていることを示す．しか

表4　RASTの検査値と臨床的意義（病歴上疑われる患者に施行した場合）

抗　原	目安の値（kU/L）	陽性適中率（%）	陰性適中率（%）
小　麦	100（クラス6）	100	
	26（クラス4）	74	87
そ　ば	1.26（クラス2）	98	
	＜0.35（クラス0）		100
大　豆	65（クラス5）	86	
	30（クラス4）		82
ピーナッツ	14（クラス3）	100	
	＜0.35（クラス0）		85
卵　白	7（クラス3）	98	
	0.6（クラス1）		＞90
牛　乳	15（クラス3）	95	
	0.8（クラス2）		＞95

文献3より引用

し，"感作されていること"は"臨床的に症状が出るということ"と必ずしも同義ではない．これまで病歴上疑われる抗原に対して実際の抗原での誘発試験と対比した研究が多くなされている．実際は抗原によって陽性適中率，陰性適中率はさまざまであり，年齢によってもその値は変化する．参考までにいくつかの抗原に関し，病歴上疑われる場合に検査を施行した際の陽性適中率，陰性適中率を示す（表4）．

　くり返しになるが，RAST検査ではなく病歴が診断の何よりの手掛かりになる．例えば，ちゃんぽん，カレー，パンを摂取した直後にアナフィラキシーをくり返し，何を食べたらよいかわからず不安になって病院を訪れたケースでの原因は，ターメリック（うこん）だった．つまり，ちゃんぽんに付け合わせの沢庵の色素としてのターメリック，カレーの香辛料としてのターメリック，パンに香料として含まれるターメリックによる症状で，これはRAST検査では診断が難しい例の1つだ．実際は病歴で疑い，ターメリックのプリック検査で診断した．

2 疑われる原因に対して行う

　毎日問題なくそばを食べている人がRAST陽性であったからといって，そばの摂取をやめる必要は特にない．逆もしかりで，ピーナッツを食べてすぐにアナフィラキシーを起こした人がRAST陰性であったからといってピーナッツの摂取を安全にできるというわけではない．すなわち，RAST検査は病歴上全く疑われない抗原に関して行った際に，検査が陽性であった場合の解釈が非常に難しく，そのため検査前確率の高い抗原に関して検査を行いたい．検査前確率が十分に高いと思われる抗原に対してRASTが陽性であった場合は，その抗原が原因であったと解釈する．また，検査前確率が高いのにもかかわらず，RAST検査が陰性であった場合は，それでその抗原が原因であることが完全に否定できるわけではない．原因抗原である可能性をプリック検査など，次の検査で確認していくべきである．

症例ではこう考える

　病歴聴取では以前よりそばを食べた際に，軽い蕁麻疹，口腔内のかゆみ等を自覚することがたびたびあることがわかった．症状は軽く，あまり気にもしていなかった．また大豆に関しては特に今まで症状を自覚したことはなかった．その他，今回摂取したそばに入っていたエビの天ぷら等も今まで特に症状が出たことはなかった．

　今回は疑わしいそばに関して摂取後30分以内に症状が起こっており，Ⅰ型アレルギーが最も考えられた．症状も典型的なアナフィラキシーであり，これもⅠ型アレルギーの存在を疑わせる．また，今まで反応が起こった際に運動などの因子がかかわっていることはなく，FDEIAの可能性は低いと考えられた．検査前の情報にて，そばが原因である確率が高く，さらに確定的なものとするためRAST検査を行い，そばアレルギーと診断した症例である．そばの除去が必要であり，万が一の誤食に備えてアドレナリン自己注射製剤を処方，常に携帯させることが，万が一再度アナフィラキシーを起こした際の対処として重要である．

　大豆に関しては摂取しても全く症状がなく，特に避ける必要はないと患者に伝えた．

Advanced Lecture

■ アレルゲンコンポーネント，コンポーネントRASTとは？

　近年，RAST検査の感度・特異度をより向上させようと，アレルゲンコンポーネントによるRAST検査が試みられている．食物などのアレルゲンのなかには，① アレルゲンに特異的なコンポーネント，② 重篤な症状に関連するコンポーネント，③ ほかのアレルゲンと交差するコンポーネント，④ IgE抗体と反応しないコンポーネントなど多種の成分が混在している．そこで①や②をターゲットとして，より含有量が多く，熱・消化への耐性があり，全身症状と関連する該当する成分をコンポーネントとして同定し，そのIgE値を測定する方法が開発されている．

　例えば，これまで鶏卵アレルギーとされていたものも，鶏卵のアレルゲンを卵白に含まれるオボアルブミン（加熱耐性が低い）とオボムコイド（加熱耐性が高い）というコンポーネント別に考えることができる．すると，RAST検査で卵白（陽性）とオボムコイド（陽性）という結果の場合は加熱卵の摂取であっても控えることが望まれることになる．一方，卵白（陽性）＋オボムコイド（陰性）の場合は原因がオボアルブミンかもしれず，加熱卵であれば摂取が可能と予想して負荷試験を計画する，となる．また，成人の小麦によるFDEIAの原因アレルゲンとして，小麦タンパクのうち塩不溶性成分の1つであるω-5グリアジンが注目されている．ただし，「茶のしずく石鹸」による小麦へのFDEIAではω-5グリアジンが原因であることは少ないため，同じ小麦によるFDEIAであっても，原因コンポーネントはω-5グリアジンとは限らないことも知られている．その結果，2000年のオボムコイドをはじめとして，2010年にω-5グリアジンが，そして，2014年にはピーナッツアレルギーのコンポーネントでより特異度の高いAra h 2が本邦でもアレルゲンコンポーネント使用可能になっている．

おわりに

　RAST検査はⅠ型アレルギーの検査として有用であるが，診断の補助的な役割を超えるものではない．十分な病歴聴取によって原因を絞り込むこと，および疑わしい抗原に関してはRAST検査が陰性であった場合でも，さらにプリック検査など追加での検査を考慮し，診断を進めていきたい．

文献・参考文献

1) Sampson HA：Food allergy. Part 1：immunopathogenesis and clinical disorders. J Allergy Clin Immunol, 103：717-728, 1999
2) 柳田紀之, 他：携帯用患者家族向けアレルギー症状の重症度評価と対応マニュアルの作成および評価. 日本小児アレルギー学会誌, 28：201-210, 2014
3) 「レジデントのためのアレルギー疾患診察マニュアル 第2版」（岡田正人/著），医学書院，2014
4) Shimamura Y, et al：Multiple Acute Infection by Anisakis：A Case Series. Intern Med, 55：907-910, 2016
5) Erben AM, et al：Anaphylaxis after ingestion of beignets contaminated with Dermatophagoides farinae. J Allergy Clin Immunol, 92：846-849, 1993
6) Sampson HA：Utility of food-specific IgE concentrations in predicting symptomatic food allergy. J Allergy Clin Immunol, 107：891-896, 2001
7) Sohn MH, et al：Prediction of buckwheat allergy using specific IgE concentrations in children. Allergy, 58：1308-1310, 2003
8) 日本アレルギー学会：アナフィラキシーガイドライン．2014
http://www.jsaweb.jp/common/fckeditor/editor/filemanager/connectors/php/transfer.php?file=/uid032318_616E67313131372833292E706466

プロフィール

陶山恭博（Yasuhiro Suyama）
JR東京総合病院 リウマチ膠原病科
2016年は，石坂公成・照子先生がIgE抗体を発見し米国のアレルギー学会で発表された1966年からちょうど半世紀，50周年記念にあたります．同じ日本人であることを誇りに思いつつ，日々の診療にあたりたいと願っています．

岡田正人（Masato Okada）
聖路加国際病院 Immuno-Rheumatology Center

第2章 内科医に必要な検査の基本的読み方

難易度 A B **C**

15. 骨量測定検査の読み方を教えてください

木村万希子

Point

- 65歳以上の女性，70歳以上の男性はすべて骨量測定の適応である
- 骨量測定は腰椎および大腿骨近位部の2部位のDXA測定が推奨される
- 骨量測定と同時に胸腰椎X線を撮影し，脆弱性骨折の有無を確認する

はじめに

　わが国においては，人口の急速な高齢化に伴い骨粗鬆症の患者が年々増加しつつあり，その数は2015年の時点で1,300万人と推定されている．特に60歳代後半から有病率が高くなり，80歳代では女性のほぼ半数，男性の2～3割が骨粗鬆症に罹患していると推定される．しかしその多くは骨折してから診断されるのが現状であろう．骨粗鬆症が原因となって起こる骨折の発生頻度は増えており，大腿骨近位部骨折の推定発生数は14万8,100人（2012年調査結果による）で，過去5回の調査において，調査のたびに患者数が増えていることがわかった．大腿骨近位部骨折は要介護状態（寝たきり）の原因の第3位であり，椎体骨折が多発すると脊柱後彎をきたし，消化器・呼吸器系の機能障害や慢性の腰背部痛などが起こる．高齢化率の上昇とともに，骨粗鬆症予防と骨折の予防は急務の課題となっている．ここでは骨量測定検査の適応，解釈，骨粗鬆症の治療について簡潔に述べる．

症例

　65歳閉経後女性．高血圧と脂質異常症以外に既往歴はないが，健康診断で骨密度低下を指摘され，結果を持参（図1）して来院．飲酒は機会程度で，喫煙は1日10本を20年間．大腿骨近位部骨折の家族歴あり．身長158 cm，体重50 kg．

注）骨量＝『一定量の骨の中に含まれるミネラル分の量』，骨密度＝『単位面積あたりの骨量』である．骨は外側の硬い皮質骨と，内部の海綿骨・骨梁からできており，この内部の骨梁の密度を骨密度といい，皮質骨を含めたミネラル量を骨量というので，厳密には両者は違うが臨床的にはほぼ同義に用いられている．

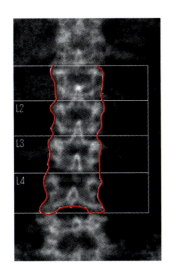
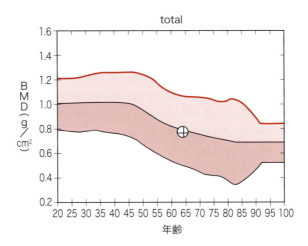

results summary：

region	area (cm²)	BMC ((g))	BMD (g/cm²)	Tスコア	PR (peak reference)	Zスコア	AM (age matched)
L2	12.30	10.01	0.814	−1.9	80	1.5	124
L3	13.54	10.29	0.760	−2.6	73	0.5	108
L4	14.94	11.26	0.754	−2.6	71	−0.1	98
total	40.78	31.55	0.774	−2.1	77	−0.1	98

図1　症例の骨量測定検査の結果
BMC：bone mineral content（骨塩量），BMD：bone mineral density（骨密度）

1. 検査の適応

下記項目にあてはまる人は骨量測定を受けるとよい．

① 脆弱性骨折を有する症例
② 65歳以上の女性，70歳以上の男性
③ 骨粗鬆症性骨折の危険因子を有する65歳未満の閉経後から周閉経期の女性と70歳未満の男性

脆弱性骨折とは軽微な外力によって発生した非外傷性骨折をさす．またここでいう骨粗鬆症性骨折の危険因子とは，過度のアルコール摂取〔1日3単位（純アルコール換算で60 g）以上〕，現在の喫煙，大腿骨近位部骨折の家族歴である．その他にも表1に示すような危険因子が知られている．多くの自治体では，40歳以降の女性を対象に5年ごとに骨密度の検診を行っているが，閉経後の女性は，可能であれば1年に一度検診を受けるとよい．

2. 骨量測定方法

躯幹骨二重X線吸収法（DXA）が最適だが，ほかの測定法〔末梢DXA，RA（MD），QUSなど〕でもリスク評価は可能である．解析領域は，次のような部位が適切である．
① **腰椎DXA**：前後方向L1～L4または，**L2～4を計測し，側方向測定は診断に使用しない**．局所的な変化（骨折椎体，硬化性変化など）やアーティファクトのある椎体は除き，それ以外の椎

表1　骨粗鬆症性骨折の臨床的危険因子

年齢	続発性骨粗鬆症
BMIの低値	・糖尿病
脆弱性骨折の既往	・成人での骨形成不全症
両親の大腿骨近位部骨折歴	・長期にわたり未治療の甲状腺機能亢進症
現在の喫煙	・性腺機能低下症
ステロイド投与	・早期閉経（45歳未満）
関節リウマチ	・慢性的な栄養失調あるいは吸収不良
アルコールの過剰摂取	・慢性肝疾患

文献1，2より作成

体の平均骨密度値とYAM（後述）に基づき評価する．1椎体しか評価できない場合や，隣接椎体と比べて1.0 SD以上の差がある場合はデータとして採用しない．また椎体ごとの数値は用いない．腰椎X線写真も参照しながら行うとよい．
② **大腿骨近位部DXA**：total，頸部の骨密度のうちYAMに対するパーセンテージが低値の方を採用する．左右いずれの測定でもよい．Ward三角部骨密度は診断に用いない．
③ **橈骨DXA**：非利き腕の1/3遠位部を用いる．骨折既往があれば反対側で計測する．
　女性，男性ともに① 腰椎と② 大腿骨近位部DXAの両者を測定し，より低い％またはSD値を採用する．高齢者において脊柱変形などのために腰椎DXAの測定が適当でないと判断される場合には② 大腿骨近位部DXAとする．上記2カ所での評価が困難な場合，③ 橈骨DXA測定を施行する．

3. DXAの読み方

　冒頭の症例では，図1のような結果となった．
① **YAM**〔young adult mean（若年成人平均値．腰椎では20～44歳，大腿骨近位部では20～29歳）：図1でpeak referenceと書かれているのがそれである〕：日本の骨粗鬆症診断基準（表2）で用いられる値．ROC解析の手法を用いて求められたものであり，骨密度はYAMとの比較であらわされる．
② **Tスコア**：国際的な基準値である．若年女性の平均値からの偏差値であらわされる．－1.0SD以下で骨量減少症，－2.5SD以下で骨粗鬆症と定義される．Tスコア－2.5SDはYAM 70％に相当する．
③ **Zスコア**（同年齢比較SD）：同世代の平均値からの偏差値である．小児や若年者の骨量評価で用いられる．
　閉経後女性と50歳以上の男性は，① YAMとの比較で評価する．閉経前女性と50歳未満の男性は，YAMとの比較ではなく ③ Zスコアで評価するのがよい．Zスコアが－2.0以下であれば年齢相当値から外れていると理解する．
　本症例の結果をみると，腰椎totalの骨密度はYAMの77％である．隣接椎体と比較して1.0SD以上の差がみられる椎体はないので，データとして採用してよい．また本症例では，同時に撮影した胸腰椎X線写真で脆弱骨折は認めなかった．持参された結果は腰椎DXAのみだったので，できれば追加で大腿骨近位部DXAも測定したい．

表2　原発性骨粗鬆症の診断基準（2012年度改訂版）

原発性骨粗鬆症の診断は，低骨量をきたす骨粗鬆症以外の疾患，または続発性骨粗鬆症の原因を認めないことを前提とし下記の診断基準を適用して行う

I．脆弱性骨折[#1]あり
1．椎体骨折[#2]または大腿骨近位部骨折あり
2．その他の脆弱性骨折[#3]あり，骨密度[#4]がYAMの80％未満
II．脆弱性骨折[#1]なし
骨密度[#4]がYAMの70％以下または－2.5SD以下

YAM：若年成人平均値（腰椎では20〜44歳，大腿骨近位部では20〜29歳）

- #1：軽微な外力によって発生した非外傷性骨折．軽微な外力とは，立った姿勢からの転倒か，それ以下の外力をさす．
- #2：形態椎体骨折のうち，3分の2は無症候性であることに留意するとともに，鑑別診断の観点からも脊椎X線像を確認することが望ましい．
- #3：その他の脆弱性骨折：軽微な外力によって発生した非外傷性骨折で，骨折部位は肋骨，骨盤（恥骨，坐骨，仙骨を含む），上腕骨近位部，橈骨遠位端，下腿骨．
- #4：骨密度は原則として腰椎または大腿骨近位部骨密度とする．また，複数部位で測定した場合にはより低い％またはSD値を採用することとする．腰椎においてはL1〜L4またはL2〜L4を基準値とする．ただし，高齢者において，脊椎変形などのために腰椎骨密度の測定が困難な場合には大腿骨近位部骨密度とする．大腿骨近位部骨密度には頸部またはtotal hip（total proximal femur）を用いる．これらの測定が困難な場合は橈骨，第二中手骨の骨密度とするが，この場合は％のみ使用する．
- 付記：骨量減少（骨減少）（low bone mass（osteopenia））：骨密度が－2.5SDより大きく－1.0SD未満の場合を骨量減少とする．

文献1，3より作成

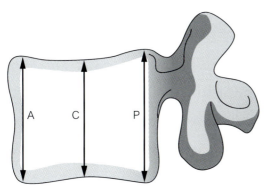

図2　椎体骨折の判定法
- C/AまたはC/Pが0.8未満
- A/Pが0.75未満
- 判定椎体の上下いずれかのA，C，Pより，それぞれが20％以上減少

4. 胸腰椎X線撮影

　骨量測定と同時に胸腰椎のX線も撮影する．これは椎体の骨折・変形・退行性変化，骨粗鬆症に類似した疾患（腰背部痛，円背）の鑑別に必要である．**脆弱性骨折がある場合，それだけで骨粗鬆症と診断され治療適応となる**（表2）．椎体骨折の判定法を（図2）に示す．

5. 原発性骨粗鬆症の診断基準

　現行の診断基準は「原発性骨粗鬆症の診断基準（2012年度改訂版）」（表2）である．椎体骨折と大腿骨近位部骨折を有する場合は骨密度測定値にかかわらず骨粗鬆症と診断する．その他の脆弱性骨折の既往がある場合は，骨密度がYAMの80％未満であることで診断する．脆弱性骨折の既往がない場合は，骨密度がYAMの70％以下または－2.5SD以下であることで診断する．
　本症例の骨密度はYAMの77％であり，脆弱性骨折の既往はないため，骨粗鬆症とは診断されない．

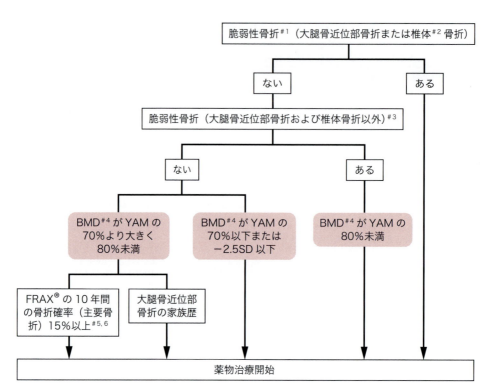

図3 原発性骨粗鬆症の薬物治療開始基準
#1：軽微な外力によって発生した非外傷性骨折．軽微な外力とは，立った姿勢からの転倒か，それ以下の外力をさす．
#2：形態椎体骨折のうち，3分の2は無症候性であることに留意するとともに，鑑別診断の観点からも脊椎X線像を確認することが望ましい．
#3：その他の脆弱性骨折：軽微な外力によって発生した非外傷性骨折で，骨折部位は肋骨，骨盤（恥骨，坐骨，仙骨を含む），上腕骨近位部，橈骨遠位端，下腿骨．
#4：骨密度は原則として腰椎または大腿骨近位部骨密度とする．また，複数部位で測定した場合にはより低い％値またはSD値を採用することとする．腰椎においてはL1〜L4またはL2〜L4を基準値とする．ただし，高齢者において，脊椎変形などのために腰椎骨密度の測定が困難な場合には大腿骨近位部骨密度とする．大腿骨近位部骨密度には頸部またはtotal hip（total proximal femur）を用いる．これらの測定が困難な場合は橈骨，第二中手骨の骨密度とするが，この場合は％のみ使用する．
#5：75歳未満で適用する．また，50歳代を中心とする世代においては，より低いカットオフ値を用いた場合でも，現行の診断基準に基づいて薬物治療が推奨される集団を部分的にしかカバーしないなどの限界も明らかになっている．
#6：この薬物治療開始基準は原発性骨粗鬆症に関するものであるため，FRAX® の項目のうち糖質コルチコイド，関節リウマチ，続発性骨粗鬆症にあてはまる者には適用されない．すなわち，これらの項目がすべて「なし」である症例に限って適用される．
文献1より引用

6. 薬物療法開始基準

　まず，2012年度改訂版の原発性骨粗鬆症診断基準に合致する例が薬物治療の対象となる．次に骨量減少（YAMの70％以上80％未満）と判定される例のなかでも，**大腿骨近位部骨折の家族歴**を有する者は薬物治療の対象となる．それ以外の例ではFRAX®（注1）を用いて，今後10年間の骨折発生確率を計算し，それが15％以上となる場合，薬物治療の対象となる（**図3**）．

　本症例は骨粗鬆症とは診断されないが，骨密度はYAMの77％で，骨量減少症となる．大腿骨近位部骨折の家族歴があることから，薬物治療の適応となる．

> **注1：FRAX® (fractured risk assessment tool)**
> (http://www.sheffield.ac.uk/FRAX/tool.jsp?lang=jp)
> WHOが作成した骨折リスク評価ツールであり，上記サイトで危険因子の有無を入力すると，個人の将来10年間の骨折発生確率（大腿骨近位部骨折，主要な骨粗鬆症性骨折）が算出できる．治療開始のカットオフ値は各国に委ねられており，わが国では骨密度がYMA70％以上80％未満のいわゆる骨量減少において，「FRAX®の10年間の主要骨粗鬆症性骨折確率15％以上」が，薬物治療開始基準とされている．ちなみに本症例で計算すると（入力項目：年齢65，体重50，身長158，大腿骨近位部骨折の家族歴あり，現在の喫煙あり，骨密度Tスコア−2.1）将来10年間の主要骨粗鬆症性骨折確率は17％と算出され，やはり薬物治療適応となる．

7. 治療の実際

1 食事指導

カルシウム，ビタミンD，ビタミンKなど治療に必要な栄養素を積極的に摂取するよう指導する．高齢者ではタンパク質摂取量が少ない場合も多く，骨量減少を助長している可能性がある．栄養士による指導ができれば望ましい．

2 運動指導

運動の実施は，閉経後女性において腰椎および大腿骨近位部の骨量減少を予防する効果があるとされている．転倒予防のためにも下肢筋力の維持は必須である．運動の内容としては，強度か中等度の運動，なかでもウォーキング，ランニング，エアロビクスなどの身体活動が，腰椎における骨量減少を防止するとされ，椎体骨折の予防には背筋を鍛える運動が有効との報告がある．理学療法士による運動指導ができれば望ましい．

3 薬剤選択

「骨粗鬆症の予防と治療ガイドライン2015年版」では，骨密度上昇効果と骨折発生抑制効果に関して治療薬の有効性をA～Cの3段階で評価している（表3）．骨粗鬆症治療薬は，これまで骨吸収抑制薬のみで構成されていたが，最近になって骨形成促進薬や骨吸収を強力に抑制しつつ骨形成の抑制作用が弱い薬剤などが新規に登場してきている．したがって病態によって薬剤の選択が可能となってきた．

女性の体内で分泌されるエストロゲンホルモンは骨吸収を抑制しているが，閉経を迎えた女性（閉経～70歳前後）ではエストロゲンが不足するため，骨吸収が亢進する（高回転型骨粗鬆症）．したがって骨吸収抑制薬の選択的エストロゲン受容体調節薬（SERM）あるいはビスホスホネート製剤が第1選択薬となる．SERMおよびビスホスホネート製剤のうちアレンドロン酸とリセドロン酸はいずれも骨密度上昇効果，椎体骨折予防効果はAであるが，大腿骨近位部骨折予防効果に関してはアレンドロン酸とリセドロン酸がAであるのに対してSERMはCである（表3）．一方，ビスホスホネート製剤の長期使用により非定型大腿骨骨折（注2）のリスクが上昇することが最近知られている．これらの理由により閉経後早期の骨粗鬆症に対しては長期間にわたって投薬を継続することを考えるとSERMの選択の可能性が高いが，閉経後一定期間を経過しており骨折リスクの高い例ではビスホスホネート製剤の選択の可能性が高くなると思われる．新薬である

表3 骨粗鬆症治療薬の有効性の評価一覧

分類	薬物名	骨密度	椎体骨折	非椎体骨折	大腿骨近位部骨折
カルシウム薬	L-アスパラギン酸カルシウム	B	B	B	C
	リン酸水素カルシウム				
女性ホルモン薬	エストリオール	C	C	C	C
	結合型エストロゲン[#1]	A	A	A	A
	エストラジオール	A	B	B	C
活性型ビタミンD₃薬	アルファカルシドール	B	B	B	C
	カルシトリオール	B	B	B	C
	エルデカルシトール	A	A	B	C
ビタミンK₂薬	メナテトレノン	B	B	B	C
ビスホスホネート薬	エチドロン酸	A	B	C	C
	アレンドロン酸	A	A	A	A
	リセドロン酸	A	A	A	A
	ミノドロン酸	A	A	C	C
	イバンドロン酸	A	A	B	C
SERM	ラロキシフェン	A	A	B	C
	バゼドキシフェン	A	A	B	C
カルシトニン薬[#2]	エルカトニン	B	B	C	C
	サケカルシトニン	B	B	C	C
副甲状腺ホルモン薬	テリパラチド(遺伝子組換え)	A	A	A	C
	テリパラチド酢酸塩	A	A	C	C
抗RANKL抗体薬	デノスマブ	A	A	A	A
その他	イプリフラボン	C	C	C	C
	ナンドロロン	C	C	C	C

#1:骨粗鬆症は保険適用外 #2:疼痛に関して鎮痛作用を有し,疼痛を改善する(A)

薬物に関する「有効性の評価(A, B, C)」

骨密度上昇効果
 A:上昇効果がある
 B:上昇するとの報告がある
 C:上昇するとの報告はない

骨折発生抑制効果(椎体,非椎体,大腿骨近位部それぞれについて)
 A:抑制する
 B:抑制するとの報告がある
 C:抑制するとの報告はない

文献1より引用

 デノスマブも椎体および大腿骨近位部骨折予防効果はAであり,これらの薬剤と同様に選択しうる.デノスマブは6カ月に1回の注射ですが,高価であるため,ビスホスホネート製剤の内服継続が困難な場合や,頻回の通院が困難な場合に選択されることが多いだろう.
 閉経による骨量の減少は70歳頃には安定しはじめ,そこから加齢による骨形成低下が主因となる(老人性骨粗鬆症,低回転型骨粗鬆症).この場合,骨形成促進薬を投与することが理論的に望ましい.しかし骨形成促進薬のテリパラチドは高価で一定期間の投与に限定されており,コスト面を考慮して,脆弱性骨折例や骨折リスクの高い例での投与を検討する.
 若年者では骨量を高めるためにカルシウム摂取は有効である.骨粗鬆症治療のためのカルシウム摂取目標量は800 mg/日以上であり,食事からのカルシウム摂取量とカルシウム薬投与の総量で1日に1,000 mg程度がよい.高カルシウム血症の予防のため1回に500 mg以上を摂取しないように注意する.また腸管からのカルシウム吸収能が低下した高齢者では活性型ビタミンDの併用が望ましいが,高カルシウム血症に注意する.

注2：非定型大腿骨骨折

長期間にわたるビスホスホネート薬服用患者でみられる，大腿骨転子下から骨幹部にかけての骨折．機序として，ビスホスホネート製剤は骨吸収を抑制するが，骨形成作用はないので骨の新陳代謝が阻害され古い骨が蓄積し，その結果，非定型大腿骨骨折が増えるのではないかと考えられている．発生率が低いため，実際に問題となることは少ないが，アレンドロン酸の長期臨床試験結果に基づき，治療開始後3〜5年で骨折リスクを再評価し，ビスホスホネートの休薬も検討することが提案されている．

●処方例
- アルファカルシドール（アルファロール® 0.5μgカプセル 1回1カプセル 1日1回 朝食後）
- リセドロン酸（ベネット® 2.5 mg錠 1回1錠 1日1回 起床時 or 17.5 mg錠 1回1錠 週に1回起床時）or アレンドロン酸（ボナロン® 5 mg錠 1回1錠 1日1回 起床時 or フォサマック® 35 mg錠 1回1錠 週に1回起床時）
- L-アスパラギン酸カルシウム 200 mg錠 1回1錠 1日2回 朝夕食後

Advanced Lecture

■ ステロイド性骨粗鬆症ガイドライン

ステロイド性骨粗鬆症（glucocorticoid induced osteoporosisi：GIO）のガイドラインが10年ぶりに改訂され，2014年改訂版が発表された．その特徴ははじめてスコア法を薬物治療の開始基準に導入したことである．この基準は，種々の基礎疾患，低用量から高用量のステロイド治療，一次予防と二次予防のいずれの場合でも対応可能である（図4）．

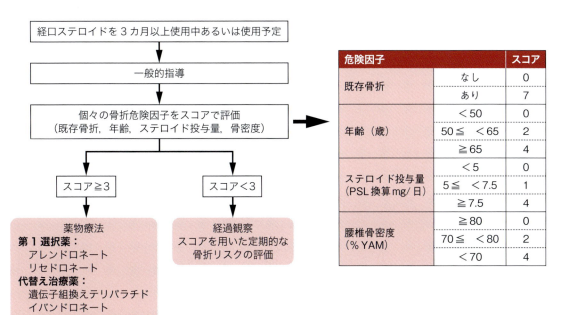

図4　ステロイド性骨粗鬆症の管理と治療のアルゴリズム
文献1，4より作成

おわりに

骨粗鬆症は骨折をきたすまでは症状がないため，見逃されやすい．上記適応者には積極的に骨量を測定し，予防投与を進めていただきたい．

文献・参考文献

1) 「骨粗鬆症の予防と治療ガイドライン2015年版」（骨粗鬆症の予防と治療ガイドライン作成委員会/編），ライフサイエンス出版，2015
2) Kanis JA, on behalf of World Health Organization Scientific Group：Assessment of osteoporosis at the primary health care level. WHO Collaborating center for Metabolic Bone Diseases; University of Sheffield. 2007
   https://www.shef.ac.uk/FRAX/pdfs/WHO_Technical_Report.pdf
3) 日本骨代謝学会，日本骨粗鬆症学会合同原発性骨粗鬆症診断基準改訂検討委員会：原発性骨粗鬆症の診断基準（2012年度改訂版）．Osteoporosis Japan, 21：9-21, 2013
   http://jsbmr.umin.jp/guide/pdf/g-guideline.pdf
4) Suzuki Y, et al：Guidelines on the management and treatment of glucocorticoid-induced osteoporosis of the Japanese Society for Bone and Mineral Research：2014 update. J Bone Miner Metab, 32：337-350, 2014

プロフィール

木村 万希子（Makiko Kimura）
東京都立大塚病院

第2章 内科医に必要な検査の基本的な考え方　　　難易度 A B **C**

16. 薬物治療モニタリング（TDM）について

望月敬浩，大曲貴夫

●Point●

- TDMを行うことによって薬物の有効性・安全性を評価でき，抗菌薬の投与量・投与間隔・点滴時間などの最適化が可能になる
- バンコマイシンのTDMは4〜5回目以降の投与から可能であり，トラフ値（必要に応じて，投与終了後1〜2時間後のピーク値の2ポイント）を指標に投与計画を立案していく
- アミノグリコシドのTDMは2回目の投与の前後から可能であり，トラフ値および投与開始1時間後のピーク値を指標に投与計画を立案していく

はじめに

　TDMとはtherapeutic drug monitoringの略語であり，薬物の血中濃度（効果や副作用の指標）をみながら，各患者に適した薬物投与設計（治療方針）を決定することをいう．近年薬物の用法用量の設定が薬剤の効果や副作用の発現と関連していることが科学的にも明らかにされ，その知見の臨床現場での活用についても関心が高まり，実際に使用されるようになってきている．そこで今回はTDMでも近年進歩が著しく，なおかつ日常診療でも使用頻度が高い抗菌薬のTDMについて，2016年の抗菌薬TDMガイドライン[1]の内容を交えながら解説する．

> **症例**
>
> 　64歳，女性，胃がん術後．体重は67.0 kg．血清Cr 1.0 mg/dL（クレアチニンクリアランスは予測式で44.3）．術後の腸閉塞で絶飲食状態であるため中心静脈カテーテルを留置されて完全静脈栄養を行われていた．術後7日目に発熱あり，血液培養が2セット採取され，カテーテルは抜去された．翌日になって血液培養2セット中2セット，および抜去したカテーテルの先端からブドウ球菌を検出した．状況からはカテーテル関連血流感染がきわめて疑わしいためバンコマイシンの投与を開始したい．
>
> 　さて，バンコマイシンの初期投与量はどう設定すべきだろうか？そして，数日後に血中濃度を測定して投与計画を修正せねばならないが，実際にはどうすべきだろうか？

1. TDMの基本を知ろう

1 「なぜTDMが必要なのか？」…TDMの目的は？

　研修医の方々は，なぜバンコマイシンやアミノグリコシドの投与を行う場合に血中濃度を測定する必要があるのか，理由を知っているだろうか？

　バンコマイシンを例にとる．バンコマイシンの血中濃度と臨床的な効果の間には相関があることがよく知られている[1〜3]．また，バンコマイシンの血中濃度と腎毒性の間にも関連があることが知られている[4]．よって，**バンコマイシン1つとってみても，効果を十分に引き出してしかも副作用を出さずに診療を行うには血中濃度測定が必須**なのである．

　具体的には，TDMを行うことによって有効性・安全性の評価が可能になり，得られた血中濃度をもとにシミュレーションをすることによって抗菌薬の投与量（1回の点滴量）・投与間隔・点滴時間などの最適化が可能になる．

2 TDMを理解するための基本的用語：PK，PD，AUCなど

　TDMに関してはいくつかの概念・用語を知っておくことが必要である．以下に解説する．

1) PK（pharmacokinetics）

　これは薬物動態のことである．血液中や組織中の薬物濃度の変化のことをいう．

2) PD（pharmacodynamics）

　薬力学のことである．薬物濃度で変化する抗菌薬の薬理作用のことをいう．

3) ピーク値

　一般的には血中濃度の最高値（投与終了直後）のことをさすが，TDMにおけるピーク値は必ずしも血中濃度の最高値でないことに注意する必要がある．その理由の1つに組織分布があげられる．本来，知りたいのは感染部位での薬物濃度であるが，これは臨床上困難であることが多く，血中濃度で代用せざるを得ない．このため，組織分布が終了し，血中濃度と組織濃度が平衡に達したタイミングがTDMにおけるピーク値となる．薬物によってピーク値の測定タイミングが異なるのは組織分布のスピードが異なるためである．

4) トラフ値

　薬物を反復投与したときの定常状態における最低血中薬物濃度のことをさす．一般には投与直前の濃度をトラフ値として測定している．

5) AUC（area under the blood concentration time curve）

　「血中濃度曲線下面積」ともいう．薬物血中濃度の時間経過をあらわしたグラフ（薬物血中濃度・時間曲線）と横軸（時間軸）によって囲まれた部分の面積のことをいう．なお，ピーク・トラフ・AUCの関係は図1に示す．

6) PK/PD（pharmacokinetics/pharmacodynamics）

　pharmacokineticsで得られる数値と，pharmacodynamicsで得られる数値を組合わせて作成したパラメータ．近年ではPK/PDパラメータと抗菌薬の臨床的な効果との相関をみる試みが多くなされている．実際に用いられるPK/PDパラメータとしては，バンコマイシンの場合はAUC/MIC（minimum inhibitory concentration：最少発育阻止濃度）がある．MRSAによる肺炎の場合，これを400以上にすることが望ましいとされる[5]．アミノグリコシドの場合はピーク値/MIC比が用いられ，これを8〜10以上に保つことが望ましいとされる[1, 6]．

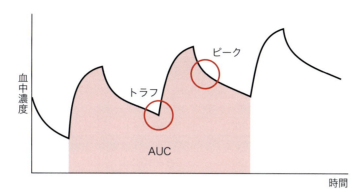

図1　ピーク・トラフ・AUCの関係
AUC：area under the blood concentration time curve
単位：mg・時/L（濃度×時間）

表1　バンコマイシンの目標血中濃度とPK/PDパラメータ

	トラフ値 （μg/mL）	PK/PD パラメータ
有効域	10〜20	AUC/MIC： 400以上
複雑性感染症での 有効域	15〜20	
中毒域	20以上	

複雑性感染症：菌血症・心内膜炎・骨髄炎・髄膜炎・肺炎・重症皮膚軟部組織感染症

2. TDMの実際を知ろう

■ 実際にはどう行うのか：バンコマイシンの場合

1）初期投与量の設定

まずはバンコマイシンの開始量を設定する．一般に腎機能正常者では15〜20 mg/kg，12時間ごとで開始されることが多い．

2）TDMの適応

バンコマイシンを4日以上使用する場合はTDMを行う．周術期の予防的抗菌薬や培養結果でde-escalationされた場合などの短期間投与では原則TDMは不要であるが，高用量投与，重症患者，腎機能障害患者などでは投与期間にかかわらず，TDMを検討する．

3）トラフ値の測定

血中濃度が定常状態に達するためには，半減期の4〜5倍の時間が必要とされているが，腎機能正常かつ12時間間隔での投与の場合では4〜5回の投与で定常状態となることが多い．よって4〜5回目以降の投与直前のトラフ値を測定する．通常2〜3日間使用後に測定することが多い．

トラフ値は投与前30分以内に測定する．ピーク値が必要な場合には，組織分布が完了した時点における血中濃度とし，点滴終了後1〜2時間で採血を行う．

4）血中濃度はどの程度にコントロールすべきか

バンコマイシンの有効域と中毒域は表1に示すとおりである[1, 2]．特段の注意が必要ではない場合には，表1の範囲内で血中濃度をコントロールする．

表2 アミノグリコシドの目標血中濃度とPK-PDパラメータ

	初期投与量 (mg/kg/日)	ピーク値 (μg/mL)	トラフ値 (μg/mL)	PK-PD パラメータ
①グラム陰性菌に対する標準治療				
1) GM/TOBのMIC：2μg/mL，AMKのMIC：8μg/mLまたは重症				
GM/TOB	7	15〜20以上	1未満	ピーク値/MIC ＝8〜10
AMK	20	50〜60	4未満	
2) GM/TOBのMIC：1μg/mL以下，AMKのMIC：4μg/mL以下または軽・中等症				
GM/TOB	5	8〜10以上	1未満	ピーク値/MIC ＝8〜10
AMK	15	41〜49	4未満	
3) 尿路感染				
GM/TOB	3	なし	1未満	-
AMK	10	なし	4未満	
②グラム陽性菌に対する併用治療				
GM	3（1〜3分割）	3〜5	1未満	-
③グラム陰性菌に対する併用による相乗効果目的				
GM/TOB	3	なし	1未満	-
AMK	400 mg (体重で調整)	なし	4未満	
④ABK	5.5〜6	15〜20	1〜2未満	ピーク値/MIC≧8

GM：ゲンタマイシン，TOB：トブラマイシン，AMK：アミカシン，ABK：アルベカシン
文献1を参考に作成

5) 血中濃度を高めに保つべき場合：肺炎・髄膜炎など

肺炎・髄膜炎などでバンコマイシンの効果を引き出すためには，バンコマイシンの血中濃度を高めに保つ必要がある．これはバンコマイシンが肺組織や脳組織などへの組織移行性が低いからであるといわれている．そこでこれらの疾患の場合は血中濃度を15〜20μg/mLに保つ[1, 2, 7, 8]．

6) 投与計画の修正

得られたトラフ値をもとにシミュレーションを行ってその結果をもとに投与計画を修正していく．

7) 次はいつ血中濃度をみたらいいのか

原則，週1回を目安とする．投与方法を変更した場合，腎機能や血行動態が不安定な場合，高用量投与している場合などでは，週に複数回の頻回な測定を行う[1, 2]．

2 実際にはどう行うのか：アミノグリコシドの場合

1) 初期投与量の設定

推奨される初期投与量を表2に示した．バンコマイシン同様に実測体重を用いるが，理想体重との乖離が20％を超える場合には補正体重を用いる．補正体重＝理想体重＋0.4×（実測体重−理想体重）で算出可能である[1]．

2) TDMの適応

投与早期に定常状態となることや，早期に有効血中濃度にコントロールできた場合に有効性が向上することから，バンコマイシンと異なり，投与期間に関係なくTDMを検討する．

3) トラフ値・ピーク値の測定

バンコマイシンと異なり，血中濃度は迅速に定常状態に達する．よって2回目の投与直前のト

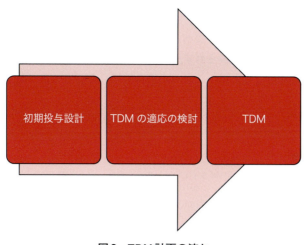

図2　TDM計画の流れ

ラフ値と投与後のピーク値を測定する．ピーク値が有効性の指標，トラフ値が安全性の指標となるため，可能な限り2点の採血を行うことが望ましい．

トラフ値は投与前30分以内に測定する．ピーク値は投与開始1時間後（30分点滴であれば，点滴終了30分後，1時間点滴であれば，点滴終了直後）に測定する．バンコマイシンとは異なるので注意する．

4）血中濃度はどの程度にコントロールすべきか

アミノグリコシドの目標血中濃度は表2に示すとおりである[1]．

5）投与計画の修正

得られたピーク値・トラフ値をもとにシミュレーションを行ってその結果をもとに投与計画を修正していく．

6）次はいつ血中濃度をみたらいいのか

原則としてバンコマイシンと同様である．

❸ TDM計画立案のまとめ

バンコマイシン，アミノグリコシドのTDM計画の流れについては図2に示した．

❹ 実際のシミュレーションと投与計画策定は薬剤師に相談する

TDMの結果得られたピーク値・トラフ値は，血中濃度が目的レベルに達しているかどうかの判定に重要である．しかしこれらの血中濃度は投与計画の修正にも重要である．投与計画立案にはシミュレーションが必要であるが，これは薬剤師が詳しい．至適な投与計画立案のためには，ぜひ薬剤師に相談していただきたい．

おわりに

　バンコマイシンのようなグリコペプチド系抗菌薬も，アミノグリコシド系抗菌薬も，用法用量に無頓着では十分な効果は得られず，何よりも副作用のリスクが上がってしまう．TDMとそれに基づく投与設計を行うことは，これらの抗菌薬投与を行ううえで必須の手法である．ぜひ身につけたい．

文献・参考文献

1) 日本化学療法学会抗菌薬TDMガイドライン作成委員会，日本TDM学会TDMガイドライン策定委員会－抗菌薬領域－：抗菌薬TDMガイドライン2016．日本化学療法学会雑誌，64：387-477，2016
2) Rybak M, et al：Therapeutic monitoring of vancomycin in adult patients：a consensus review of the American Society of Health-System Pharmacists, the Infectious Diseases Society of America, and the Society of Infectious Diseases Pharmacists. Am J Health Syst Pharm, 66：82-98, 2009
3) Moise-Broder PA：Vancomycin.「Applied Pharmacokinetics and Pharmacodynamics：Principles of Therapeutic Drug Monitoring」(Burton ME, et al, eds), pp328-340, Lippincott Williams & Wilkins, 2006
4) Lodise TP, et al：Relationship between initial vancomycin concentration-time profile and nephrotoxicity among hospitalized patients. Clin Infect Dis, 49：507-514, 2009
5) Moise-Broder PA, et al：Pharmacodynamics of vancomycin and other antimicrobials in patients with Staphylococcus aureus lower respiratory tract infections. Clin Pharmacokinet, 43：925-942, 2004
6) Nicolau DP, et al：Experience with a once-daily aminoglycoside program administered to 2,184 adult patients. Antimicrob Agents Chemother, 39：650-655, 1995
7) American Thoracic Society & Infectious Diseases Society of America：Guidelines for the management of adults with hospital-acquired, ventilator-associated, and healthcare-associated pneumonia. Am J Respir Crit Care Med, 171：388-416, 2005
8) Tunkel AR, et al：Practice guidelines for the management of bacterial meningitis. Clin Infect Dis, 39：1267-1284, 2004

プロフィール

望月敬浩（Takahiro Mochizuki）
静岡県立静岡がんセンター 薬剤部
僕の朝はTDM対象薬・広域抗菌薬使用患者の確認から始まります．

大曲貴夫（Norio Ohmagari）
国立国際医療研究センター病院 国際感染症センター，国際診療部（併任）
耐性菌対策，抗菌薬適正使用が最近の関心ごと．

第2章 内科医に必要な検査の基本的読み方

17. 血液検査の凝固系の項目の解釈は？

難易度 A B C

末松篤樹，野口善令

● Point

・凝固検査をどのようなときに行うか，どの項目を検査するかを考える

・凝固検査が必要な代表的な疾患について知る

はじめに

私が勤務する病院では2015年まで入院時一般検査に凝固検査が含まれていたが，それ以降は基本的に必要なときのみ行うようになった．**凝固検査が必要なときとは，どのようなときだろうか？**

症例

67歳男性．5日前から強い腰痛があり，来院日からは傾眠となり，冷汗を伴うため救急搬送．来院時体温37.0℃，血圧78/43 mmHg，心拍数170回/分，呼吸数24回/分，SpO$_2$ 99％（酸素10 L/分），GCS E3V4M6．WBC 6,400/μL，Hb 12.9 g/dL，PLT 4.1万/μL，PT 13.2秒，PT-INR 1.11，APTT 26.7秒，フィブリノゲン 962 mg/dL，FDP 67.7 μg/mL，D-dimer 26.2 μg/mL．初期対応後，CTで腸腰筋膿瘍が見つかり，敗血症性ショックに伴うDIC（disseminated intravascular coagulation：播種性血管内凝固症候群）の診断となった．

1. 凝固検査の基本事項 （図1）

大きな血管損傷が起こると外因系が活性化され，小さな血管損傷が起こると内因系が活性化される．どちらの系も最終的にトロンビンがフィブリノゲン（第Ⅰ因子）をフィブリンに変化させ，フィブリン塊が血球，血小板を巻き込んで血栓が完成する．以下に，今回取り上げる凝固検査が何を測定しているかを示す．

■ PT（プロトロンビン時間）

外因系（第Ⅶ因子）＋共通系（第Ⅰ，Ⅱ，Ⅴ，Ⅹ因子）が働いて血液が凝固するまでの時間．プロトロンビン活性表示（％），PT国際標準比（PT-INR）も用いられる．

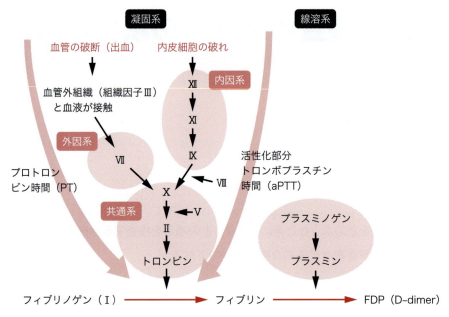

図1 凝固と線溶の生理
文献1より引用

2 aPTT（活性化部分トロンボプラスチン時間）
　内因系（第XII，XI，IX，VIII因子）＋共通系（第I，II，V，X因子）が働いて血液が凝固するまでの時間．

3 フィブリノゲン
　第I因子である．トロンビンによりフィブリンに変化する．

4 FDP（フィブリン／フィブリノゲン分解産物）
　フィブリノゲン，フィブリンから生成するE分画，D分画，D-dimerのすべての分画を測定する．FDP＝E分画＋D分画＋D-dimerとなる．

5 D-dimer
　安定フィブリン分解で生成されるD-dimerのみを測定する．体内に安定フィブリン（血栓）が存在することを示す．

2. どのようなときに凝固検査を行うか

　よく遭遇する凝固検査が必要な臨床状況を中心に，凝固検査を取捨選択するためのアルゴリズム（図2）を作成した．原因不明の出血の有無，肺血栓塞栓症や深部静脈血栓症の疑いの有無，抗凝固療法開始前か否かやモニタリングの必要性の有無，DICの疑いの有無，肝疾患の有無によって，どの凝固検査を選択すべきかを示した．もちろん，これらの代表的な臨床状況以外にも凝固

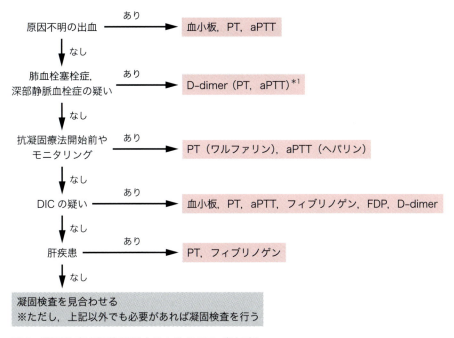

図2　凝固検査を取捨選択するためのアルゴリズム
＊1：PT，aPTTは抗凝固療法開始前のベースラインとして測定する

検査が必要となることはあるが，このアルゴリズムに従って取捨選択すれば，不必要な凝固検査を減らすことができると思う．

3. 覚えておきたい代表的な疾患や臨床状況

1 原因不明の出血

出血性素因の有無は病歴や身体所見でわかることが多いが，PTとaPTTを測定することで鑑別診断を絞ることができる．① PT延長・aPTT正常，② PT正常・aPTT延長，③ PT延長・aPTT延長の3パターンに分類できる（表1）．

2 深部静脈血栓症，肺血栓塞栓症

第3章-4「肺血栓塞栓症の診断について教えてください」参照．

3 抗凝固療法

ワルファリンはビタミンK拮抗薬であり，肺血栓塞栓症の治療や予防に用いられる．ビタミンKは第Ⅱ，Ⅶ，Ⅸ，Ⅹ因子の産生に必要なため，ビタミンK拮抗薬を投与するとPTが延長する．過量投与ではaPTTも延長する．通常，PT-INRの目標は2.0〜3.0である．日本のガイドラインでは，70歳以上の非弁膜症性心房細動においてPT-INR 1.6〜2.6が推奨されている[2]．

ヘパリンはアンチトロンビンⅢ（ATⅢ）と結合することにより，第Ⅹa，Ⅶa，Ⅺa，Ⅸ因子を不活性化し抗凝固効果を発揮するため，aPTTが延長する．肺血栓塞栓症の治療や予防，急性

表1 PT，aPTTのパターンと鑑別診断

PT	aPTT	代表的な原因
延長	正常	ワルファリン内服，肝疾患，ビタミンK欠乏，第Ⅶ因子欠乏
正常	延長	ヘパリン投与，von Willebrand病，抗リン脂質抗体症候群，血友病A（第Ⅷ因子欠乏），血友病B（第Ⅸ因子欠乏）
延長	延長	DIC，抗凝固薬の過量投与，重度の肝疾患，重度のビタミンK欠乏

冠症候群の治療，心原性脳塞栓の治療などに用いられる．通常，正常対照とのaPTT比が1.5〜2.5倍程度を目標とする．

ほかの抗凝固薬であるフォンダパリヌクス（ATⅢの抗第Ⅹa因子活性を増強する），アルガトロバン（トロンビン阻害薬），リバーロキサバン（第Ⅹa因子阻害薬）などでもPTやaPTTは延長する．アルガトロバンのモニタリングにはaPTTが使用される．

●ビタミンK欠乏症

ビタミンKは脂溶性であり，脂肪の吸収不良を起こす疾患がビタミンK欠乏症の原因となる．原発性胆汁性胆管炎，原発性硬化性胆管炎，胆道閉鎖症，炎症性腸疾患などが原因となりうる．新生児は肝臓が未熟であり，ビタミンK欠乏症がよくみられるため，出生時にビタミンKを投与する．

4 DIC

基礎疾患に合併して凝固系が亢進し，全身の微小血管内に微小血栓が多発して臓器障害を起こす病態である．基礎疾患により急性経過で致命的なものと，慢性経過で症候が目立たないものとに分かれる．基礎疾患は敗血症，悪性腫瘍（白血病，膵癌，胃癌など），外傷，産科疾患が多い．血小板減少，PT延長，aPTT延長，フィブリノゲン減少，FDP上昇，D-dimer上昇がみられる．急性DICでは出血，腎障害，肝障害，呼吸不全，ショックなどがみられる．慢性DICは無症候性であり，凝固検査異常も軽度であることが多い．

5 肝疾患

多くの凝固因子が肝臓で合成されるため，肝硬変，劇症肝炎などの肝疾患ではこれらが欠乏し，凝固能が障害される．PT延長，フィブリノゲン低下，ときにaPTT延長を示す．PTの評価は，肝硬変のChild-Pugh分類[3]，急性肝不全の診断基準[4]，肝移植適応基準スコアリング[5]などに含まれている．

6 血友病

伴性劣性遺伝の先天性疾患で，血友病Aでは第Ⅷ因子，血友病Bでは第Ⅸ因子が欠乏して出血傾向を呈する．関節内出血，筋肉内出血などの深部出血をきたす．血小板正常，PT正常，aPTT延長を示す．

● von Willebrand病

先天的なvon Willebrand因子の異常により，出血傾向をきたす．von Willebrand因子は凝固因子の1つで，血小板と結合し血小板血栓を形成する．また第VIII因子と結合して内因系凝固因子として作用する．よって，von Willebrand因子に異常があると，血小板数は正常だが，血小板の凝集粘着に異常をきたす．また第VIII因子活性低下により，PT正常，aPTT延長となる．

7 抗リン脂質抗体症候群

自己免疫機序により抗リン脂質抗体（抗カルジオリピン抗体，ループスアンチコアグラント）が産生され，凝固亢進する．脳梗塞，心筋梗塞，肺血栓塞栓症，深部静脈血栓症などの反復や習慣性流産がみられる．aPTT延長，ときにPT延長を示すが，出血傾向ではなく凝固亢進する．

Advanced Lecture

■ 大動脈解離とD-dimer

D-dimerが大動脈解離の除外診断に有用かもしれない．D-dimer陰性（＜0.5μg/mL）で感度97％，特異度57％との報告がある[6]．一方で，大動脈解離と確定診断された患者の18％がD-dimer＜0.4μg/mLであったとの報告もあり[7]，D-dimer陰性だけで大動脈解離を除外診断するのは危険である．またD-dimerは特異度が低く，術後，担癌患者，病的意義の少ない微小な血栓でも陽性となるので，D-dimer陽性の場合はあまり役に立たない．

おわりに

凝固検査は入院時一般検査や術前のスクリーニングに含まれることが多いため，その検査の必要性や意義を考えずに指示している医師も多いのではないだろうか．本稿が凝固検査について考えるきっかけとなれば幸いである．

文献・参考文献

1) 野口善令（編著）：第2部 5．凝固系検査，「診断に自信がつく検査値の読み方教えます！」，羊土社，2013
2) 循環器病の診断と治療に関するガイドライン（2012年度合同研究班報告）．心房細動治療（薬物）ガイドライン（2013年改訂版）
   http://www.j-circ.or.jp/guideline/pdf/JCS2013_inoue_h.pdf （2016年4月閲覧）
3) Pugh RN, et al：Transection of the oesophagus for bleeding oesophageal varices. Br J Surg, 60：646-649, 1973
4) 持田 智，他：我が国における「急性肝不全」の概念，診断基準の確立：厚生労働省科学研究費補助金（難治性疾患克服研究事業）「難治性の肝・胆道疾患に関する調査研究」班．ワーキンググループ-1，研究報告．肝臓，52：393-398，2011
5) 「劇症肝炎の診療ガイド」（厚生労働省「難治性の肝・胆道疾患に関する調査研究」班/編），文光堂，2010
6) Shimony A, et al：Meta-analysis of usefulness of d-dimer to diagnose acute aortic dissection. Am J Cardiol, 107：1227-1234, 2011
7) Paparella D, et al：D-dimers are not always elevated in patients with acute aortic dissection. J Cardiovasc Med (Hagerstown), 10：212-214, 2009
8) Zehnder JL：Clinical use of coagulation tests. UpToDate, 2016

プロフィール

末松篤樹（Atsuki Suematsu）
名古屋第二赤十字病院 総合内科
検査結果に振り回されないため，患者さんの負担を減らすため，医療費を抑制するために，不必要な検査はしないように心がけています．

野口善令（Yoshinori Noguchi）
名古屋第二赤十字病院 総合内科

第3章 検査のここが知りたい　難易度 A B C

1. 異常値が出たら本当に異常なのでしょうか

野口善令

● Point ●

- 異常値の決め方には，① はずれ値を異常とする，② 疾患のアウトカムと関連づける，③ 疾患をもった者とそうでない者を区別する，の3つの考え方がある
- 『予期しなかった異常＝仮説なし』であるため，診断推論のフレームからはずれ混乱しやすい
- 予期しなかった異常に遭遇した場合，検査結果から結論にとびつこうとするのではなく仮説に戻って再検討する態度をとる

症例

60歳，男性．
感染性心内膜炎に対して，入院して抗菌薬治療を行っている．治療開始後，数日で解熱がみられ，自覚症状もなく全身状態は良好である．フォローアップのつもりでとった血液検査で，AST・ALTともに100 IU/L前後の肝酵素上昇が認められた．

　異常値のなかには，ある程度予想していたものと全く予期していなかったものがある．前者の例は，肺炎を疑って胸部X線を撮ったところ浸潤影があった場合などである．症例は，予期していなかった異常の例であるが，入院時/術前などのいわゆるルーチン検査で得られた異常，フォローアップ中の検査異常などは，診断仮説からは予想しなかった検査の異常である．このような場合に異常値をどう解釈して対処すればよいのだろうか．
　まず，異常とはどのように決められるのか考えてみよう．

1. 検査異常値の定義

1 はずれ値を異常とする

　珍しいものは異常という一番素朴な異常の考え方である．健常者集団で検査を行うと，その結果はあるばらつきをもった分布を示すが，両端の極端な値をとる場合を異常とする．一般的な異常の決め方として，検査値の分布が正規分布であると仮定して，中央の95％（平均値±2標準偏差）から外れた両端の2.5％ずつを異常と定義する（図1）．ASTやALTなど血液検査の後に正常値として記載されている値の大部分はこの方法で決定されている．

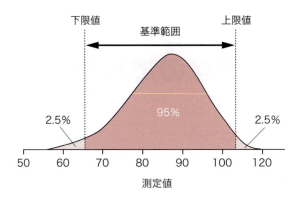

図1 はずれ値の考え方による基準範囲の定義

　わかりやすい考え方だが，健常人でも5％は必ず異常値と判定され，異常値であっても必ずしも疾患があるとは限らないという欠点がある．逆に，正常値（基準範囲内）であっても疾患が存在することがある．また，健常人の定義は「臨床的・検査学的に異常を示さない人」とかなりいいかげんで堂々めぐり（トートロジー）の感がある．最近では，正常値ではなく，基準値や基準範囲というよび方をすることが多い．

2 疾患のアウトカムと関連づける

　血圧，コレステロール，血糖など，その値が持続すると悪いアウトカムに結びつく場合を異常とする．つまり，リスクファクターとしての異常である．アウトカムに結びつくリスクが連続的でどこかにはっきりした正常と異常の境界線（カットオフ値）を引くことができない場合は，ある程度恣意的にカットオフ値を決める．例えば，血圧，コレステロール，血糖とも高値であるほど，心血管系疾患の発生率は高くなるが，この値以上であれば発生率が跳ね上がるというはっきりした境目があるわけではない．

　これは，早期診断（健診）のフレームに適合した異常の考え方である（**第1章-1参照**）．

3 疾患をもった者とそうでない者を区別する

　疾患をもつ者ともたない者の2つのグループで検査値の分布が異なる場合，検査を用いて両者を区別することができる．**図2**で，左側の山は『疾患あり』（病者）集団の検査値の分布で，右側の山は『疾患なし』（健常者）集団の検査値分布をあらわしている．赤色の水平線はカットオフ（または閾値）で，検査値がそれを超える場合に陽性（異常），超えないときに陰性（正常）と判定する境界線である．カットオフと疾患あり・なしによって真陽性，偽陰性，偽陽性，真陰性の4つに区分できる．この4区分は2×2表（**表1**）に対応する．偽陰性（検査陰性，疾患あり）とは，疾患ありなのに『なし』と判定される見逃しを意味する．偽陽性（検査陽性，疾患なし）とは，疾患なしを『あり』と判定する過剰診断のことである．

　検査の性能は，検査により疾患ありとなしの集団をどれくらい区別できるかで表現される．**図3A**は両者の分布の山が完全に離れており，理想的な検査であるが現実には例外的である．多くの検査は**図3B**のように，検査値の分布は疾患あり集団の方が高く疾患なし集団の方が低いが，両者には重なりがあり完全には区別できない．**図3C**は，分布の山の重なりが大きく性能の悪い検査である．分布の山の重なりであらわされる検査の性能はそれぞれの検査に固有の性質である．

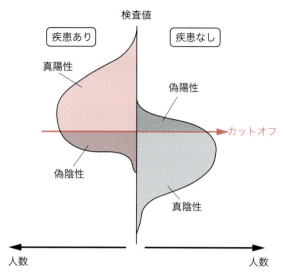

図2　異常の定義（カットオフ）と4区分の関係

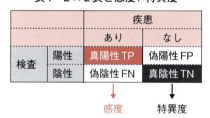

表1　2×2表と感度／特異度

感度 sensitivity（真陽性率）
　疾患をもつ者において検査が陽性に出る割合
　＝真陽性／（真陽性＋偽陰性）

特異度 specificity（真陰性率）
　疾患がない者において検査が陰性に出る割合
　＝真陰性／（偽陽性＋真陰性）

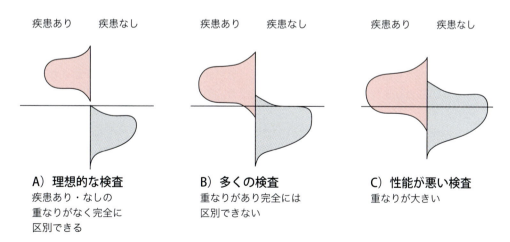

A）理想的な検査
疾患あり・なしの重なりがなく完全に区別できる

B）多くの検査
重なりがあり完全には区別できない

C）性能が悪い検査
重なりが大きい

図3　検査値の分布と検査の性能

● カットオフと検査の性能

　検査の性能は，感度・特異度であらわされる．疾患をもつ者において検査が陽性に出る割合（真陽性率）を感度，疾患がない者において検査が陰性に出る割合（真陰性率）を特異度と定義する．

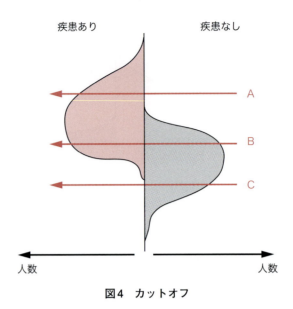

図4　カットオフ

図4でAをカットオフとすると，疾患なしをありと過剰診断することはないが，疾患ありを正常と判定する見逃し（偽陰性）が多くなる．これは，感度特異度を用いて表現すると，特異度は高いが感度は低い状態である．Cをカットオフにすると，逆に疾患ありを見逃すことはなくなるが，健常者を疾患ありと判定する過剰診断（偽陽性）が増える．つまり，感度が高くなるが特異度は低下したことになる．

感度/特異度は両方を同時によくすることはできず，一方がよくなるともう片方は悪くなるトレードオフの関係である．

このように，同じ検査でも偽陽性（過剰診断）と偽陰性（見逃し）の兼ね合いをどれくらいにしたいのか，目的によって異常/正常の境界（カットオフ）を変えることができる．偽陰性（見逃し）を少なくしたい場合は，特異度を犠牲にして感度を高めるカットオフ値を採用する．このカットオフ値では偽陰性（見逃し）は少なくなるが，偽陽性が出やすくなる．逆に，治療の副作用が強い疾患を診断する場合など，偽陽性（過剰診断）の害が大きいと予想される場合は，特異度を高めるカットオフ値を採用する．この場合，偽陽性は少なくなるが犠牲として偽陰性が多くなる．

診断推論のフレームによる異常の定義では，同じ検査でも対象となる疾患と診断の目的によって，異常/正常の基準は異なってくる．臨床現場では便宜上，検査のカットオフ値は単一になっていることが多いが，ベテランの臨床医は，お仕着せのカットオフ値ではなく，診断したい対象の疾患をはっきりと意識し，自分の診断の目的に合わせて微調整を加えたカットオフ値を使っているものである．なお，ここでは異常の決め方の視点から感度/特異度，カットオフ値について説明したが，実際に検査を臨床で使う場合は，**第1章-1**で述べたような検査の性能によって解釈した方が理解しやすいだろう．

予期していなかった異常値の解釈で困惑することが多いのは，臨床現場で使う異常の定義に**1**の『はずれ値の概念』と**3**の『診断推論のフレームに従った概念』が入り交じっているためである．

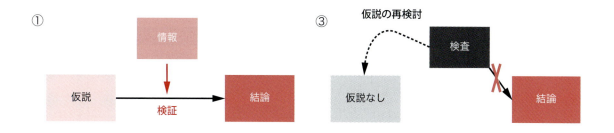

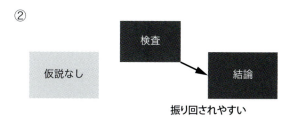

図5 診断推論のフレームと予期しなかった異常
②の構造になると振り回されやすい．③のように検査結果から結論にとびつこうとするのではなく仮説に戻って再検討する．

　予期していなかった異常値は，『**予期しなかった＝仮説なし**』であるため，図5の②の構造になってしまっている．必然的に❸の『診断推論のフレームに従った概念』は使用できず，❶の『はずれ値の概念』を使わざるを得ない．つまり，予期していなかった異常値の多くは，❶の『はずれ値の概念』による異常で，必ずしも疾患の存在に結びつくものではない．

　特に，基準範囲から少しはみ出た程度の軽度の異常値は，病的意義のない単なる変動であることが多い．軽微な予期しなかった異常値に振り回されて追求する価値のない枝道に入り込んでしまうことのないようにしよう．

2. 仮説を修正した方がよい重大な検査結果

　そうはいっても，予期していなかった異常値のなかには，重大な異常として仮説を再考した方がよいものもある（図5の③）．以下は，鑑別診断の仮説を再検討した方がよい場合である．

❶ 異常値に緊急性がある場合

　表2は，アラームサインとしての異常値（パニック値）の例である．異常値自体が致死的になりうる緊急事態であるため，原因の追求はひとまず置いてすぐに対応しなければならない病態である．

❷ その異常値から重大な（見逃してはいけない）疾患が想定される場合

　全体の臨床所見，経過を再検討して，何か想起していなかった疾患が隠れていないか，新しい疾患が出現してきていないかを再考する．この場合，患者のもつリスクと関連のある疾患から考える．例えば，症例では，感染性心内膜炎の合併症によりどこかの臓器に塞栓が起こってAST・ALTが上昇したのではないかという仮説を立ててみる．

表2　検査のパニック値

病態（※）	検査項目	パニック値
高K血症／低K血症	血清カリウム	＜2.5 および ＞6.0（mEq/L）
高Na血症／低Na血症	血清ナトリウム	＜125 および ＞155（mEq/L）
高Ca血症／低Ca血症	血清カルシウム	＜6 および ＞14（mg/dL）
高CO_2血症	$PaCO_2$	＜70（Torr）
低酸素血症	PaO_2	＜40（Torr）
アシドーシス	血清pH	＜7.2
血小板減少	PLT	＜50,000（個/μL）
白血球減少	WBC	＜1,500（個/μL）
PT/APTT延長	PT-INR	＞4.0（INR）
低血糖／高血糖	血糖	＜40（mg/dL）
血液培養陽性	血液培養	菌検出

※原因の如何にかかわらず異常値自体が緊急治療の対象となる病態
パニック値の定義は施設，検査室により異なる．ここでは一例をあげた．

3 極端な異常値の場合

AST・ALT＞10,000 IU/Lなど極端な異常値を示す場合，重大な疾患が隠れていることが多い．

4 時間の経過とともに異常が進行性に増悪する場合

症例でAST・ALTが進行性に上昇するのであれば，薬物（抗菌薬など）の副作用による肝障害を疑ってみる．

新しい鑑別診断の仮説が立てばそれにしたがって情報を集め仮説の確からしさを検討するのは，診断推論のフレームと同じである．

症例では，次の検査時にはAST・ALTは低下していた．臓器塞栓を示唆する症状や検査異常は認めず，上昇が一過性であるため薬物性肝障害も可能性は低いと考えられた．

原因は不明であったが，病的意義のない基準値からの変動と考え，感染性心内膜炎に対する抗菌薬治療を続行し，患者は問題なく退院した．

このように予期しなかった異常に遭遇した場合，検査結果から結論にとびつこうとするのではなく仮説に戻って再検討する態度をとると混乱が少なくなる．

文献・参考文献

1)「臨床疫学―EBM実践のための必須知識 第2版」(Fletcher RH & Fletcher SW/著, 福井次矢/監訳), メディカル・サイエンス・インターナショナル, 2006

プロフィール

野口善令（Yoshinori Noguchi）
名古屋第二赤十字病院 総合内科
この稿の前半は少し上級向け．難しければ飛ばして読んでもらっても構いません．特に，感度/特異度は，本来は，ここで解説したように定義されます．実際の臨床に応用するためには，第1章-1で解説したように解釈した方がわかりやすいでしょうが，深く理解したい読者はじっくり読んでください．

第3章 検査のここが知りたい

2. 代謝性アシドーシスをみたら何を考える？

難易度 A B C

加藤之紀

● Point ●

血液ガスの評価は STEP が大事！

① アシデミアか？ アルカレミアか？

② 代謝性か？ 呼吸性か？

③ アニオンギャップは上昇しているか？

④ 代償は適切か？ ほかの異常は起きていないか？

⑤ 鑑別診断を広げていこう

はじめに

　数ある検査のなかでも敬遠しがちなのが血液ガス分析結果の解釈ではないだろうか．動脈酸素分圧や動脈二酸化炭素分圧だけが血液ガス分析の結果ではない．むしろこの稿を通して，血液ガス分析の本分である酸塩基平衡や，代表的な酸塩基平衡異常である代謝性アシドーシスに少しでも親しみやすくなることを願う．

症例

　50歳代男性，街中で動けなくなっており，歩行者からの救急要請．住所不定で，酒を飲みつつ歩くところを近所の住人に目撃されたことがある．来院時意識レベルJCS I -2，意思の疎通は可能だが日時は間違え嘔気あり．血圧112/73 mmHg，心拍数104回/分・整，呼吸数12回/分，やや大きい呼吸をしており SpO$_2$ は室内気で98 %．

　口腔内の乾燥あり．明らかな麻痺は認めず，胸部聴診や腹部の触診でも明らかな異常は認めない．

　頭部CTは異常なく，血糖値は144 mg/dL．室内気の条件で動脈血液ガスを採取したところ以下の通りであった．

　pH 7.18, PaCO$_2$ 21 Torr, HCO$_3^-$ 9 mEq/L, Na 134 mEq/L, K 3.6 mEq/L, Cl 98 mEq/L, Cr 0.68 mg/dL, Alb 4.0 mg/dL, P 1.8 mg/dL

　尿中迅速薬物検査は陰性．軽度の肝酵素上昇があるが，血液検査上炎症反応の上昇などは認めなかった．

　さて，この明らかな異常値を示す血液ガス分析結果をどう解釈したものだろうか？

$$pH = pK + \log A^-/HA = 6.0 + \log HCO_3^-/H_2CO_3$$
$$= 6.1 + \log HCO_3^-/0.03 \times PaCO_2 \text{ (mmHg)}$$

図1　Henderson-Hasselbalchの式

1. 血液ガスを解釈してみよう

　通常われわれの血液のpHは7.36〜7.44までの狭い範囲に保たれている．これは代謝のプロセスで発生するH^+を$H_2CO_3 - HCO_3^-$の緩衝系などで絶妙に調節しているからにほかならない．身体はpHを動かす大きな異常が起こっても，正常に戻そうとさらなる調節を行う働きをもち，これを代償とよぶ．このようにpHを巡って異常と代償が綱引きをしている様を数字としてみているのが血液ガス分析である．

　図1は有名なHenderson-Hasselbalchの式であるが，本質的にはH_2CO_3とHCO_3^-の比をみているものでその細かい内容を覚える必要はない．**大事なのは，pHを決定する分母が$PaCO_2$であり，分子がHCO_3^-だということである**．$PaCO_2$（＝分母）が低下したりHCO_3^-（＝分子）が上昇したりすればpHは上昇し，$PaCO_2$が上昇したりHCO_3^-が低下したりすればpHは低下する．そして身体は，$PaCO_2$かHCO_3^-の一方が変化すると他方を使って代償するのである．

　$PaCO_2$の変化は肺など主に呼吸によって起こり，HCO_3^-の変化は主に循環，代謝が影響するため，$PaCO_2$の変化による酸塩基平衡異常の場合「呼吸性」，HCO_3^-の変化による異常の場合「代謝性」という枕言葉がつく．これが代謝性アシドーシス，呼吸性アシドーシスなどの名称のつけ方である．

　さて，実臨床において血液ガス所見の解釈はどのように行うのであろうか？ややこしく思えるが順を追って考えることが最も大事で簡単な方法である．前述の症例に即して解釈の方法を示していきたい．

■ STEP1．アシデミアか？アルカレミアか？

　pHの正常値は前述の通りだが，それよりも**pHが低いときにはアシデミア，高いときにはアルカレミアとよぶ**．注意したいのは，**この用語はアシドーシス，アルカローシスとは異なる**ということである．pHの異常を起こす力がアシドーシス，アルカローシスであり，身体の代償やほかのアシドーシス，アルカローシスの合併の結果pHの正常範囲を超えた異常があればアシデミアまたはアルカレミアである．わかりにくければ綱引きを想像してほしい．綱引きで互いに引っ張り合う力がアシドーシス，アルカローシスや代償の力で，引っ張り合った結果綱の中央の印がどこにあるかでアシデミア，アルカレミアが決まる．この症例の場合はpH 7.18と明らかに低く，アシデミアである．

■ STEP2．代謝性か？呼吸性か？

　pHが低い場合には，少なくともアシドーシス（pHを下げる力）があるのは間違いない．ではその原因は$PaCO_2$（呼吸性）とHCO_3^-（代謝性）のどちらが主だろうか？この症例の場合，pHを決める式の分子であるHCO_3^-が9 mEq/Lと，正常値の24 mEq/Lよりもかなり低値でありpHを下げている．分母である$PaCO_2$はというと21 Torrと正常値の40 Torrよりもかなり低く，pHを上げようという代償の働きをしているのがわかる．つまりこのpHの低値は主としてHCO_3^-の低下によるものであり，代謝性アシドーシスによるものである．

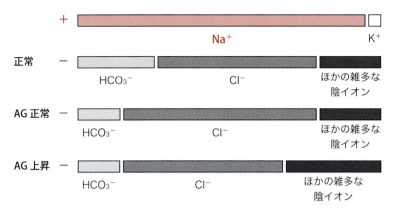

図2　代謝性アシドーシスのパターン

表1　AG正常型代謝性アシドーシスの鑑別

・下痢
・腎尿細管性アシドーシス
・尿管S状結腸吻合，尿管回腸瘻
・K保持性利尿薬
・低アルドステロン症（Addison病など）
・アセタゾラミド
・トルエン

■ STEP3. アニオンギャップは上昇しているか？

　代謝性アシドーシスをみた際に次にすることはアニオンギャップ（anion gap：以下AG）の計算である．

　体内の陽イオンの数と陰イオンの数は等しく，陽イオンの代表格はNa^+，陰イオンの代表格はCl^-，HCO_3^-である．代表格同士の差，つまり**$Na^+ -（Cl^- + HCO_3^-）$をAG**とよび，その構成は主にタンパクや不揮発性酸が占める．正常値は12 ± 2 mEq/Lであり，AGの増大はイオン化したタンパクの増加や不揮発性酸が増大し，そのためにHCO_3^-が低下したことを示唆する．AGが正常な場合は不揮発性酸等の増大はなく，Clの上昇やHCO_3^-の低下がアシドーシスの原因でありその鑑別も全く異なる（図2，表1）．

　この症例ではAG＝$Na^+ -（Cl^- + HCO_3^-）$＝27と上昇しているため，AG上昇型代謝性アシドーシスと診断できる．

■ STEP4. 代償は適切か？ ほかの異常は起きていないか？

　体内のpH調節機構である代償だが，その範囲には限界やパターンがありその形式を表2に示す．もしその予想値と実際の値が大きく外れていれば別の酸塩基平衡異常の合併を疑う．

　また，AG上昇型代謝性アシドーシスの場合，"もしAGが正常であったら"という仮定を立てて補正を行い，ほかの代謝性酸塩基平衡異常がないかを確認する．

　少しわかりにくいだろうか．症例で確認しよう．

　正常$PaCO_2$を40 Torr，正常HCO_3^-を24 mEq/Lとすると，この症例の場合正常値と実際の

表2 代償だけで説明可能な酸塩基平衡異常か？

		代償作用	代償に要する時間	代償限界値
代謝性アシドーシス		$\varDelta PaCO_2 = (1 \sim 1.3) \times \varDelta HCO_3^-$	12～24時間	$PaCO_2 = 15$
代謝性アルカローシス		$\varDelta PaCO_2 = (0.5 \sim 1.0) \times \varDelta HCO_3^-$	24～36時間	$PaCO_2 = 60$
呼吸性アシドーシス	急性	$\varDelta HCO_3^- = 0.1 \times \varDelta PaCO_2$	数分～数時間	$HCO_3^- = 30$
	慢性	$\varDelta HCO_3^- = 0.35 \times \varDelta PaCO_2$	数日	$HCO_3^- = 42$
呼吸性アルカローシス	急性	$\varDelta HCO_3^- = 0.2 \times \varDelta PaCO_2$	数分～数時間	$HCO_3^- = 18$
	慢性	$\varDelta HCO_3^- = 0.5 \times \varDelta PaCO_2$	数日	$HCO_3^- = 12$

　$PaCO_2$の差である$\Delta PaCO_2 = 40 - 21 = 19$となる．これが代償で下がっているのか，それとも別の異常が合併して下がっているのかが問題である．正常値と実際のHCO_3^-の差ΔHCO_3^-は$24 - 9 = 15$であり，表2から代償で変化できる$\Delta PaCO_2$を計算すると$\Delta HCO_3^- \times (1 \sim 1.3) = 15 \times (1 \sim 1.3) = 15 \sim 19.5$となる．つまり代償のために人体は$\Delta PaCO_2$を$15 \sim 19.5$の幅で動かすことができるということになる．実際の$\Delta PaCO_2$は19とその範囲内であり，$PaCO_2$を代償のほかに動かす呼吸性の要素は合併していないことがわかる．

　では代謝性のほかの異常はどうだろうか．この症例では$AG = 27$と上昇しているが，もし正常（$AG = 12$）であればと仮定し補正HCO_3^-を計算してみよう．HCO_3^-は9と低値であるが，上昇したAG，$27 - 12 = 15$の分がなかったことになるので，補正HCO_3^-は$9 + 15 = 24$ mEq/Lとなる．この補正HCO_3^-が23未満ならば非AG上昇型代謝性アシドーシスが合併し，30より大きいならば代謝性アルカローシスが合併していると判断する．この症例の補正HCO_3^-は正常なのでほかの代謝性酸塩基平衡異常は合併していない．

　つまりこの症例では純粋にAG上昇型代謝性アシドーシスと，それに対する正常な代償のみが存在するといえる．

2. 血液ガスの結果から鑑別してみよう

　ここまで血液ガスの解釈のしかたを解説してきたが，得意顔で「この患者には純粋なAG上昇型代謝性アシドーシスがある！」と救急外来で叫んでもその声はむなしく響くだけである．医者としてはそこから実際の鑑別につなげていく力をつけていきたい．

　AGは前述のようにタンパクや不揮発性酸から構成されており，その上昇は不揮発性酸が増加する病態や不揮発性酸の排泄が低下する病態の存在を示唆する．

　実臨床ではAG上昇型代謝性アシドーシスをみたときに，① 腎不全，② 乳酸の上昇，③ ケトアシドーシス，④ 薬物中毒の4つを頭において鑑別診断を行うことを筆者は奨める．

1 腎不全

　腎不全では不揮発性酸の排泄が低下し体内に蓄積，AGの上昇につながる．血清Crの測定などで診断する．

2 乳酸の上昇

　乳酸の蓄積は体内の好気性解糖が滞るときなどに起こり，後述するように循環不全や低酸素状

> **徹夜酒にぐったり　さめたら　パラダイス**
>
> てつ（や）　：鉄　　　　　　　ぱら　：パラアルデヒド
> さけ　　　　：アルコール　　　だ　　：DKA（糖尿病性ケトアシドーシス）
> に　　　　　：尿毒症（腎不全）　いす　：イソニアジド
> ぐったり　　：エチレングリコール
> さ　　　　　：サリチル酸
> めた　　　　：メタノール
> ら　　　　　：ラクテート（乳酸）

図3　AG上昇型アシドーシスの鑑別診断

態，重症敗血症の際などに認められる．肝疾患やアルコール多飲などでも上昇しアシドーシスの原因となるが，先に重症敗血症や循環不全，臓器虚血などの原因検索を行うことが重要となる．

3 ケトアシドーシス

　ケトン体は脳が使えるブドウ糖以外の唯一のエネルギー源である．臓器へ糖を供給するインスリンの欠乏や反応性低下，体内の糖自体の枯渇，肝臓での糖新生の抑制などが起こると脂肪酸が分解されケトン体が蓄積してアシドーシスの原因となる．臨床では糖尿病性ケトアシドーシスと，食事もとらずアルコールを多飲することによって発症するアルコール性ケトアシドーシスが典型的である．

　既往歴や飲酒歴，食事の摂取状況の聴取が大事であり血中，尿中ケトン体の検出が特徴だが，ケトン体の75％を占めるβ-ヒドロキシ酪酸は尿試験紙法では偽陰性になることには注意しなくてはならない．

4 薬物中毒

　代謝される過程で有機酸が産生される物質や好気性代謝を阻害して乳酸の蓄積が起こる物質でAGが上昇する．メタノールやサリチル酸などが有名であるが，服薬歴や現場の空き袋などの情報が重要である．また，メタノール中毒やエチレングリコール中毒でみられる浸透圧ギャップ（実測血清浸透圧と計算上の血清浸透圧の差が上昇）やサリチル酸中毒での呼吸性アルカローシスなど，合併する別の所見が原因推定の助けになる場合もある．

　個々の中毒物質などを含めたAG上昇型代謝性アシドーシスの鑑別診断は語呂合わせも含めて図3に別記した．覚えにくいとの指摘もあるとは思うが勘弁していただきたい．

　この症例の場合，乳酸値は8.0 mmol/Lと上昇，血中ケトン3＋であった．大量服薬の病歴は得られず腎機能や血糖値も正常であること，慢性的な飲酒が疑われることからアルコール性ケトアシドーシスの診断がついた．食物摂取をほとんどせずに飲酒するアルコール依存患者に多く，飢餓状態も合併するため糖を含む補液にて改善する場合が多いが，ビタミンB_1不足によって乳酸アシドーシスも合併していることが多く，ビタミンB_1の投与も不可欠である．

Advanced Lecture

1 アルブミンやリンでAGが変わる？

　AGは主にタンパクや不揮発性酸によって構成されると前述した．タンパクの多くを占めるアルブミンやほかの陰性電荷（P^-など）は定常状態に保たれているため，AGが変化した際には不揮発性酸の変化を意識すればよいのだが，低栄養や電解質異常を合併する場合にはアルブミンの値や血清P値でAGが変化してしまうため，補正を行うことが必要となる．

> 補正AG＝AG−（2×血清アルブミン値＋0.5×血清P値）

　補正AGの正常値は0であるとされ，上昇しているときにはその分の不揮発性酸が蓄積していることを示している．ちなみに症例での補正AG＝27−（2×4.0＋0.5×1.8）＝18.1とやはり大きく上昇している．

2 乳酸アシドーシスについて

　AG上昇型代謝性アシドーシスの原因において実際に遭遇する機会が最も多いのが乳酸アシドーシスだろう．解糖系において好気性条件ではクエン酸回路が回り乳酸は発生しないが，嫌気性条件ではピルビン酸が乳酸に代謝され蓄積する．つまり酸素の循環が滞る組織循環不全などを反映しており乳酸アシドーシスの存在はそれ自体が予後不良因子として確立している．近年敗血症での乳酸上昇が本当に循環不全の結果なのか疑問を呈する研究もあるものの，乳酸アシドーシスの存在は敗血症や臓器虚血などの重症疾患を示唆する所見として注意しておきたい．

　また，火事の際にアクリル製品などが燃焼するとシアン化合物が発生しシアン中毒を発症する．シアン中毒では細胞呼吸障害による乳酸アシドーシスが特徴的であり，迅速な治療への強力な手掛かりとなる．

おわりに

　血液ガスの数字は嘘をつかない．冷静に数字を解釈し，そのうえで患者を見つめなおせば答えは出ることが多いと感じる．ややこしい式も出たがポケットにアンチョコを忍ばせておくだけで計算の手間がかなり減ることを実感するだろう．

文献・参考文献

1) 「水・電解質と酸塩基平衡改訂第2版」（黒川 清/著），南江堂，2004
2) 藤井智子：代謝性アシドーシス−原因の診断と治療．「特集 内分泌・代謝・電解質」，INTENSIVIST，7：445-456，2015
3) Kwon KT & Tsai VW：Metabolic emergencies. Emerg Med Clin North Am, 25：1041-1060, 2007
4) 萩原佑亮：今日の臨床サポート 代謝性アシドーシス．Elsevier

プロフィール

加藤之紀（Yukinori Kato）
大津市民病院 救急，集中治療科

第3章　検査のここが知りたい

3. 症状からACSが疑われるのに心電図,トロポニンが正常なときどうするか？

川村正太郎

Point

- 非典型例であっても病歴から疑えなければいけない
- あらゆる心電図の変化は重要,過去の心電図と比較しよう
- 病歴,心電図,来院時と数時間後のトロポニン測定を用いたclinical prediction ruleを活用しよう

はじめに

　急性冠症候群（acute coronary syndrome：ACS）は診断が難しい疾患である．見逃しによって致死的となりやすく，医療訴訟の第1位を占める．症状は多彩で除外が難しいため，検査に異常がなくても疑わしければ入院して経過をみることはしばしばある．しかしそれでも見逃しはなくならない一方で，ACSを疑われた患者で経過観察入院後にACSと診断されて実際に治療が必要なケースは0.7％しかないという報告もある[1]．以下のような症例はよく経験すると思うが，どのように診療していくとよいだろうか．

症例1

　75歳男性．陳旧性心筋梗塞，高血圧，糖尿病にて通院中で，アスピリン，降圧薬，経口糖尿病薬を内服中．午前7時頃，朝食後に胸やけがして冷や汗をかき，15分ほどで自然に消失した．その後の症状はなかったが，心配になり午後1時に救急外来を受診した．身体所見に異常なく，心電図は下壁誘導に異常Q波を認めるが以前と変化なし，採血でもトロポニンやCKは異常を認めなかった．

症例2

　42歳女性．既往症，家族歴，喫煙歴はない．午前10時頃に階段を上っていたところ前胸部の絞扼感を自覚し，安静にして1分ほどで軽快した．午前11時頃に病院を受診し，心電図は異常を認めなかった．トロポニン値は0.01 ng/mL（基準値0.00～0.08 ng/mL）であった．

表1　ACSの診断における胸痛の特徴の尤度比

	LR＋（95％信頼区間）	LR－（95％信頼区間）
両腕への放散痛	2.6（1.8-3.7）	0.93（0.89-0.96）
過去の狭心症に似た症状	2.2（2.0-2.6）	0.67（0.60-0.74）
24時間でのパターンの変化	2.0（1.6-2.5）	0.84（0.79-0.90）
圧迫感など典型的胸痛	1.9（0.94-2.9）	0.52（0.35-0.69）
労作で増悪	1.5-1.8	0.66-0.83
左腕への放散痛	1.3（1.2-1.4）	0.88（0.81-0.96）
右腕への放散痛	1.3（0.78-2.1）	0.99（0.96-1.0）
胸膜痛	0.35-0.61	1.1-1.2

文献3を参考に作成

1. その症状はACS?

　ACSは atypical is typical であり，まずは病歴から疑わなければ何もはじまらない．古典的に狭心症の痛みは**前胸部中央の圧迫，締め付け，重苦しさ**と表現される．首，顎，肩，背中，片方または両方の腕に放散することもある．これらの主訴ならACSが鑑別にあがりやすいが，嘔気や嘔吐が強く消化不良や胸やけと表現されると消化器疾患と誤診されやすくなる．胸痛がなくても息切れ，倦怠感，めまい，意識消失で来院する場合もある．**高齢者，糖尿病，女性，慢性心不全患者には非典型的な症状が多く**，85歳以上で胸痛があるのはせいぜい60％までといわれる．20,000人のACS患者の調査では8.4％が胸痛を訴えずに来院し，4分の1はACSを疑われなかった[2]．

　症状でACSの可能性が高いと考えられるのは，**両腕への放散痛，過去の狭心症に似た痛み，24時間でのパターンの変化だ**（**表1**）[3]．放散痛は左でなく右側でも可能性は上がる．圧迫感は意外と陽性尤度比が低い印象だが，狭心症患者が「また痛い」，「ひどくなってきた」と訴える場合はACSの可能性が高い．やはり胸膜痛らしい症状はACSらしくないようだが，鋭く刺すような痛み，胸膜痛，触診で再燃する痛みのいずれかがある患者の5％は心筋梗塞であったという[4]．

　労作との関連がACSらしい所見であるように，症状出現時の状況も重要だ．心筋梗塞の発症は35％が何らかの労作時，8.2％は食事中，6.8％は精神興奮時，20％は睡眠中に起こる[5]．労作時でなくとも朝に胸痛で目が覚めた病歴は要注意だ．

　「胃薬が効く」上腹部症状なら虚血性心疾患でなく逆流性食道炎や胃潰瘍と診断されがちである．しかし酸による食道内のpH低下にて冠動脈の血流が低下することが知られており，「linked angina」とよばれている．既知の狭心症患者にオメプラゾールを投与すると，狭心症発作の頻度や負荷心電図のST低下が減少する報告もある．**胃薬が効いても上部消化管疾患と断定してACSを否定してはいけない**[6]．

　高血圧，脂質異常症，糖尿病，喫煙，家族歴はACSの危険因子ではあるが，過去の負荷試験陽性，末梢血管疾患，冠動脈疾患の既往はより陽性尤度比が高い（**表2**）[3]．ただし陰性尤度比はいずれも低くないため，**これらがないことだけでACSを除外すべきでない**．ACSの見逃しは危険因子が少ない患者ほど多くなるので要注意である．

表2 ACSの診断におけるリスクファクターの尤度比

	LR＋（95％信頼区間）	LR－（95％信頼区間）
負荷試験の異常	3.1（2.0-4.7）	0.92（0.88-0.96）
末梢血管疾患	2.7（1.5-4.8）	0.96（0.94-0.98）
冠動脈疾患	2.0（1.4-1.7）	0.88（0.81-0.93）
糖尿病	1.4（1.3-1.6）	0.90（0.86-0.94）
脂質異常症	1.3（1.1-1.5）	0.85（0.77-0.93）
高血圧	1.2（1.1-1.3）	0.78（0.72-0.85）
喫煙歴	1.1（0.9-1.3）	0.96（0.85-1.1）
冠動脈疾患の家族歴	1.0（0.9-1.2）	0.99（0.91-1.1）

文献3を参考に作成

2. 心電図は本当に正常？ 心筋虚血の変化は本当にないのか？

　さまざまなガイドラインで，ACSを疑った場合はできるだけ早期に心電図をとることを推奨されている．ACLS 2015では病院前の12誘導心電図を早期に記録すべきとされているほどであり，来院から10分以内にとるべきである．しかし来院時心電図の感度は低く，心筋梗塞患者の5〜10％は正常である[7]．個々のスナップショットを経時的に見れば変化に気づく機会は増える．1回の心電図で安易にACSを否定せず，胸痛が続けば15〜30分ごとに心電図をとる．

　まず，ST上昇型心筋梗塞は絶対に見逃さない．心筋梗塞を誤診されて救急外来から帰宅した原因は，心電図の誤読が最多であった．それも25％はSTが明らかに上昇した心電図を，左室瘤や早期再分極と誤読しているともいわれる[8]．ST上昇の対側のST低下はミラーイメージとよばれ，ST上昇よりわかりやすい場合がある．下壁梗塞ではミラーイメージが80％に認められるのに対して，前壁梗塞では30％しか認められない点は注意が必要だ．側壁梗塞はSTが2 mm以内の小さな上昇であることが多いため，ⅠやaVLのわずかな変化を見逃さない．後壁梗塞はV1〜V3の上向型ST低下やT波の増高，上向きのR波で疑う．はっきりしない場合は後壁誘導をとれば，1 mmのST上昇で診断できる．もともとT波が陰転化していた場合，T波が増高して一見正常ということもある（偽正常化）．いずれの変化も見つけるにあたり，**以前の心電図と比較するのは非常に有用である**．

　ST上昇が明らかでなくても，ST低下やT波の変化だけでも有意にACSの可能性が高い．T波の平定化でも8.2％，1〜5 mmの陰転化で13.2％，5 mm以上の陰転化で19.4％が主要心血管イベント（30日以内の死亡，心筋梗塞，血行再建術の施行，冠動脈造影で50％以上の狭窄）を認めた[9]．**あらゆる新しい心電図変化は重要と考えなければならない**．

　症状のあるときに心電図変化がない場合，ACSは否定的だろうか．確かに狭心症発作が出ているときに心電図をとれば変化していそうである．しかしACS疑いで心電図を記録して正常だった場合，後にACSと診断された割合は症状の有無で差はなかった[10, 11]．**症状があるのに心電図変化がないから安心とはならない**．

3. 血液検査はいつ行う？

　ACSを疑えば，バイオマーカーの測定は必須である．従来はトロポニン，CK-MB，ミオグロビ

表3　TIMIスコア

- 65歳以上
- リスクファクターが3つ以上
  （冠動脈疾患の家族歴，高血圧，脂質異常症，糖尿病，喫煙）
- 冠動脈狭窄（50％以上）の既往
- 7日間以内のアスピリン使用
- 24時間以内に2回以上の狭心痛
- 0.5 mm以上のST低下または上昇
- 心筋マーカー陽性

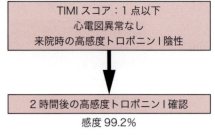

図1　TIMIスコア＋高感度トロポニンⅠを用いたADP

ンが測定されてきた．今日ではより心筋障害の感度や特異度が優れている，高感度トロポニンの測定が可能となっている[12]．2014年のAHA/ACC，2015年のESCの非ST上昇ACSガイドラインとも，高感度トロポニンの測定が望ましいとしている．試薬はメーカーにより基準値として用いられる99パーセンタイル値が異なるため，自施設でのトロポニンの測定方法について調べておこう[13]．

　これまで用いられてきた**CK-MBやミオグロビンはACSの診断においては有用でないとされた**．今後はACSの診断におけるマーカーでなく，心筋梗塞のサイズの指標としてCK-MBが用いられるようになっていくだろう．

　来院時のみの血液検査でACSが除外できないことはほぼ常識と思われる．AHA/ACCやESCのガイドラインでは来院時のみでなく，症状出現後3～6時間で複数の測定をして判断するよう推奨されている．ただ救急外来で6時間経過を見続けるのは負担でもある．低リスクの患者を安全かつより早く帰宅させることができるように，2回目の採血間隔を短縮したclinical prediction ruleが複数考案されている．90％台後半の感度を有する報告はいくつかあるが，測定のタイミングや高感度トロポニンを組合わせるなどの改良を受けた追試で，従来よりも感度が上がったものを2つ紹介する．

1 TIMIスコアを用いたaccelerated diagnostic protocol（ADP）

　負荷試験を行わず，病歴，心電図，血液検査でリスクを階層化するTIMIリスクスコアは従来から用いられていた（表3）．ACSの尤度比は，0または1点では0.31，5～7点で6.8となる[3]．ただし心電図の項目でSTの上昇または低下となっているが，上昇していた場合は即アウトだと個人的には思う．

　これに加えて，来院時と2時間後のバイオマーカーを測定し，初診から30日以内の主要心血管イベントにつき評価した．原著ではTIMIスコア：0点，心電図異常なし，来院時と2時間後のバイオマーカー（トロポニン，ミオグロビン，CK-MB）を評価し，99.3％の感度であった[14]．さらに追試や改良も行われている．原著では各施設にて従来型のトロポニンなどおのおののマーカーで基準値以下を異常なしとしていたが，高感度トロポニンⅠのみを用いた追試では，感度がTIMIスコア0点で100％，TIMIスコア1点以下でも99.2％と非常に良好な結果であった[15]（図1）．

2 HEARTスコアを用いたADP

　病歴，心電図，年齢，リスクファクター，トロポニンについてスコア化したものがHEARTスコア（表4）．0～3点で尤度比はTIMIスコアよりさらに低く0.20，7～10点で13となる[3]．原

表4 HEARTスコア

Hisotry	ACSが疑わしくない	0点
	やや疑わしい	1点
	非常に疑わしい	2点
ECG	異常なし	0点
	非特異的なST変化	1点
	ST低下または一過性のST上昇	2点
Age	45歳未満	0点
	45～65歳	1点
	66歳以上	2点
Risk Factor	0個	0点
	1または2個	1点
	3個以上	2点
Troponin	正常上限以下	0点
	正常上限の3倍以下	1点
	正常上限の3倍以上	2点

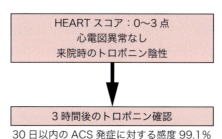

図2 HEARTスコア＋
トロポニンを用いたADP

著では来院時のトロポニン値のみで評価していたが，3時間後のトロポニン値を組合わせる追試がなされている（図2）．30日以内のACS発症に対する感度が99.1％となった．特異度も25.7％とほかに報告されているclinical prediction ruleと比較すると良好で，帰宅可能な患者を増やせるかもしれない[16]．

今回の症例はどう考える？

症例1
この症例では消化器症状を疑いたくなるが，非特異的な虚血性心疾患の症状も疑わなくてはならない．TIMIスコアが4点，HEARTスコア5点となる．ACSのハイリスク患者であり循環器内科コンサルトまたは経過観察が必要である．

症例2
労作時の胸部絞扼感は狭心症を疑いたくなる．しかしTIMIスコアは0点，HEARTスコアは高くて2点，心電図異常もなく，トロポニンも陰性である．2時間後のトロポニンを測定し，陰性が確認できればACSの可能性はかなり低いと考えられる．

Advanced Lecture

■ 来院時のトロポニンでACSはどこまで否定できる？

　上で紹介したTIMIスコアやHEARTスコアは来院時の病歴，心電図，トロポニンのみによってACSのリスクを評価する目的で考案されている．しかし完全に除外するには感度が十分でなかったため，採血をくり返すことで感度を上げる努力がなされてきた．一方で採血検査の再検をしないで判断する方法も考えられている．

　スコットランドですみやかに帰宅させても大丈夫なACS患者を見分けるための導出，検証コホート試験が行われた[17]．6,304人のACS疑い患者を対象に，アボット社の試薬（ARCHITECT STAT high-sensitive troponin I assay®）を用いた高感度トロポニンIを測定した．この試薬は限界検出値が1.2 ng/L，99パーセンタイルの基準値は男性で34 ng/L，女性で16 ng/Lである．導出コホートでこれより厳しい5 ng/Lをカットオフ値とすると，30日以内の心臓死または心筋梗塞の陰性的中率は99.6％になると算出した．検証コホートでも陰性的中率は99.4％で，3分の2の患者をすみやかに帰宅させることができると考えられた．

　ただし来院後から血液検査がなされるまでに中央値で54分かかっており，発症から2時間以内に来院した患者が15％しかいない．この場合，陰性的中率は97.6％まで低下することには注意が必要となる．逆に発症から2時間以上経過していれば陰性的中率は99.8％まで上昇しており，症状が出現してから時間が経過している場合は参考にできるかもしれない．今後の追試に期待したい．

おわりに

　残念ながらACSを100％除外できる診断方法は現時点で見つかっていない．しかし低リスクの患者群を把握して，ACSを発症する可能性がどのくらいあるか推測することは徐々にできるようになってきている．最終的にはリスクについて具体的な数値を含んだ可能性を患者や家族に説明し，帰宅，経過観察，循環器内科へコンサルトのいずれを選択するか，一緒に方針を決定する必要がある．

文献・参考文献

1) Hermann LK, et al：Yield of routine provocative cardiac testing among patients in an emergency department-based chest pain unit. JAMA Intern Med, 173：1128-1133, 2013
2) Brieger D, et al：Acute coronary syndromes without chest pain, an underdiagnosed and undertreated high-risk group：insights from the Global Registry of Acute Coronary Events. Chest, 126：461-469, 2004
3) Fanaroff AC, et al：Does This Patient With Chest Pain Have Acute Coronary Syndrome?：The Rational Clinical Examination Systematic Review. JAMA, 314：1955-1965, 2015
4) Hals G, et al：The Missed Acute Myocardial Infarction in the ED：Strategies to Reduce the Risk for Both the Patient and the Physician. Emergency Medicine Reports, 30：2009
5) Culić V：Acute risk factors for myocardial infarction. Int J Cardiol, 117：260-269, 2007
6) Woo KM & Schneider JI：High-risk chief complaints I：chest pain--the big three. Emerg Med Clin North Am, 27：685-712, 2009
7) Yiadom MY：Acute coronary syndrome clinical presentations and diagnostic approaches in the emergency department. Emerg Med Clin North Am, 29：689-697, 2011

8) McCarthy BD, et al: Missed diagnoses of acute myocardial infarction in the emergency department: results from a multicenter study. Ann Emerg Med, 22: 579-582, 1993

9) Lin KB, et al: Predictive value of T-wave abnormalities at the time of emergency department presentation in patients with potential acute coronary syndromes. Acad Emerg Med, 15: 537-543, 2008

10) Turnipseed SD, et al: Frequency of acute coronary syndrome in patients with normal electrocardiogram performed during presence or absence of chest pain. Acad Emerg Med, 16: 495-499, 2009

11) Chase M, et al: Prognostic value of symptoms during a normal or nonspecific electrocardiogram in emergency department patients with potential acute coronary syndrome. Acad Emerg Med, 13: 1034-1039, 2006

12) Keller T, et al: Sensitive troponin I assay in early diagnosis of acute myocardial infarction. N Engl J Med, 361: 868-877, 2009

13) Conrad MJ & Jarolim P: Cardiac troponins and high-sensitivity cardiac troponin assays. Clin Lab Med, 34: 59-73, vi, 2014

14) Than M, et al: A 2-h diagnostic protocol to assess patients with chest pain symptoms in the Asia-Pacific region (ASPECT): a prospective observational validation study. Lancet, 377: 1077-1084, 2011

15) Cullen L, et al: Validation of high-sensitivity troponin I in a 2-hour diagnostic strategy to assess 30-day outcomes in emergency department patients with possible acute coronary syndrome. J Am Coll Cardiol, 62: 1242-1249, 2013

16) Mahler SA, et al: Identifying patients for early discharge: performance of decision rules among patients with acute chest pain. Int J Cardiol, 168: 795-802, 2013

17) Shah AS, et al: High-sensitivity cardiac troponin I at presentation in patients with suspected acute coronary syndrome: a cohort study. Lancet, 386: 2481-2488, 2015

プロフィール

川村正太郎（Shotaro Kawamura）
一宮西病院 救急科
これまでは胸痛があったら全例入院または循環器内科コンサルトとされていたことも多かったと思います．診断方法が日進月歩で進化する今日ですので，今回紹介した内容がお役立ていただければ幸いです．

第3章　検査のここが知りたい　　難易度 A B C

4. 肺血栓塞栓症の診断について教えてください

林　寛之

Point

- 造影CTは万能じゃない！リスクが高い場合は1週間後フォローアップを
- 何でもかんでもD-dimerでは足元をすくわれる
- リスク評価をきっちり押さえておこう（Well'sクライテリア）
- D-dimerはリスクが低い場合に，「除外」のために測定すべし

はじめに

　肺血栓塞栓症（pulmonary embolism：PE）は疑わないと診断が難しい疾患の1つだ．胸部X線も心電図も正常なのに，酸素を投与してもSpO_2が上がってこない，説明のつかない低酸素で来院してくれれば，誰も診断に苦労しない．しかし，SpO_2が正常な人，安静時には訴えすらない人などさまざまな非典型例で訪れるのが，典型的（？）な肺血栓塞栓症例である．"Atypical is typical"の肺血栓塞栓症を正しくびびって診療しよう．

症例

　42歳女性．自宅で約2分の失神を起こしたといい救急車搬送．来院時血圧130/80 mmHg，脈拍90回/分，SpO_2 98％，体温36.5℃．来院時，患者は胸痛，息切れ，頭痛，腹痛など訴えていなかった．研修医Kは病歴をとりつつ，採血，胸部X線，心電図，妊娠反応など検査を出した．「ン〜，貧血はないし，妊娠反応も陰性か，胸部X線では上縦隔の拡大もなし，心電図はちょっと洞性頻脈って程度か．あ，とりあえずD-dimerも出しておこうか．昨日ご主人と喧嘩してストレスも疲れもあるって言ってたしなぁ．血管迷走神経反射性失神ってとこでどうでしょ」と考えていた．D-dimerは陰性であり，帰宅させていいか上級医に相談に行った．相談を受けた上級医は病歴聴取に時間をかけ，造影CTをオーダーしたところ，肺血栓塞栓症がみつかり，緊急入院となった．

1. 造影ヘリカルCTの診断特性は？

　最新の造影ヘリカルCTではsubsegmental artery（亜区域枝）まで見える．肺血栓塞栓症における造影ヘリカルCTの感度は95％であるが，subsegmentalに関しては，感度は13〜75％と

報告によってばらつきがある．肺血栓塞栓症の6〜36％はsubsegmental領域に限局するので，同部位に関しては造影ヘリカルCTは万能ではない[1, 2]．PIOPEDスタディによると，subsegmentalの肺血栓塞栓症は肺動脈造影でもたった66％しかわからない．造影ヘリカルCTが正常でも0.5〜1％に肺血栓塞栓症の発症をみる．

肺動脈造影と比べ造影ヘリカルCTは感度90％，特異度95％であり，相関もよく，11〜85％ではほかの疾患もわかり，より簡便であるという点で，昨今では造影ヘリカルCTが推奨される．造影ヘリカルCTの感度は66〜93％と幅広いが，特異度は89〜98％と高く，偽陰性率は1.0〜10.7％と報告によってばらつきがある[3]．確かに便利な検査だが，読影能力にも大きく左右される．中枢型の肺血栓塞栓症の診断には強いが，末梢型の肺血栓塞栓症には弱い．肺動脈造影と比べて遜色がないという報告もある[4]が，高リスク群であっては，造影ヘリカルCTのみで除外するのは不十分であり，肺動脈造影を追加すべきであるという[5]．

2. D-dimerの診断特性は？

肺血栓塞栓症におけるD-dimerの感度は95％以上，特異度は25〜60％である．D-dimer単独で肺血栓塞栓症を診断したり除外したりすることがあってはならない．低リスクと組合わせてはじめて除外に使える．高リスクではD-dimerが陰性であっても肺血栓塞栓症はありうる[6]．

D-dimerはさまざまな疾患や病態で上昇し，腎障害，高齢者，長期症状，などで肺血栓塞栓症に対する特異度は下がってしまう．リスクを考慮しない場合，最も高感度のELISA法のD-dimerでも特異度は40〜50％にすぎない．

リスクが高い場合にはD-dimerが陰性であっても否定には全く使えない．あくまで短期的な症状で来院した比較的元気な若年者で，かつ低リスク群である場合に，肺血栓塞栓症の除外目的で高感度のD-dimerを使用することが推奨されている．

D-dimerはとにかく偽陽性が多い．50歳未満では500μg/Lをカットオフとし，50歳以上では年齢×10μg/Lをカットオフとすると，肺血栓塞栓症の除外に有用である[7]．

3. 偽陽性：D-dimerが肺血栓塞栓症以外でも上昇する原因について

D-dimerはさまざまな病態で上昇する．妊婦，高齢者，術後患者，癌患者，肺血栓塞栓症の既往，外傷，心筋梗塞，鎌状赤血球症などはいい例だ．腎障害があると高頻度にD-dimerが陽性になってしまうが，腎障害患者が低リスク群の場合にもしD-dimerが陰性であれば，やはり造影CTが不要になるので，検査をすること自体には意味がある．とはいえ，D-dimerは決して肺血栓塞栓症に特異的な検査ではないことを認識しなければならない．

肺炎の重症度とD-dimerは関連し，D-dimerが500μg/L未満であれば肺炎による死亡や合併症のリスクは低いと考えられる．

大動脈解離もD-dimerが上昇し，どの値をカットオフにするかによって，その感度は変わってくるが，400〜500μg/L未満であれば，大動脈解離は否定的である．しかしながら壁内血栓などではD-dimerが上がってこないために見逃される可能性があり，D-dimerを大動脈解離除外のためのスクリーニングに利用してはならない．

表1 Well'sクライテリア

下肢の浮腫と深部静脈の圧痛	3.0点
ほかの診断が考えにくい	3.0点
頻脈＞100回/分	1.5点
固定または外科手術（＜4週）	1.5点
PE・DVTの既往	1.5点
喀血	1.0点
癌（治療中，6カ月以内に治療，緩和治療中）	1.0点
pretest probability　　　　　　　　　　　　　　　　　　　　　　　　　低リスク群（3.6％⇒PEになる）　≦2点　　　　　　中リスク群（20.5％⇒PEになる）　3〜6点　　　　　　高リスク群（66.7％⇒PEになる）　＞6点	

DVT：deep vein thrombosis（深部静脈血栓症）

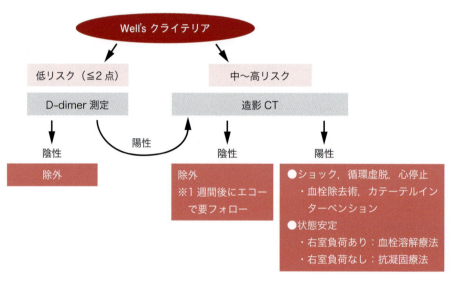

図　肺血栓塞栓症の戦略

4. 実際の診断戦略

　肺血栓塞栓症は，低酸素がなければ大丈夫…なんて簡単に除外できるものではない．SpO₂が正常化してしまう例が33％，ショック指数正常化19％，脈拍正常18％，呼吸数正常14％と，バイタルサインは必ずしも安心材料にはならない[8]．

　したがってWell'sクライテリア（表1）や改訂Genevaクライテリアを参考にリスクを判断する．Well'sクライテリアの低リスク群（≦2点）では3.6％に肺血栓塞栓症が発症し，中リスク群（3〜6点）の20.5％に肺血栓塞栓症発症，高リスク群（＞6点）の66.7％に肺血栓塞栓症が発症する．低リスクなら除外のためにD-dimerを測定する．中〜高リスクの場合，低リスクでもD-dimerが陽性の場合は，造影CTを施行する．造影CTが陽性の場合，病態の緊急度によって治療方針を決める．造影CTが陰性の場合でも1.3％に肺血栓塞栓症が発症するので，1週間後にエコーでフォローアップする（図）．

D-dimerの種類によって検査精度が異なり，より感度が高いELISA法の場合は，Well'sクライテリアの低～中リスクまではD-dimerでスクリーニングできるという報告もある．

Well'sクライテリアや改訂Genevaクライテリア，単純化Well'sクライテリア，単純化Genevaクライテリアなどいろいろあるが，どれもあまり変わりない[9]．

> **症例ではこう考える**
>
> 実はこの患者，前日は家族みんなで長距離ドライブをして帰省から帰ったばかりで（長時間の不動），混雑する時間帯に出発したことでご主人と口論となったという．やや小太りのこの患者，「そういえば右下肢がむくんでしまった」という（DVT疑い）．避妊のためピルを内服しているが，念のためと言われて妊娠反応検査に応じたという（エストロゲンはリスク上昇）．救急隊の現場到着時にはSpO$_2$が84％であったらしいが，酸素投与して搬送したらSpO$_2$はすっかり改善し，room airでもSpO$_2$は正常になってしまったという（説明のつかない低酸素）．救急隊は搬送時に低酸素だったことを伝えたが，研修医KはいいSpO$_2$をみてそのまま聞き流したという．確かに安静時には無症状だが，歩かせると少し息切れがあった．心エコーでは右室の拡大はないものの，下肢エコーでは右膝窩静脈が全然つぶれなかった．病歴から肺血栓塞栓症のリスクは高く，D-dimerが陰性であっても，造影CTに行かないといけないのは明白であろう．医療者がほしい情報は，患者は聞かれないと話してくれないのだ．

Advanced Lecture

1 知っておきたい低リスク群のPERCルール（50歳未満に便利）

そうは言っても世界的にD-dimerは「ついでに」オーダーされることが多くなり，医療資源の無駄が多くなったというか，考えずに検査を出す医師が多くなったというか，悩みが多くなった．そこでPERCルール（pulmonary embolism rule out criteria）なるものが考案された．Well'sクライテリアで低リスク（≦2点）の患者で，かつPERCルールのどれにもあてはまらなければD-dimer検査を省略できるという．この場合の肺血栓塞栓症発症リスクは1～2％であり，PERCルールの感度は97.4％，特異度は21.9％である．感度は高いが，特異度は低いので，あくまでも除外のために使うルールである．50歳未満ならまずPERCルールをあてはめて，リスクが低ければ，D-dimerも測定せずに除外しよう．もしPERCルールのどれかにひっかかれば，Well'sクライテリアでリスクを評価し，低リスクならD-dimerを測定する．ここでの判定基準は年齢×10 μg/L以上の場合に陽性ととろう．PERCルールの8項目を覚えるのはたいへんだが，筆者なりの覚え方「PERC ABCs」を伝授しよう（表2）．

2 あわてる？ あわてない？ エコーを使いこなせ

静脈血栓が肺動脈の末梢に詰まれば肺梗塞を引き起こすが，直接生命を脅かすことは少ない．一方中枢型の肺血栓塞栓症では肺動脈近位が閉塞してしまうため，閉塞性ショックで約15％の患者が死に至る．

循環動態が不安定な肺血栓塞栓症であれば，右心負荷が顕著なはずである．循環動態が不安定というのは，収縮期血圧≦90 mmHgが15分以上続く場合，いつもの血圧より40 mmHg以上低

表2　PERCルール　Dr林のPERCの覚え方「PERC ABCs」

P	Past history	DVT，PEの既往
E	Estrogen	エストロゲン（避妊薬など）
R	Recent trauma/surgery	最近の外傷，手術
C	Clinical sign of DVT（unilateral leg swelling）	DVT臨床所見（片側下肢の腫脹，圧痛）
A	Age	年齢≧50歳
B	Bloody sputum	喀血（hemoptysis）
C	tachy-Cardia	頻脈≧100回/分
s	SpO₂	SpO₂＜95％

Well'sクライテリアで低リスクで，かつ上記すべてなければD-dimer測定不要．肺血栓塞栓症発症は1〜2％

Dr林の PERC ABCs

下した場合，昇圧薬を使わないと血圧が90 mmHg以上を保てない場合，心肺蘇生などである．

　心エコーでは長軸像で左心径に比べて右心径が90％を超えて拡大しているとき（右心径/左心径＞0.9）は右心負荷が強いと考えてよい．循環動態が不安定なら，t-PAをすみやかに投与する必要がある．

　循環動態が安定している場合（収縮期血圧＞90 mmHg）に，右心負荷をみたときは亜広範型肺血栓塞栓症を疑い，すみやかに造影CTが必要となる．右心負荷が強いのに循環動態が安定している場合の治療は議論の余地がある．PEITHOトライアルでは，t-PAとヘパリンを使用した群の方がヘパリン単独よりも7日後死亡率と循環動態不安定の数が低くなった（2.6％ vs 5.6％）ものの，7日後，30日後の死亡率はほぼ変わらず，出血の合併症は圧倒的に多くなってしまった．MOPETTトライアルでは亜広範型肺血栓塞栓症の場合半量のt-PAが試みられ，将来の肺高血圧が有意に減少し，合併症も死亡率も変わりなかった[10]．治療方針まではまだコンセンサスがないのが現状だ．

3　下肢エコーを使おう

　症状のある下肢近位静脈血栓症に対して下肢エコーは有用で，感度89〜96％，特異度94〜99％となる．症状がないと感度は47〜62％と下がってしまう．症状のある遠位下肢静脈瘤（下腿部）では感度は73〜93％であるが，無症候性だと下腿部エコーの感度は50％しかない．とはいえ，簡便で非侵襲性のエコーは近位下肢静脈瘤には非常に有用であり，使わない手はない．大腿静脈と膝窩静脈の2カ所のエコーとD-dimerを組合わせることで，症候性DVT疑い例において，下肢全長のエコーと比べて同等にDVTを否定できる．

4　「心電図」は知っているとお得

　心電図変化が肺血栓塞栓症らしいからといっても，造影CTをしない限り，そのまますぐに診断できるわけではない．しかし心電図所見を知っていると，随分臨床力はアップする．

　一刻を争う場合は，右心負荷の心電図所見に敏感になろう．S1Q3T3は有名な所見であるが，特異度が高いものの感度は低い．洞性頻脈（OR 4.46），完全右脚ブロック（OR 2.67），S1Q3T3

(OR 2.06), V_1〜V_4の陰性T波（OR 1.69), aV_RのST上昇（OR 5.24), 心房細動（OR 1.75)である[11].

特に右心系全体の負荷としてV_1〜V_2, Ⅲ, aV_Fの陰性T波（$\geqq 2$ mm）は感度は15％と低いものの, 特異度は99％と恐ろしくやばい診断に近づく一歩となる[12].

おわりに

肺血栓塞栓症の診断は疑うことからはじまり, 非典型例であるのが当たり前ということがわかる. いかに疾患の存在を疑い, どんな検査を取捨選択していくかが臨床医の腕の見せどころといえる.

文献・参考文献

1) Stein PD & Henry JW：Prevalence of acute pulmonary embolism in central and subsegmental pulmonary arteries and relation to probability interpretation of ventilation/perfusion lung scans. Chest, 111：1246-1248, 1997
2) Wolfe TR & Hartsell SC：Pulmonary embolism：making sense of the diagnostic evaluation. Ann Emerg Med, 37：504-514, 2001
3) Rathbun SW, et al：Sensitivity and specificity of helical computed tomography in the diagnosis of pulmonary embolism：a systematic review. Ann Intern Med, 132：227-232, 2000
4) Quiroz R, et al：Clinical validity of a negative computed tomography scan in patients with suspected pulmonary embolism：a systematic review. JAMA, 293：2012-2017, 2005
5) Roy PM, et al：Systematic review and meta-analysis of strategies for the diagnosis of suspected pulmonary embolism. BMJ, 331：259, 2005
6) Ten Cate-Hoek AJ & Prins MH：Management studies using a combination of D-dimer test result and clinical probability to rule out venous thromboembolism：a systematic review. J Thromb Haemost, 3：2465-2470, 2005
7) Righini M, et al：Age-adjusted D-dimer cutoff levels to rule out pulmonary embolism：the ADJUST-PE study. JAMA, 311：1117-1124, 2014. Erratum in JAMA, 311：1693-1694, 2014
8) Kline JA, et al：Normalization of vital signs does not reduce the probability of acute pulmonary embolism in symptomatic emergency department patients. Acad Emerg Med, 19：11-17, 2012
9) Douma RA, et al：Performance of 4 clinical decision rules in the diagnostic management of acute pulmonary embolism：a prospective cohort study. Ann Intern Med, 154：709-718, 2011
10) Chatterjee S, et al：Thrombolysis for pulmonary embolism and risk of all-cause mortality, major bleeding, and intracranial hemorrhage：a meta-analysis. JAMA, 311：2414-2421, 2014
11) Shopp JD, et al：Findings From 12-lead Electrocardiography That Predict Circulatory Shock From Pulmonary Embolism：Systematic Review and Meta-analysis. Acad Emerg Med, 22：1127-1137, 2015
12) Witting MD, et al：Simultaneous T-wave inversions in anterior and inferior leads：an uncommon sign of pulmonary embolism. J Emerg Med, 43：228-235, 2012
13) Chunilal SD, et al：Does this patient have pulmonary embolism? JAMA, 290：2849-2858, 2003
14) Qaseem A, et al：Current diagnosis of venous thromboembolism in primary care：a clinical practice guideline from the American Academy of Family Physicians and the American College of Physicians. Ann Intern Med, 146：454-458, 2007

プロフィール

林　寛之（Hiroyuki Hayashi）
福井大学医学部附属病院 総合診療部
胸痛といえば, 心筋梗塞, 大動脈解離, 肺血栓塞栓症, この3つだけは死んでも覚えていて（死んだら覚えられん？）. 福井で北米型ERでエビデンスにのっとったスマートで笑いの絶えない研修をしませんか？こんなに楽しく仕事ってできるんだと実感してもらいますよ. 永平寺で心の修行もできます.

第3章 検査のここが知りたい

5. 培養で陽性となった菌が起因菌であるとどう判断するか？

大野博司

● Point ●

- 培養検体が適切に採取されたかどうか，検査室まで適切に運ばれたかどうかを検討しよう
- 培養結果を鵜呑みにすることなく，解釈には臨床像，採取時検体のグラム染色を照らし合わせることが大切である

はじめに

　臨床感染症診療では，病歴，身体所見から感染臓器を絞り，適宜診断のための検査および細菌感染症の場合適切な検体の培養とグラム染色を行ってから，抗菌薬を中心とした治療が開始される．
　検体の培養が提出されずに治療開始されることを除き，実際に培養結果が戻ってきたときに結果を鵜呑みにして抗菌薬を変更していないだろうか？　培養結果が戻る前から，感染臓器および起因微生物を考慮したうえで治療開始されたなら，培養結果に引っ張られて抗菌薬を何度となく変更することもなくなる．ここでは，培養結果で得られた菌が起因菌なのか汚染菌なのかについて，血液培養のやり方・結果の解釈とともにとり上げる．

症例

　ADL自立した75歳の男性．糖尿病，肺気腫／COPDの既往がある．3日前からの発熱，呼吸困難，咳嗽，粘性喀痰にてER受診．胸部X線上，右上肺野の浸潤影あり．喀痰グラム染色でグラム陰性小桿菌多数．血液培養2セット，喀痰培養提出のうえ，入院加療となった．ERにて抗菌薬セフトリアキソンが投与された．
　救急病棟入院5時間後に酸素化不良が進行し気管挿管のうえ，人工呼吸器管理，輸液負荷・血管収縮薬投与を行いながらICU入室となった．ICUでは輸液継続し，セフトリアキソンに加え，シプロフロキサシン投与を行った．酸素化は改善し，2日目に抜管となった．3日目に再度呼吸困難進行し，泡沫痰多量となり，胸部X線は両肺野浸潤影に加え心拡大あり．非侵襲的人工呼吸器（NIV）装着となった．その時点で再度喀痰培養採取し，抗菌薬をメロペネムに変更した．利尿薬フロセミドおよび血管拡張薬ニトログリセリン使用により酸素化は著明に改善し，4日目にNIV離脱可能となった．5日目に入院時と3日目の喀痰培養結果が戻ってきた．入院時はアンピシリン感受性のインフルエンザ桿菌陽性であったが，3日目の喀痰培養ではカンジダ陽性であった．そのため菌交代に伴う重症カンジダ肺炎との診断でメロペネムを投与しながら，カスポファンギンを追加した．

表1　感染部位に近接した常在菌による汚染源

中　耳	外耳道常在菌による汚染
下気道	上咽頭・口腔内常在菌による汚染
副鼻腔	鼻腔・咽頭常在菌による汚染
膀　胱	尿道・肛門周囲常在菌による汚染
子宮内膜	腟常在菌による汚染
表在性創傷	皮膚，粘膜常在菌による汚染
瘻　孔	皮膚，消化管常在菌による汚染

表2　検体の採取方法

検体	不適切	適　切
口腔内，歯周囲病変	表面のスワブ	組織片，吸引物
褥　瘡	表面のスワブ	組織片，吸引物
静脈瘤潰瘍	表面のスワブ	組織片，吸引物
熱傷創部	表面のスワブ	組織片，吸引物
表在性壊死病変	表面のスワブ	組織片，吸引物
直腸周囲膿瘍	表面のスワブ	組織片，吸引物
骨髄炎瘻孔	表面のスワブ	組織片，吸引物，デブリ組織

※尿カテーテル先端，大腸人工肛門，吐物などは検体として提出しない

表3　処理に問題があり培養に提出すべきでない検体

- 1時間以上室温に放置した尿（一般細菌培養・防腐剤なしの場合）
- 1時間以上室温に放置した便〔原虫・寄生虫 trophozoite（栄養型）検出目的の場合〕
- 1時間以上放置した淋菌検出目的の検体（特別な淋菌用輸送培地に入れていない場合）
- 汚染した可能性のある培養容器に入れた場合
- 破損などの理由で検体が容器から漏出している可能性のある場合
- 異物，口腔内内容物により汚染している場合

1. 検体採取について

　培養結果の適切な解釈のためにはなんといっても検体採取が適切に行われ，細菌検査室で培養が開始されるまで適切に処理される必要がある．

　培養を行う検体については，常に①本来無菌である環境からの採取なのか，②普段から汚染された環境からの採取なのかを意識する必要がある．①については，血液や髄液，胸水，腹水などがあてはまる．そのため，これら本来無菌の部位から菌が培養で陽性になった場合，起因菌である可能性が高い．一方，②は皮膚や上気道，口腔内などである．特に②の場合は，培養結果を鵜呑みにせず，常在菌を拾っているだけではないか（コロナイゼーション，コンタミネーション），起因菌であるかどうかを慎重に検討する必要がある（表1）．

　次に②からの検体における適切な採取方法と不適切な採取方法について，表2を参照してほしい．また培養に提出すべきでない検体について表3にあげる．

　臨床現場で培養によく出される検体の適切な処理については表4にあげる．

表4 よく出される培養検体の適切な取り扱い

① 創 傷
表面のごみを取り除いて採取し，1時間以上処理できない場合は冷蔵庫に入れる．
② 喀 痰
培養は1日1回で十分である．結核菌の検出も3回を超えると感度の向上があまりみられない．咽頭部に存在する唾液ではなく，気管から出る喀痰が必要であり，採取前に義歯を外し，うがいをして口腔内，咽頭をきれいにするとさらによい．また1～2時間以内に細菌室へ運べないときは冷蔵庫に入れる．
③ 尿
中間尿を採取し，嫌気性培養は行わない．また尿カテーテル先端の培養は行わない．蓄尿バッグ内の尿も培養しない．必ず尿培養とともに尿一般検査を行い，白血球とともに判断する．
④ 髄 液
ただちに細菌検査室へ運ぶ．特に髄膜炎菌，インフルエンザ桿菌は低温で死滅するため，冷蔵庫に入れない．
⑤ 血 液
感度は採取量に依存するため10～20 mL提出する．特異度は皮膚の消毒および2セット以上提出すると向上する．冷蔵せず，ただちに細菌検査室へ運ぶ．また血液が十分採取できない場合は好気性ボトルのみに入れる．血液培養の適応は単に発熱38℃以上だけでないことに注意する（後述）．
⑥ 胸水，腹水
ただちに細菌検査室へ運ぶ．

2. 血液培養の取り扱い

　次に入院患者の感染症診療で最も重要な血液培養について，その適応，結果の解釈（特にコンタミネーションか起因菌か）について述べる．

　臨床現場では，特に重症なケースであればあるほど，また入院加療が必要で経静脈的に抗菌薬投与が必要なケースでは，抗菌薬投与前に血液培養2セット採取をルーチンにすることが必要である．血液培養2セットは臨床感染症のルーチン検査の1つといってよい．

1 血液培養の適応ととり方

　よく38℃以上発熱時に血培2セットの約束指示をみることがあるが，発熱時に関係なく表5に示したセッティングでは積極的に血液培養採取を心がける必要がある．

　特に急激に臓器障害が進行し，その原因がはっきりしない場合に血液培養が適応となることに注意する．

　血液培養の感度は採取量に依存し，十分量20 mLを血液培養ボトル（好気，嫌気で1セット）に入れる．そして特異度を上げるために皮膚の消毒をし，2セット以上提出する．また感染性心内膜炎を疑う場合は3セット以上採取するよう心がける．

　皮膚の消毒はアルコール含有の0.5ないし2％のクロルヘキシジン製剤かイソジン消毒で行い，必ず乾燥してから採血を行う．血液培養ボトルのキャップはアルコール消毒ないしイソジン消毒しておく．可能な限り上肢から採取し，汚染しやすい鼠径部（大腿動静脈）は可能な限り避けることが大切である．

　採取後は冷蔵せず，直ちに細菌検査室へ運ぶ．また血液が十分採取できない場合は好気性ボトルのみに入れる．

　血液培養結果で，それが菌血症なのかコンタミネーションなのかの鑑別については表6を参照してほしい．

表5　血液培養の適応

① 発熱，悪寒戦慄（shaking chill）があるとき
② 原因不明の意識障害・せん妄
③ 原因不明の血圧低下
④ 原因不明の代謝性アシドーシス
⑤ 原因不明の心不全
⑥ 原因不明の呼吸不全
⑦ 原因不明の肝不全
⑧ 原因不明の播種性血管内凝固（DIC）
⑨ 原因不明の腎不全
⑩ 原因不明の横紋筋融解症
⑪ 原因不明の低体温
⑫ 原因不明の白血球異常高値・異常低値
⑬ 原因不明の血小板異常高値・異常低値
⑭ 原因不明のCRP異常高値・プロカルシトニン異常高値
⑮ 特に新たな広域抗菌薬に変更せざるを得ない場合

DIC：disseminated intravascular coagulation

表6　血液培養結果が菌血症なのかコンタミネーションなのかの判断のしかた

① 本当の菌血症を示唆する所見
・陽性になるまで1〜2日 ・血液培養2セットで両方にわたって陽性になる場合 ・検出される菌が連鎖球菌（肺炎球菌，A群溶連菌，B群溶連菌，G群溶連菌），黄色ブドウ球菌（MSSA，MRSA），大腸菌，クレブシエラ，髄膜炎菌，カンジダの場合は起因菌として考えるべき
② コンタミネーションを示唆する所見
・陽性になるまで時間がかかる（3〜5日） ・何種類もの菌が陽性 ・検出される菌が皮膚の常在菌：コアグラーゼ陰性ブドウ球菌，バシラス，プロピオニバクテリウム，コリネバクテリウム ・もともとの感染巣と異なる菌が出ている ・臨床像が敗血症を示唆しない

2 血液培養をすべての症例で採取するか？　血液培養結果から推定される感染臓器は？

　培養検体の結果については，一般的に本来無菌状態である部位からの検体なのか，汚染された部位からの検体なのかで結果の解釈は異なる．血液培養の場合も採取部位によって，特にやむを得ず鼠径部から採取した血液培養検体の場合，コンタミネーションの可能性が高くなるため，感染臓器，臨床経過，その他の培養結果も含めて考える必要がある．

　血液培養はルーチンの検査の1つであるため，すべての症例で採取するかどうかを考えるよりも，逆に臨床感染症で血液培養陽性がどの程度の頻度なのかを知ることの方が重要だろうと思う．感染臓器ごとの血液培養陽性率は表7のような報告がある．

　培養結果で陽性となった菌が起因菌であるかどうかを判断するにはどうしたらよいか？それは，感染臓器ごとの検体のグラム染色を同時に行い，その結果と感染臓器の培養結果を照らし合わせ，そのうえで血液培養結果をみるとよい．

　血液培養陽性となりやすい感染臓器ごとの主な起因微生物は表8のとおりであり，特に高齢者

表7 感染臓器ごとの血液培養陽性率

市中肺炎	7〜16%	人工呼吸器関連肺炎（VAP）	24%
細菌性髄膜炎	51〜66%	蜂窩織炎	<5%
壊死性筋膜炎	20〜57%	腎盂腎炎	21〜42%

文献1より引用

表8 血液培養結果から考慮すべき感染臓器

緑色連鎖球菌		深頸部感染症，歯肉膿瘍，感染性心内膜炎
A/B/C/G群溶連菌		カテーテル関連血流感染症，皮膚軟部組織感染症，骨関節感染症
黄色ブドウ球菌		感染性心内膜炎，カテーテル関連血流感染症，皮膚軟部組織感染症，骨関節感染症
腸球菌		腎盂腎炎，感染性心内膜炎，腹腔内感染症（特に胆道系感染症，上部消化管穿孔），カテーテル関連血流感染症
腸内細菌科（大腸菌，クレブシエラ，プロテウスなど）		腎盂腎炎，急性前立腺炎，腹腔内感染症（胆道系感染症，上・下部消化管穿孔），病院内肺炎，皮膚軟部組織感染症（特に血流不全を伴う），カテーテル関連血流感染症
緑膿菌，アシネトバクター，セラチア		病院内肺炎，腎盂腎炎，急性前立腺炎，カテーテル関連血流感染症
嫌気性菌		深頸部感染症，腹腔内感染症（特に下部消化管穿孔），皮膚軟部組織感染症（特に血流不全を伴う）
グラム陽性桿菌：バシラス		胆道系感染症，末梢ライン感染
酵母様真菌	カンジダ	カテーテル関連血流感染症，腹腔内感染症（特に胆道系感染症，上部消化管穿孔）
	クリプトコッカス	髄膜炎，肺炎（特に細胞性免疫低下患者の場合）

や基礎疾患が複数ある患者の重症感染症では血液培養結果が感染臓器を推定するヒントを与えてくれることもある．

3. 検体の培養結果の適切な解釈には感染臓器とその起因微生物の想定が最も大切

　本来無菌状態である部位からの検体なのか，汚染された部位からの検体の培養かで結果の解釈は異なり，血液を含む無菌状態である部位からの検体はコンタミネーションでなければ起因菌の可能性が高く，培養結果と感染臓器の検討・治療反応性の有無を総合して，治療薬を適宜継続，追加，変更していけばよい．

　それでは汚染された部位からの検体で，培養結果で陽性となった菌が起因菌であるかどうかを判断するにはどうしたらよいか？それは，培養採取と同時に検体のグラム染色を行うことで解決する．① 検体のグラム染色結果と ② 感染臓器ごとにリストアップされた起因微生物を踏まえて，検体の培養結果を考えることである．

　このとき，以下のような点を総合的に判断する．

① 培養で陽性となった菌がグラム染色の結果と一致するかどうか
② その感染臓器の起因微生物となるかどうか
③ 臨床的に感染症を起こしている所見があるかどうか

決して培養結果のみ鵜呑みにして，抗菌薬を選んではいけない．

特に普段から汚染された部位（喀痰，ドレーン排液，褥瘡など）からの検体では，培養が陽性でも単なる常在（コロナイゼーション），汚染（コンタミネーション）の可能性がある．そのため，局所感染徴候を十分検討して炎症や臓器障害の有無を見極める必要がある．

その一方で，起因菌が必ずしも培養で検出されない場合もある．嫌気性菌は培養陽性とならないことが多い．そのため，誤嚥性肺炎，腸管穿孔による腹膜炎，糖尿病性足病変，深頚部感染症（顎下膿瘍，Lemierre症候群，扁桃周囲膿瘍など）では，嫌気性菌が培養で陽性とならなくても嫌気性菌カバーは行う必要がある．

臨床感染症の診断・治療において，市中感染症では主な起因微生物は決まっている．"グラム陽性球菌（GPC）なら○○，グラム陰性桿菌（GNB）なら××"というように分割してリストアップすることが大切であり，表9を常に意識して感染症診療を行うとよいだろう．

4. 培養結果のMICのみかた，考えかた

最後に，臨床現場で苦手な人が多いと思う培養結果のMIC（minimum inhibitory concentration：最小発育阻止濃度），感受性の読みかたについてMIC症例をもとに考えてみたいと思う．

MIC症例

70歳の寝たきりの女性．尿バルーン留置しているが，尿路感染症にて入退院をくり返している．2日前からの発熱，腰痛，膿尿にてER受診．カテーテル関連尿路感染症として，尿バルーン交換のうえ，抗菌薬開始し入院加療となった．

尿グラム染色で小型のグラム陰性桿菌がみられ緑膿菌を疑い，レジデントは欧米の感染症マニュアルに書いてあるとおりピペラシリンを選択し，上級医の指示に従って1回2gを2回/日で治療を開始した．

血液培養，尿培養ともにグラム陰性桿菌陽性，その後，緑膿菌と判明したがピペラシリンは効果に乏しく，感受性結果が返ってきた．

ケースの感受性結果

	MIC	
AZT（アズトレオナム）	4	S
PIPC（ピペラシリン）	8	S
IPM/CS（イミペネム・シラスタチン）	2	S
MEPM（メロペネム）	≦0.25	S
CTX（セフォタキシム）	≧64	R
CAZ（セフタジジム）	≦1	S
CFPM（セフェピム）	≦1	S
AMK（アミカシン）	≦2	S
GM（ゲンタマイシン）	2	S
MINO（ミノサイクリン）	≧16	R
LVFX（レボフロキサシン）	≦0.25	S
CPFX（シプロフロキサシン）	≦0.25	S
ST（トリメトプリム・スルファメトキサゾール）	80	R

S：感受性あり，R：感受性なし

表9 市中感染症での感染臓器と主な起因微生物

① 中枢神経─特に細菌性髄膜炎		GPC…肺炎球菌，GNC…髄膜炎菌，GNB…インフルエンザ桿菌など
② 副鼻腔炎		GPC…肺炎球菌，黄色ブドウ球菌，GNB…インフルエンザ桿菌，GNC…モラクセラ・カタラーリスなど
③ 中耳炎・外耳炎	中耳炎	GPC…肺炎球菌，GNB…インフルエンザ桿菌，GNC…モラクセラ・カタラーリスなど
	外耳炎	GPC…黄色ブドウ球菌，GNB…緑膿菌，Fungi…カンジダ，アスペルギルスなど
④ 咽頭炎		GPC…A群溶連菌
⑤ 肺炎		GPC…肺炎球菌，GNB…インフルエンザ桿菌，レジオネラ，GNC…モラクセラ・カタラーリス，その他…肺炎クラミジア，肺炎マイコプラズマなど
⑥ 感染性心内膜炎		GPC…黄色ブドウ球菌，緑色連鎖球菌，腸球菌など
⑦ 腸管内感染症（いわゆる急性下痢症，細菌性腸炎）		GNB…腸炎ビブリオ，コレラ菌，カンピロバクター，非チフス性サルモネラ，エルシニア，赤痢，腸管毒性大腸菌（ETEC），腸管出血性大腸菌（EHEC）など
⑧ 腹腔内感染症〔胆道系感染症（胆囊炎，胆管炎），虫垂炎，憩室炎，消化管穿孔による腹膜炎〕		GPC…腸球菌，GNB…腸内細菌科：大腸菌，プロテウス，クレブシエラ，エンテロバクター，Anaerobes…バクテロイデス・フラジリスなど
⑨ 尿路感染症・腎盂腎炎		GPC…腸球菌，腐性ブドウ球菌，GNB…腸内細菌科：大腸菌，プロテウス，クレブシエラ，エンテロバクターなど
⑩ 骨盤炎症性疾患（pelvic inflammatory disease：PID）		GPC…B群溶連菌，腸球菌，GPB…ガードネレラ・バギナリス，GNC…淋菌，GNB…腸内細菌科：大腸菌，プロテウス，クレブシエラ，エンテロバクターなど，Anaerobes…嫌気性連鎖球菌，バクテロイデス・フラジリス，その他…クラミジア・トラコマティスなど
⑪ 前立腺炎		GPC…腸球菌，GNB…腸内細菌科：大腸菌，プロテウス，クレブシエラ，エンテロバクターなど
	※性行為感染症STIとしての前立腺炎の場合：	GNC…淋菌，その他…クラミジア・トラコマティス
⑫ 肛門周囲膿瘍		GPC…腸球菌，GNB…腸内細菌科：大腸菌，プロテウス，クレブシエラ，エンテロバクターなど，Anaerobes…バクテロイデス・フラジリスなど
⑬ 皮膚感染症		GPC…黄色ブドウ球菌（MSSA，MRSA），連鎖球菌（A，B，C，G群）
	※血流障害を伴う皮膚感染症の場合	GPC…黄色ブドウ球菌（MSSA，MRSA），連鎖球菌（A，B，C，G群），腸球菌，GNB…腸内細菌科：大腸菌，プロテウス，クレブシエラ，エンテロバクターなど，ブドウ糖非発酵菌：緑膿菌，Anaerobes…バクテロイデス・フラジリスなど
⑭ 関節炎	※化膿性関節炎	GPC…黄色ブドウ球菌（MSSA，MRSA），A群溶連菌
	※淋菌性関節炎	GNC…淋菌
⑮ カテーテル関連血流感染（＝中心静脈カテーテル感染）		GPC…黄色ブドウ球菌（MSSA，MRSA），表皮ブドウ球菌（MSSE，MRSE），腸球菌，GNB…緑膿菌，腸内細菌科：大腸菌，プロテウス，クレブシエラ，エンテロバクターなど，Fungi…カンジダなど

（GPC：グラム陽性球菌，GPB：グラム陽性桿菌，GNC：グラム陰性球菌，GNB：グラム陰性桿菌，Anaerobes：嫌気性菌，Fungi：真菌）

　　上級医はMIC値の低いレボフロキサシン点滴に変更するように勧めた．レボフロキサシンに変更したところ2日後に解熱し，「MICがSでもMIC値が低い抗菌薬を選ばないと効かないんだよ」と上級医．

　培養結果の感受性の試験は，拡散法と希釈法にわかれる．拡散法には，ディスク法として，① ディスク拡散法（CLSI準拠法），② E test法，③ 昭和ディスク法などがある．また希釈法には，① 寒天平板希釈法，② 液体培地希釈法（試験管法，微量液体希釈法）がある．
　国内では液体培地希釈法の微量液体希釈法が採用されている施設が大部分であり，ここでは頻

繁に使用される微量液体希釈法について簡単にとり上げる．

　これはMICの評価が可能であり，MIC値を判定基準と照らし合わせて感受性を判定する．このときのMIC値は，抗菌薬の抗菌力を表す指標の1つであり，抗菌薬の2倍希釈系列を作成した培地中に一定量の検査菌を接種して一晩培養し，菌の発育を肉眼で観察し，菌の発育を認めない最小の抗菌薬濃度と定義されている．

　MIC値のみではその抗菌薬が治療薬として適切かどうかはよくわからないため，MIC値から治療薬の有効性を判定するための基準＝ブレイクポイント（breakpoint）が必要になる．

　報告書に記載されている感受性結果（S：感受性あり，I：中間，R：感受性なし）の多くは，米CLSIのブレイクポイントに基づいている（CLSI：Clinical and Laboratory Standards Institute，旧称NCCLS）．日本独自のブレイクポイントも日本化学療法学会から設定されている．

　米CLSIのブレイクポイントについては，①菌種別に詳細な規定がつくられている（菌種と薬剤の組合わせで判定），②感染臓器は考慮されていない，③感受性（S：susceptible），中間（I：intermediate），耐性（R：resistant）の3点表記，④合議制で決定されるため適宜更新される，⑤米国での標準的な抗菌薬の用法用量にしたがって設定されている，ことがポイントである．

　特に米CLSIのブレイクポイントで記載されたこの感受性報告書を読む場合の注意点として，下記の3点が非常に重要である．

①感染臓器は考慮されていない
②薬剤間での比較は想定されていない（＝いわゆる「感受性結果の縦読み」は絶対にしてはいけない！）
③米国の標準的な薬剤投与法を想定しての基準である（＝国内の保険適応用量が全く異なる場合がある！）

　特に③の，米国の標準的な薬剤投与法を想定しての感受性検査結果であるということには再度注意すべきである．

　今回提示した緑膿菌による尿路感染症のケースでの培養結果でMICの考え方，そして抗菌薬変更をした理由が妥当かどうかについて検討すると，感受性のあるピペラシリンは一見効果がなかったようにみえる．しかしβラクタム系抗菌薬－特にペニシリン系－は，以前は"不気味なくらい"国内投与量が世界標準から少なく設定されていた〔日本以外での標準的な投与量：ピペラシリン1回2〜4gを4〜6時間ごと→1日投与量12〜24g（現在は国内でも1回4gを1日4回まで，最大量16g/日に変更されている）〕ことに注意が必要である．このケースの上級医の最初の投与量指示では過少投与量となっている．

　そのため，投与量を考慮せずして，「感受性結果がSの抗菌薬のなかでもMICが小さいものを選択する」により抗菌薬同士を縦読みして比較してはいけない．実際の現場では，「感受性結果がSである」ことを確認し，「『サンフォード感染症治療ガイド』など米国での標準的な抗菌薬の用法用量」を知ったうえで，感染臓器や患者の年齢・Cr値を考慮した抗菌薬選択・投与量設計を行わなければいけない．

5. 症例ではこう考える

　インフルエンザ桿菌による重症市中肺炎のケースであるが，治療開始時はよいものの途中から

何かがヘン？な印象を受ける．このケースのように培養結果に振り回されて抗菌薬を次から次へと変更したり，不要な抗菌薬，抗真菌薬を追加したりというプラクティスは日常臨床の現場で実際には意外と多い．

市中肺炎では，肺炎球菌，インフルエンザ桿菌，モラクセラ・カタラーリス，肺炎クラミジア，レジオネラ，マイコプラズマの6菌種をカバーするように抗菌薬を選択する．

肺気腫/COPDの既往のある成人市中肺炎で喀痰からグラム陰性小桿菌，という時点でインフルエンザ桿菌による肺炎の可能性がまず示唆される．そのため，感受性結果が出るまで3世代セフェムのセフトリアキソンで治療開始することは妥当である．初日に状態が悪化し，非定型であるレジオネラ，肺炎クラミジア，マイコプラズマまでカバーすべく，（培養結果が得られるまで）シプロフロキサシンを併用したことも妥当である．

3日目に急激に悪くなった理由を症状・経過から考えると，治療による感染コントロールおよび炎症の改善により，間質から血管内に水分が戻ったことに対してのうっ血性心不全合併だった可能性が高い（血管拡張薬，利尿薬への反応から）．この際に抗菌薬治療中のグラム染色なしの喀痰培養は行うべきではなく，また培養結果のカンジダは非常に特殊な場合を除き肺炎を起こすことがないのを知っていれば抗真菌薬併用の臨床判断はまずいことに気づくだろう．

Advanced Lecture

1 培養を行ってはいけない検体

今まで適切な検体採取・培養について述べてきたが，その一方で，むやみやたらに培養検体を採取しないことも重要である．

例えば，咽頭痛がないのに鼻腔培養，咽頭培養を行い，呼吸器感染症の徴候がないのに喀痰培養をくり返す，といったことは無意味であり，行うべきではない．

培養を行ってはいけない検体は以下の通りである．

① 改善も悪化もしない肺炎の喀痰，抗菌薬治療中の喀痰
② ドレーン排液
③ 入院患者の下痢便
④ 慢性骨髄炎の瘻孔のスワブ
⑤ 肉芽形成のよい褥瘡
⑥ 咽頭痛のない咽頭培養
⑦ 臨床的にカテーテル関連血流感染を疑っていない場合の中心静脈カテーテル抜去時のカテーテル先端

2 喀痰培養結果の解釈

上記のとおり改善も悪化もしない肺炎の喀痰培養や，肺炎治療中のグラム染色抜きの喀痰培養のみは，臨床判断を不適切にするため行うべきではない．やむをえず培養してしまった（！）場合，喀痰培養で以下の微生物が陽性となった場合は起因微生物とは考えるべきではなく無視すべきである．

① グラム陽性球菌：表皮ブドウ球菌，腸球菌
② 真菌：カンジダ
③ グラム陽性桿菌：ノカルジア，炭疽菌（Bacillus anthracis），コリネバクテリウム以外

おわりに

　検体のグラム染色，培養を提出し，治療を開始する時点で，可能な限り ① 感染臓器の推定，② 起因微生物の推定，を各自で行い，それをもとに抗菌薬を選択する習慣をつけるとよい．そして培養結果が戻ってきたときに当初考えていた感染臓器，起因微生物があたっていたかどうか，選択した抗菌薬が妥当であったかどうかを検討することを怠らないことが，臨床感染症に強くなるためには遠回りのようで近道だと思う．

文献・参考文献

1) 笠原 敬：血液培養，「感度と特異度からひもとく感染症診療の Decision Making」（細川直登/編），文光堂，2012
2) 「レジデントのための感染症診療マニュアル 第3版」（青木 眞/著），医学書院，2015
3) 「A Guide to Specimen Management in Clinical Microbiology」（Miller JM），ASM Press，1996
4) 大野博司：予期しない検査異常（パニック値）に対応する 血液培養陽性，「特集 エマージェンシーの予兆を察知する —リスクを評価し危機に備える」，medicina，50：672-675，2013

プロフィール

大野博司（Hiroshi Oono）
洛和会音羽病院 ICU/CCU
人生のかなりの部分生きてきました．努力，前向きの姿勢，まわりへの感謝の気持ちを忘れずに残された日々，自分にできることは何かと問い続けながら一生懸命走っていきます．医師のあまりの責任の重さを痛感しながら，よくなっていく方，そしてわるくなっていく方にも目を背けることなく自分のベストを尽くせればと思う日々が続きます．

第3章 検査のここが知りたい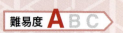

6. 無菌性髄膜炎をみたらどんな疾患を考えるか？

大路 剛

● Point ●

- 無菌性髄膜炎では感染症以外にも膠原病，悪性腫瘍，薬剤性などが原因となる
- 感染症によるものでは特に急性HIV感染と結核と真菌（クリプトコッカス）が重要
- SLEなど膠原病血管炎症候群患者では要注意．免疫抑制状態が原因の日和見病原体による髄膜炎，薬剤性髄膜炎，SLE自体による髄膜炎などさまざまな原因がある

はじめに

　一般に無菌性髄膜炎（aseptic meningitis）とは，臨床的に頭痛などの髄膜刺激症状を認め，臨床検査で髄液細胞数増加などの髄膜炎の所見を認めるにもかかわらず，通常の細菌培養で診断できない髄膜炎の総称である．しかし，医学用語としての定義は曖昧であり，実際，感染症診療のバイブル的存在である "マンデル（Principles and Practice of Infectious Diseases）" の急性髄膜炎の項でもきちんと定義づけられているわけではない[1]．ここでは "項部硬直と発熱" で来院し，髄液穿刺で髄膜炎と診断，翌日に "髄液培養と血液培養から肺炎球菌が分離される" 典型的な急性細菌性髄膜炎以外の髄膜炎として考えてみる．

症例

　38歳女性，35歳の折にループス腎炎から全身性エリテマトーデス（systemic lupus erythematosus：SLE）を診断された．この1年はプレドニゾロン20 mg/日の内服にて経過は良好であった．3日前から頭痛と微熱を訴え，次第に増強するため，救急外来を受診した．亜急性髄膜炎を疑い，髄液穿刺を施行した．細胞数600/μL（単核球540/μL），初圧30 cmH$_2$O，髄液タンパク100 mg/dL，髄液糖60 mg/dL（血糖100 mg/dL）であった．グラム染色，抗酸菌染色，墨汁染色は陰性であった．脳炎症状は認めなかった．リステリア髄膜炎も考慮したが，髄液クリプトコッカス抗原が陽性であったことからクリプトコッカス髄膜炎と診断．当初の髄液培養からもクリプトコッカスが培養された．リポソームアムホテリシンBとフルシトシンを開始．経過は良好であり，治療開始後5日目の髄液培養では陰性化した．これらの薬剤を4週間継続したうえでフルコナゾール内服にて維持療法を行うこととなった．

1. 判断するうえで何を考慮すべきか

まず，この症例で髄膜炎を疑うかどうかが問題となる．3日間続く頭痛と発熱を主訴としており，病歴からは急性髄膜炎らしくはない．やや亜急性の頭痛の経過から髄膜炎だとすると亜急性髄膜炎と考えるべきだろう．ここで髄液穿刺を行う前に亜急性髄膜炎の鑑別をあげてみる．

注意すべきキーワードとしては ① 頭痛，② 発熱に加え，③ 細胞性免疫不全患者（プレドニゾロン20 mg/日），④ 基礎疾患としてのSLEの存在がある．

上記を考慮したうえで鑑別診断としてあがりうるのは何だろうか？

1 感染症ならば？

① 細菌性髄膜炎

経過からは急性髄膜炎，特に肺炎球菌やインフルエンザ桿菌などによるものは考えにくい．亜急性の経過をとりうる原因細菌としては**リステリア，ライム病**や**リケッチア感染症**などが鑑別にあがる．また感染性心内膜炎（infectious endocarditis：IE）による脳塞栓に伴う髄膜炎などもやや亜急性の経過をとりうることがあり注意が必要である．

② 抗酸菌性髄膜炎

どの部位の感染症でも，日本在住なら結核性髄膜炎は必ず考慮すべきである．プレドニゾロン15 mg/日以上の内服を1カ月以上続けることでリスクが上がる[2]．

③ 真菌性髄膜炎

日本ではクリプトコッカス髄膜炎を最も考慮すべきである．もし海外渡航歴，居住歴があれば**ヒストプラズマ症**（histoplasmosis：北米，東南アジア），**パラコクシジオイデス症**（paracoccidioidomycosis：中南米），**コクシジオイデス症**（coccidioidomycosis：北米）なども鑑別微生物に入れるべきである．

④ 寄生虫性髄膜炎

渡航歴がない国内症例であれば川魚の生食歴（gnathostomiasis：**顎口虫症**），ヤシガニやカタツムリの生食（angiostrongyliasis：**広東住血線虫症**），など国内だけでも寄生虫性の髄膜炎が起こりうる可能性はあるが，相対的には非常に稀である．しかし，**好酸球性髄膜炎**であれば鑑別診断の筆頭にあがるので覚えておいて損はない．

⑤ ウイルス性髄膜炎

単純ヘルペス，水痘帯状疱疹ウイルス，ムンプスウイルスなどが，治療可能で診断がつきうるウイルス性髄膜炎としては代表的である．それ以外ではコクサッキーウイルスやエンテロウイルスなども髄膜炎の原因となりうるが，商業ベースでの診断は一般に困難である．通常は**ヘルペス髄膜炎とその他のウイルス性髄膜炎**というように考えていてよいだろう．また**ヘルペス脳炎**の有無は後遺症の点から重要であり常に念頭においておくべき疾患である．ちなみにヘルペス脳炎はHSV-1，ヘルペス髄膜炎は主にHSV-2によって引き起こされる[3]．特に再発性無菌性髄膜炎として有名なモラレ髄膜炎はHSV-2によるものが大半であると考えられている[4]．また**HIVの急性感染期**は無菌性髄膜炎として発症することもあるので鑑別診断に入れておくべきであろう．

2 悪性腫瘍ならば？

① 原発性中枢神経悪性リンパ腫（primary central nerve system lymphoma：PCL）

リンパ腫細胞であるので髄液検体で一見単核球が上昇しており，まさに"無菌性髄膜炎"にみえてしまう．細胞診もかならず提出するのはもちろんだが，同時にフローサイトメトリーなどに

ついても2回目以降の髄液採取の際にでも提出するべきである．Hodgkinリンパ腫の中枢浸潤では好酸球の上昇が認められることもある．

② 癌性髄膜炎
転移性癌による髄膜炎も当然細菌培養などが陰性であり，いわゆる"無菌性髄膜炎"として重要な原因の1つである．診断はやはり細胞診が決め手となる．もちろん癌の病歴も疑うきっかけになるので聞きとりは重要であろう．

3 膠原病血管炎症候群（自己免疫性）では？

① SLE
膠原病血管炎症候群で無菌性髄膜炎を起こすものとして有名である．

② Behçet病
神経Behçet病の一貫として無菌性髄膜炎を起こす．

③ サルコイドーシス
中枢神経サルコイドーシスの多くで無菌性髄膜炎が認められる．

4 薬剤性ならば？
また忘れがちなのが薬剤性の髄膜炎である．

① 非ステロイド系抗炎症薬
イブプロフェンなどの非ステロイド系抗炎症薬で無菌性髄膜炎を起こすことが知られている．

② 抗悪性腫瘍薬
高用量のシタラビン投与などが有名だが，救急外来で出会うことはまずないだろう．

無菌性髄膜炎の代表的な鑑別診断を表にまとめる．

2. 判断の分かれ目となるポイントでの指標

無菌性髄膜炎と判断するには，少なくともすぐに抗菌薬，抗真菌薬や抗ウイルス薬を投与すべき疾患を極力除外することが必要である．ポイントとなる項目ごとに述べる．

1 細胞数，髄液糖，髄液タンパク数

細胞数が500/μL以下で半分以上がリンパ球でタンパク上昇が80〜100 mg/dL，かつ，髄液糖が血糖値の2/3以上あり低下していないことなどがあれば，いわゆる無菌性髄膜炎で治療がすぐには必要でない（または有効な治療法がないウイルス性髄膜炎）と判断してもいいかもしれない．しかし，結核性髄膜炎では細胞数が500/μL以下のこともあるので注意が必要である．

2 抗酸菌染色と抗酸菌培養と結核菌核酸増幅検査

結核性髄膜炎を疑う際には必須の検査であるが，いずれも感度は低い．抗酸菌染色で感度58％程度，培養で感度71％程度とする報告もある[6]．また古典的なPCRなどの核酸増幅検査ですら感度56％程度である[7]．いずれも陰性でrule outに使用するのは困難である．広範囲定量的Nested PCRなど[8]新しい核酸増幅検査も登場しているものの，広く保険適応検査として使用す

表　無菌性髄膜炎の鑑別診断

	一般的	時に	稀
ウイルス性	単純ヘルペスウイルス2型 コクサッキーウイルス エコーウイルス HIV Lymphocytic choriomeningitis virus ムンプスウイルス エンテロウイルス	サイトメガロウイルス EBウイルス 水痘帯状疱疹ウイルス 単純ヘルペスウイルス1 麻疹ウイルス 風疹ウイルス	ロタウイルス インフルエンザウイルス 日本脳炎ウイルス
細菌性	硬膜外膿瘍 治療途中の細菌性髄膜炎 レプトスピラ ライム病 感染性心内膜炎	梅毒 リケッチア ブルセラ クラミジア属	リステリア マイコプラズマ ノカルジア アクチノマイセス
抗酸菌性	結核		
真菌		クリプトコッカスネオフォルマンス コクシジオイデス症 ヒストプラズマ症	カンジダ症 アスペルギルス症 ブラストマイセス症 スポロトリコーシス症
寄生虫		広東住血線虫症 トキソプラズマ症	旋毛虫症 豚回虫症 顎口虫症
薬剤	イブプロフェン	アザチオプリン NSAIDs ST合剤	
悪性腫瘍	悪性リンパ腫 白血病 転移性癌性髄膜炎		シタラビン
自己免疫性		サルコイドーシス Behçet病 SLE	Vogt-小柳-原田病
その他		類上皮のう胞 ワクチン接種後	

文献5を参考に，日本国内にあわせて作成

ることはまだできない．

3 墨汁染色

クリプトコッカス髄膜炎の診断においては有用であるとされている．しかし，HIV非感染患者で感度50％程度とされるのでrule outには不十分であろう[9]．

4 クリプトコッカス抗原

ラテックス凝集反応を利用するものが本邦では一般的である．髄液抗原では感度93〜100％程度とされ[9]，無菌性髄膜炎では一緒に提出しておいた方がよい．特異度については*Trichosporon asahii*（*T. beigelii*）などと交差抗原を有していることがある[10]．クリプトコッカス髄膜炎のrule outに使用しうる検査である．ただし，HIV感染，HIV非感染ともクリプトコッカス抗原陰性のクリプトコッカス髄膜炎は存在するので非常に悩ましい疾患である[11]．

5 HSV PCR

HSV-1による脳炎の除外目的で測定されることが多い．ヘルペス脳炎における感度は高い．脳

生検によるウイルス培養陽性をGold standardとして感度98％，特異度はおそらく100％という報告がある[12]．

ヘルペス髄膜炎における感度ははっきりとしない．しかし，脳炎を少しでも疑うならばアシクロビルを投与しながらHSV PCRの結果を待つべきであろう．

6 梅毒

梅毒を血清学的に診断している場合，髄液での無菌性髄膜炎の鑑別に神経梅毒を加えるべきである．神経梅毒の有無は治療の選択に影響する．古典的に髄液の非トレポネーマ検査（RPR法やVDRL法）で診断する．しかし，日本では髄液中VDRL検査は困難であり，RPR法で代用されるが感度が劣るため，米国では推奨されていない[13]．しかし，近年，日本では多くの医療機関や検査機関においてガラス板法でなくラテックス凝集法でこれらの検査が測定されるようになっており，単純に比較できない．トレポネーマ検査であるFTA-ABS法などの陰性尤度比は高いが，陽性の場合は中枢神経外からの移行もあるので判断が難しい．

3. 特に注意すべきこと

① 急性HIV感染の症状の一環として無菌性髄膜炎を起こすことがままある．早期のHIV診断が重要であることは言うまでもない．必ず，鑑別診断には入れておくべき．
② 治療可能な細菌性髄膜炎の治療が遅れないようにすべき．経過が長くてもリステリアは特に免疫不全患者では注意が必要．
③ 最終的に結核性髄膜炎のrule outは非常に困難．髄液穿刺のfollowで細胞数の低下など改善が認められず，逆に悪化するような原因不明無菌性髄膜炎では抗結核療法開始も考慮すべきである．

おわりに

無菌性髄膜炎と診断してもその後，治療を開始するかしないか，治療を開始するとすればどこまでカバーすべきかなど非常に悩ましい．判断に迷えば，入院して経過観察するのが無難かと思われる．

文献・参考文献

1) Tunkel AR, et al：Acute Menigitis.「Mandell, Douglas, and Bennett's Principles and Practice of Infectious Diseases 8th ed」（Bennett JE, et al, eds）, pp1097-1137, Churchill Livingstone, 2015
2) Targeted tuberculin testing and treatment of latent tuberculosis infection. American Thoracic Society. MMWR Recomm Rep, 49：1-51, 2000
3) Kupila L, et al：Etiology of aseptic meningitis and encephalitis in an adult population. Neurology, 66：75-80, 2006
4) Tedder DG, et al：Herpes simplex virus infection as a cause of benign recurrent lymphocytic meningitis. Ann Intern Med, 121：334-338, 1994
5) Connolly KJ & Hammer SM：The acute aseptic meningitis syndrome. Infect Dis Clin North Am, 4：599-622, 1990

6) Thwaites GE, et al：Improving the bacteriological diagnosis of tuberculous meningitis. J Clin Microbiol, 42：378-379, 2004
7) Pai M, et al：Diagnostic accuracy of nucleic acid amplification tests for tuberculous meningitis：a systematic review and meta-analysis. Lancet Infect Dis, 3：633-643, 2003
8) Takahashi T, et al：Novel wide-range quantitative nested real-time PCR assay for Mycobacterium tuberculosis DNA：development and methodology. J Clin Microbiol, 46：1708-1715, 2008
9) Tanner DC, et al：Comparison of commercial kits for detection of cryptococcal antigen. J Clin Microbiol, 32：1680-1684, 1994
10) McManus EJ & Jones JM：Detection of a Trichosporon beigelii antigen cross-reactive with Cryptococcus neoformans capsular polysaccharide in serum from a patient with disseminated Trichosporon infection. J Clin Microbiol, 21：681-685, 1985
11) Laurenson IF, et al：Microscopy and latex antigen negative cryptococcal meningitis. J Infect, 36：329-331, 1998
12) Lakeman FD & Whitley RJ：Diagnosis of herpes simplex encephalitis：application of polymerase chain reaction to cerebrospinal fluid from brain-biopsied patients and correlation with disease. National Institute of Allergy and Infectious Diseases Collaborative Antiviral Study Group. J Infect Dis, 171：857-863, 1995
13) Workowski KA & Bolan GA：Sexually transmitted diseases treatment guidelines, 2015. MMWR Recomm Rep, 64：1-137, 2015

プロフィール

大路　剛（Goh Ohji）
神戸大学大学院医学系研究科 微生物感染症学講座 感染治療学分野
神戸大学都市安全研究センター リスクマネジメント分野
専門：感染症一般，消化器内科一般，渡航医学，熱帯医学，感染制御医学，労働安全衛生
兵庫県の北ではさまざまな種類の唐辛子やその関連商品（ガランマサラ，ラー油）が手に入ります．
ハバネロやブートジョロキアの向こう側が見たい方にはお勧めです．

第3章 検査のここが知りたい　難易度 A B C

7. 尿円柱の腎実質性疾患に対する診断特性は？

福間真悟

Point

- 各種尿円柱の疾患特異的な所見が知られているが，尿円柱の診断特性（感度・特異度）についての知見は不十分である
- 赤血球円柱は活動性の糸球体腎炎・血管炎で特異度が高く，この所見があればrule inできる．しかし，感度が低いため，この所見がないからといってrule outはできない

はじめに

　腎実質性疾患は，障害される部位によって糸球体疾患，血管疾患，尿細管・間質性疾患に大別される（表）．（注：本稿での腎実質性疾患は，内科疾患のみを対象としており，腎細胞癌などの泌尿器科疾患は解説していないので，他書を参考にしてほしい）．

　障害部位による分類は尿円柱の責任病変の解釈においても役立つ．腎実質性疾患の多くは無症状で，特徴的な身体所見は少ない．まず**的確な病歴聴取**によって妥当な検査前確率を推定することが重要である．次に行われることが多い尿検査は古典的だが有用な情報も多く簡便・安全な検査である．しかし，尿検査のなかでも特に**尿円柱の診断特性については，あまり知られていない**．

　腎実質性疾患の診断は，ともすれば，網羅的な検査が行われてしまう．また，診断は腎生検の結果がすべてで，腎組織が読めないと腎実質性疾患は診療できないという誤解も生まれてしまう．**腎実質性疾患の診断プロセスはどうなっているのか，各種検査の意義はどう考えればいいのか**．本稿では，尿円柱の診断特性に焦点をあてて解説する．

症例

　22歳女性，無症状．数年前から学校健診で尿タンパク・尿潜血陽性を指摘されていたが放置していた．就職前の健診で尿タンパクを再度指摘され受診した．尿検査を施行すると，尿タンパク＋，尿潜血＋，尿沈渣にて赤血球円柱，顆粒円柱が認められた．

1. 尿円柱はどこでどのように形成されるか？

　尿円柱は通常，尿が最も濃縮され酸性である集合管で形成され，Tamm-Horsfallムコタンパクを主成分とする基質をもつ．尿細管腔内に細胞（白血球，赤血球，尿細管上皮細胞）がないと尿

表 腎実質性疾患の種類

1. 糸球体疾患
・糸球体腎炎
2. 血管疾患
・高血圧性腎硬化症
・全身性血管炎
・血栓性微小血管症
3. 尿細管・間質性疾患
・急性尿細管壊死
・多発性嚢胞腎
・間質性腎炎

円柱は基質のみで形成され硝子円柱となる．尿細管腔内に細胞が存在すると，細胞円柱が形成される．つまり円柱内に細胞が存在する場合，その細胞は糸球体から集合管の間に由来すると考えられる．

2. 尿円柱の診断特性はどこまでわかっているか？

尿円柱の診断特性を検討する場合，いくつか問題がある．

■1 検査の質が一定でない可能性

検体採取，尿沈渣作成，結果判定の3つの段階でばらつきが生じ検査の性能に影響する．観察者間での結果判定のばらつき（観察者間変動）についての研究では，普段から尿所見をよく診ているはずの腎臓内科医でさえ，ばらつきが大きく再現性が低いことが報告されている[1]（ということはオーベンによって結果が異なっている？）．

ここでの「ばらつき」は誤差とも言い，ランダムに起こる偶然誤差とある一定の方向性をもって発生する系統誤差がある．これらを少なくするために，検査の手法を標準化する必要がある．

■2 ゴールドスタンダードは腎生検

腎実質性疾患の確定診断は腎生検により行われることが多い．しかし，腎生検自体の診断特性についての研究も少ない．腎生検はサンプリングテストであり，両腎合わせて約200万個の糸球体のうち，数十個を観察しているに過ぎないため，偽陰性の可能性が存在する（腎生検は万能ではない！）．そして腎生検は侵襲を伴うため，必要のない患者に行うことは御法度である．

■3 対象集団によって感度は大きく異なる

腎実質性疾患は多様な疾患の集合である．さらに1つの糸球体腎炎の組織型（例えばIgA腎症）のなかでも疾患活動性によって尿検査所見は大きく異なる．

以上の理由から，尿円柱の診断特性に関する有用な情報はほとんど存在しないのが，現状である．

では，以下の質問に答えることはできるだろうか？

質問①：尿円柱の検査は診断プロセスのなかでどのような位置づけか？
質問②：尿円柱の結果から腎生検検査前確率はどのように変わるか？
これらの質問について考えながら，以降をみていこう．

3. 各種尿円柱の意義は？

尿円柱の種類と意義について解説する．健常者にも認められる円柱がある一方，腎実質性疾患に特有な円柱も多い（各種円柱の写真は教科書を確認してほしい[2, 3]）．

1 硝子円柱

- 細胞成分がなく基質のみ．濃縮尿や利尿薬使用中によくみられ，健常者でも観察される．これだけでは**病的意義はなし**．

2 赤血球円柱

- 基質＋赤血球．糸球体でのボウマン嚢への出血を意味する．**経過中に1個でも認めれば活動性の糸球体腎炎・血管炎を示唆する**．しかし，これがないからといって糸球体疾患が除外されるわけではない．
- つまり，特異度が高くrule inに向いているが，感度は低いためrule outには向いていない．

3 白血球円柱

- 基質＋白血球．感染・炎症が腎にあることを意味する．急性腎盂腎炎，尿細管・間質性腎炎で認める．
- 白血球の分画も重要．**好酸球円柱はアレルギー性急性間質性腎炎を示唆する**．検出には特殊染色（Hansel染色など）が必要である．

4 上皮円柱

- 基質＋尿細管上皮細胞．尿細管・間質性腎炎，タンパク尿を伴う糸球体腎炎で認める．
- **タンパク尿を伴う糸球体腎炎では，尿細管細胞は脂肪変性を起こし，脂肪滴が細胞質内に出現**（卵形脂肪体，偏光顕微鏡でマルタの十字架）．この所見は，特異度が高くrule inに向いているが，感度は低いためrule outには向いていない．

5 顆粒円柱，蝋様円柱

- 基質＋細胞が変性したもの．病期進行とともに数，大きさが増す．
- さらに大きくなるとブロードキャスト（幅広円柱）．腎障害の進展に伴う尿細管の代償性肥大を示唆する．

4. 腎実質性疾患の診断の流れ

糖尿病がある場合は，非典型的な尿所見をきたす場合（例えば，尿潜血が多い場合，糖尿病早

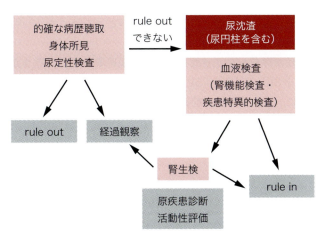

図 糖尿病がない尿検査異常患者における診断の流れ

期において高度タンパク尿を示す場合）を除いて，糖尿病性腎症による腎障害と臨床的に診断され，腎生検が行われることは稀である．よって，ここでは糖尿病がない尿検査異常患者における腎実質性疾患の診断の流れを図に示す．

的確な病歴聴取，身体所見，尿定性検査にてrule outができない場合に，血液検査による腎機能検査（例えば，血清Cr値，シスタチンC）と尿沈渣（尿円柱を含む）が追加される．硝子円柱以外の尿円柱の存在は，腎実質性疾患に特異的な所見である．よって尿円柱を認めたとき検査後確率は高い方へ動く．また，赤血球円柱など一部の尿沈渣の存在は糸球体腎炎・血管炎の活動性を示唆する．**腎生検へ進むかどうかは，腎生検のリスク（合併症）とベネフィット〔治療に結びつく有用な情報（原疾患診断，活動性評価）が得られるか〕を総合的に判断して決定される．**

腎実質性疾患の診断では，特に**病歴を利用したパターン認識法**もよく使われている．感冒後の急性浮腫・腎機能低下と脂肪円柱（急性糸球体腎炎），光線過敏と抗核抗体陽性・尿タンパク（ループス腎炎）などである．これらは，非常に有用であるが，そのパターンを知らないと思考停止に陥る危険がある．

診断特性を考慮した仮説演繹法を利用することで，検査前確率，自分が予定する検査の意義，検査後確率の推定を行うことができ，診断プロセスを理解することもできる．

症例ではこう考える[4]

症例の検査前確率はどの程度だろうか．

何度も尿タンパクを指摘されており，糸球体腎炎が存在する確率はある程度高そうだ．仮に60％と設定してみよう．

赤血球円柱の感度を30％，特異度を95％とすると2×2表はどのようになるだろうか？

	糸球体腎炎あり	糸球体腎炎なし
赤血球円柱あり	60×0.3＝18	40×0.05＝2
赤血球円柱なし	60×0.7＝42	40×0.95＝38
検査前確率（％）	60	40

赤血球円柱が存在したときの検査後確率はどうだろうか．
18/（18＋2）×100＝90％となる．
　赤血球円柱が存在しなかったときの検査後確率はどうだろうか．
42/（42＋38）×100＝52.5％となる．
　このように，腎生検の検査前確率を推定することは，腎生検のリスク・ベネフィットを判断するうえで有用な情報となる．

おわりに

　尿円柱の診断特性は，定量的な感度/特異度が不明のため，症例のようにクリアーには計算できないが，考え方は重要である．
　各種尿円柱の診断特性を知ることで，腎実質性疾患の診断プロセス，各種検査の意義について理解することができる．

文献・参考文献

1) Wald R, et al：Interobserver reliability of urine sediment interpretation. Clin J Am Soc Nephrol, 4：567-571, 2009
2) 「体液異常と腎臓の病態生理 第3版」（Rennke HG & Denker BM/著，黒川 清/監，和田健彦，花房規男/監訳），メディカル・サイエンス・インターナショナル，2015
3) 「Primer On Kidney Disease Fourth Edition」（Greenberg A），Saunders, 2005
4) 「誰も教えてくれなかった診断学」（野口善令，福原俊一/著），医学書院，2008

プロフィール

福間真悟（Shingo Fukuma）
京都大学大学院医学研究科 医療疫学分野
専門：腎臓内科，臨床研究デザイン
検査を含む医療情報の分析的スキルは，臨床能力向上のために重要なスキルです．関心のある方は，（http://www.i-hope.jp/）をご覧ください．

第3章 検査のここが知りたい

8. エコーまたはCTの虫垂炎に対する診断特性は？

プライマリ・ケアのセッティングでは，20分または70分コース？

竹島太郎

Point

- エコーは簡便でほかの腹腔内疾患をすばやく除外できる
- 虫垂炎を否定できないときは，CTを施行する
- Alvarado score（MANTRELS）などの診断予測ルールを利用して病歴，身体所見から事前確率を推定しよう

はじめに

本稿では虫垂炎疑いの症例に出会ったときの適切な検査の選択と診断のための考え方について述べる．

症例

研修医3年目，外勤で郊外にある中小病院で休日診療を担当していたところ，「24歳の女性が腹痛を主訴に」搬送されてきた．

医師1人，看護師1人体制である．放射線技師は自宅待機しており，CTを撮影するまでに約30分かかる．腹部エコーは多少できるが，虫垂を描出するには不安がある．外科医も自宅待機のため，少しでも診断の確率を上げてから連絡したい．

さて，どのように診察を進めますか？

1. 腹痛を訴える患者の鑑別診断は？

鑑別診断を考えるうえで重要なのが，3C（common，critical，curable）＋context，解剖学的アプローチ，VINDICATE＋Pなどである．疼痛の場合は，解剖学的アプローチが適している．また，3Cのうちcriticalな疾患は，必ず除外しておきたい．腹痛では，腹痛部位で鑑別を絞ることができ，右下腹部痛の**鑑別診断**として，消化器系（虫垂炎，憩室炎，炎症性腸疾患，エルシニア腸炎），泌尿器系（尿管結石，尿路感染症），婦人科系〔骨盤内感染症（pelvic inflammatory disease：PID），卵巣疾患，卵管炎，異所性妊娠〕疾患などがある[1,2]．

表1　虫垂炎における症状・身体所見の検査特性

	感　度	特異度	陽性尤度比	陰性尤度比
以前に同じ痛みがない	0.86	0.40	1.5	0.32
発　熱	0.67	0.79	1.9	0.58
食欲不振	0.68	0.36	1.3	0.64
嘔　気	0.58	0.37	0.69〜1.2	0.70〜0.84
嘔　吐	0.51	0.45	0.92	1.1
嘔気より腹痛が先行	1.00	0.64	2.8	適応できず
心窩部から右下腹部への疼痛の移動	0.64	0.82	3.2	0.5
右下腹部圧痛	0.84	0.90	7.3〜8.5	0〜0.28
筋硬直	0.20	0.89	3.8	0.82

2. 虫垂炎の有病率（事前確率）は？

　有病率は，セッティング（一次医療機関か三次医療機関か，診療所か病院か，一般外来かERか），時間帯，年齢，性別によって異なる．救急外来では，より重症疾患の割合が高くなり，女性では，婦人科系疾患も考慮する．勤務している医療機関であれば過去のデータから有病率が推定できるが，症例においてはこの病院のデータは把握できていなかった．米国の救急外来や外科部門では，急性腹症のうち虫垂炎であった割合は60歳未満で約25％，60歳以上で約4％，プライマリ・セッティングの外来では，全腹痛患者のうち成人で約1％，小児で約2％である．本症例では約5％と推定した[3,4]．

3. 病歴，身体所見の感度・特異度は？

　虫垂炎の病歴，身体所見の検査特性について**表1**に示す[4]．診断確率を上げるには（SpPin），**「心窩部から右下腹部への疼痛の移動」**および**「右下腹部圧痛」「筋硬直」**の**特異度が高く**，必ず確認しておきたい．また，除外するには（SnNout），**「以前に同じ痛みがない」，「嘔気を認める患者において，嘔気より腹痛が先行」**の**感度が高く**，これらがない場合は，虫垂炎の確率は下がる．本症例の病歴・所見は，「明け方から上腹部がなんとなく痛み，徐々に痛みが増悪，心窩部から右下腹部へ疼痛が移動し，今は右下腹部に限局している．発熱はなく，身体所見上は，右下腹部に圧痛を認めた」．この時点で，虫垂炎の確率を計算すると，事前オッズ0.052（5/95）×陽性尤度比3.2（痛みの移動）×陽性尤度比約8.0（右下腹部圧痛）≒事後オッズ1.35となり，診察後確率は57％となる．

4. 検査は何を選択するか？

　虫垂炎の診断とともに，ほかの鑑別疾患を除外することも同時に考えて検査を選択する．尿検査では，妊娠反応や尿潜血（尿管結石）を確認できる．エコーでは，腹水，尿管結石（水腎症），胆嚢炎（胆嚢腫大，胆泥），総胆管結石（総胆管拡張），小児では腸重積などをすばやく確認できる．このような簡便な検査で，ほかの鑑別疾患を否定していくことで，虫垂炎の事後確率を上げることができる．

表2　虫垂炎における腹部CTおよび腹部エコーの検査特性

発表年 著者	対象	有病率	撮影条件	CT Pooled Se (95%CI)	CT Pooled Sp (95%CI)	エコー Pooled Se (95%CI)	エコー Pooled Sp (95%CI)
2010 Hlibczuk, et al[5]	成人	0.39	単純	0.93 (0.90〜0.95)	0.96 (0.94〜0.98)	- -	- -
2008 Randen, et al[6]	成人と小児	0.50 (CT) 0.50 (US)	単純と造影	0.91 (0.84〜0.95)	0.90 (0.85〜0.94)	0.78 (0.67〜0.86)	0.83 (0.76〜0.88)
2006 Doria, et al[7]	成人	0.49 (CT) 0.48 (US)	単純と造影	0.94 (0.92〜0.95)	0.94 (0.94〜0.96)	0.83 (0.78〜0.87)	0.93 (0.90〜0.96)
2006 Doria, et al[7]	小児	0.31 (CT) 0.31 (US)	単純と造影	0.94 (0.92〜0.97)	0.95 (0.94〜0.97)	0.88 (0.86〜0.90)	0.94 (0.92〜0.95)
2004 Terasawa, et al[8]	成人	0.45 (CT) 0.50 (US)	単純と造影	0.94 (0.91〜0.95)	0.95 (0.93〜0.96)	0.86 (0.83〜0.88)	0.81 (0.78〜0.84)

5. 虫垂炎の診断または除外のためにエコーかCTのどちらを選択するか？

　虫垂炎は絶対に見逃したくない疾患であり，**より早く正確に診断したい**．症例では放射線技師を呼ぶことにしたが，自宅から30分かかるため，その間に血液を採取し，自ら腹部エコー（US）を施行してみることにした．エコーでは，「虫垂の短径が約10 mmに腫大」していた．その後のCTでも虫垂の腫大を認めており，外科医に連絡し，緊急手術となった．今回，エコーで虫垂を確認できたのは，今後の診療において自信につながった．

1 エコーとCTの検査特性

　エコーとCTの検査特性を**表2**に示す．すべて2000年以降の**メタアナリシス**の結果である．エコーよりCTの方が検査特性は高く[6〜8]単純CTは造影CTと同様の検査特性がある[5]．CTの造影剤の投与法には，経口，注腸，経静脈があるが，日本では経静脈が一般的である．**Gold Standard**（虫垂炎の確定診断）は，手術結果と経過観察である．またエコーの実施およびCTの読影の多くは，放射線科医によるため，自身の検査技術が未熟であれば，感度・特異度はこれより低いと推測される．

2 エコーとCTのどちらを選択するか

　検査の選択で考慮すべき点は，「安全（非侵襲的），安価，簡便，再現性が高いこと」である．エコーは，再現性は低いが，安全で簡便である．エコーを施行した場合は必ず，画像を印刷しておきたい．CTの再現性は高いが，放射線曝露を考慮しなければならず，読影結果は読影者に依存する．造影CTの情報量は単純CTより多いが，施行前に腎機能の評価が必要であり，造影剤の副作用にも注意しなければならない．

　エコーとCTのどちらを選択するかは，セッティングや担当医の技能による．NEJMのclinical journal medicineのpracticeでは，妊婦や婦人科疾患の可能性が高い場合はまずエコー，それ以外はCTを推奨している[9]．一方，エコー検査が陰性の場合のみCTを施行するとよいという研究もある[10]．若年でスレンダーな患者さんであれば，まずエコーに挑戦してみたいものである．ただし，エコーでは，穿孔性虫垂炎は否定できないので，腹部所見が虫垂炎を疑わせるようであれ

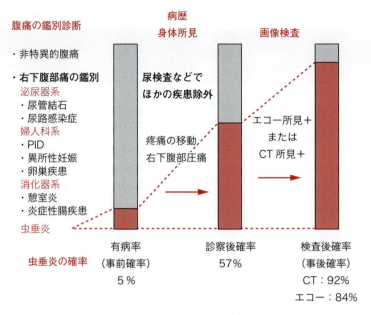

図　診療における虫垂炎の確率の変化

ば，エコーが陰性でもCTを施行するべきである．また，手術適応は外科医が決めることが多いので，日頃から外科医との連携や検査におけるコンセンサスを確認しておくことも重要である．

表2を参考に，実施者が放射線科医でない点を考慮した検査特性で，事後確率を計算してみる．エコーの感度を0.80，特異度を0.80と少し低く見積もると，陽性尤度比は4.0となる．検査後確率を計算すると，事前確率57％→事前オッズ1.35×陽性尤度比4.0≒事後オッズ5.4→事後確率84％．CTの感度を0.90，特異度を0.90とすると，陽性尤度比は9.0となる．検査後確率を計算すると，事前確率57％→事前オッズ1.35×陽性尤度比9.0≒事後オッズ12.2→事後確率92％となる．

副題に示した「**20分コース**」とは，病歴聴取・身体診察（10分）→エコー（10分）のことで，虫垂炎をある程度の診断確率までもっていくことができる．「**70分コース**」では，病歴聴取・身体診察（10分）→血液検査（40分）→造影CT（20分）と時間をかけてより高い診断確率を得ることができる．セッティングや自分の診療能力に合わせ，効率のよい検査を選択しよう．最後に，診察における虫垂炎の確率の変化を図にまとめたので参照してほしい．

Advanced Lecture

■ 画像検査を用いない予測ツール

代表的な診断予測ルールに，**Alvarado score（MANTELS）**がある．① Migration of pain：心窩部から右下腹部への疼痛の移動（1点），② Anorexia：食欲不振（1点），③ Nausea：嘔気・嘔吐（1点），④ Tenderness in RLQ：右下腹部圧痛（2点），⑤ Rebound tenderness：反跳痛（1点），⑥ Elevated temperature：体温37.3℃以上（1点），⑦ Leukocytosis：白血球10,000/μL以上（2点），⑧ Shift of WBC count：白血球の左方移動（1点）の合計7点以上で陽性尤度比3.1（感度81％，特異度74％）である．使用にあたっては，このスコアを構成している所見

は，虫垂炎に典型的なものであることに注意してもらいたい[11]．典型的な症状がそろわない場合に，虫垂炎を見逃さないことも臨床現場では重要である．虫垂炎を否定できないときは，虫垂炎に関連する所見〔obturator sign（閉鎖筋徴候），psoas sign（腸腰筋徴候），Rovsing sign〕も確認するべきである[4]．また，小児，妊婦，高齢者などへの適用は注意が必要である．

おわりに

　病歴聴取・身体所見やエコーの再現性や妥当性は，血液検査に比べ，実施者に大きく依存する．まずは，自身の病歴聴取，身体診察法の精度・妥当性を高める努力をしよう．さらに，エコーも自ら施行し，CT所見や手術所見と照合することにより，さらに技術を磨くとよいだろう．

文献・参考文献

1) Stern SD, et al：「Symptom to diagnosis」pp9-31, Lange Medical Books/McGraw-Hill, 2006
2) Penner RM, et al：Causes of abdominal pain in adults. Up To Date, 2016
3) Adelman A：Abdominal pain in the primary care setting. J Fam Pract, 25：27-32, 1987
4) Wagner JM, et al：Does this patient have appendicitis? JAMA, 276：1589-1594, 1996
5) Hlibczuk V, et al：Diagnostic accuracy of noncontrast computed tomography for appendicitis in adults：a systematic review. Ann Emerg Med, 55：51-59.e1, 2010
6) van Randen A, et al：Acute appendicitis：meta-analysis of diagnostic performance of CT and graded compression US related to prevalence of disease. Radiology, 249：97-106, 2008
7) Doria AS, et al：US or CT for Diagnosis of Appendicitis in Children and Adults? A Meta-Analysis. Radiology, 241：83-94, 2006
8) Terasawa T, et al：Systematic review：computed tomography and ultrasonography to detect acute appendicitis in adults and adolescents. Ann Intern Med, 141：537-546, 2004
9) Paulson EK, et al：Clinical practice. Suspected appendicitis. N Engl J Med, 348：236-242, 2003
10) Laméris W, et al：Imaging strategies for detection of urgent conditions in patients with acute abdominal pain：diagnostic accuracy study. BMJ, 338：b2431, 2009
11) Alvarado A：A practical score for the early diagnosis of acute appendicitis. Ann Emerg Med, 15：557-564, 1986

プロフィール

竹島太郎（Taro Takeshima）
自治医科大学地域医療学センター 地域医療学部門，附属病院総合診療内科
専門：地域医療・総合診療
卒後3年目からの伊豆半島でのへき地医療が私の原点であり，より適切な診察でいかに診断確率を高められるかが，臨床医に必要な能力の1つであると切に感じた．皆さんの診断能力向上の手助けになれば幸いである．

第3章　検査のここが知りたい

9. クロストリジウム・ディフィシル感染症（CDI）の診断について教えてください

難易度 A B C

本村和久

● Point ●

- 疑わないと診断できない！クロストリジウム・ディフィシル感染症のリスクを知ること
- 症状がないのに検査しない！無症候性キャリアは多い
- グルタミン酸脱水素酵素（glutamate dehydrogenase：GDH）とトキシンA/Bの両方をチェック！

はじめに

　クロストリジウム・ディフィシル（Clostridium difficile）は嫌気性グラム陽性桿菌であり，医療施設内で発症する消化器疾患で最も多い疾患である．クロストリジウム・ディフィシルが何か身体に悪さをしている状態をクロストリジウム・ディフィシル感染症（Clostridium difficile infection：CDI）という．腸管にクロストリジウム・ディフィシルがいることが感染「症」ではなく，健康な人でも保菌者は存在し，症状があってはじめて検査・治療対象となることに注意したい．具体的な症例をもとに，クロストリジウム・ディフィシル感染症の診断を考えてみよう．

症例

　患者は施設入所中の75歳，男性．多発性脳梗塞で寝たきり，嚥下機能の低下あり，胃瘻からの栄養管理となっている．今回，誤嚥性肺炎で入院，アンピシリン／スルバクタムの静注7日間で肺炎は改善したが，入院7日目（抗菌薬投与も7日目），施設への退院前日の深夜，頻回の下痢を発症，当直中の研修医Aが看護師に呼ばれた．患者さんの全身状態はよい．バイタルサインは体温を含め，正常であり，腹痛もない．

　研修医A「明日退院なのに，勘弁してほしいな．抗菌薬使用中の下痢といったら，クロストリジウム・ディフィシルだったよな．迅速検査があったっけ．検査陰性なら明日は退院しても大丈夫かな？」

1. クロストリジウム・ディフィシル感染症の診断で重要なのはどんなこと？

1 病歴

　診断の基本は，どんな疾患であれ，病歴である．まずは，ここから解説したい．

1）抗菌薬投与の既往

米国消化器学会のガイドライン[1]によれば，抗菌薬投与とクロストリジウム・ディフィシルの曝露が（当たり前であるが）最大のリスクとある．抗菌薬関連腸炎の一部にクロストリジウム・ディフィシル感染症があるわけで，抗菌薬が投与されていなくてもクロストリジウム・ディフィシル感染症は起こりうることに注意が必要である．

2）入院（入院してケアを受けると感染リスクが増す！）

入院することそのものがリスクとなる．クロストリジウム・ディフィシルは嫌気性グラム陽性桿菌で，芽胞を形成する．この芽胞は病院のベッドや床などに広く存在し，その経口感染により院内感染を起こす[2]．院内感染対策も重要である．感染予防の基本は，いうまでもなく「手洗い」である．最新のSHEA-IDSAガイドライン[3]では「手指衛生の実践に関するコンプライアンスを強調すること」（エビデンスレベルA-Ⅱ）とある．入院期間が長ければ，さらにリスクは高くなる．1週間入院すると患者の20％に，4週間入院すると患者の50％に無症候性感染がみられる[4]．

3）その他

ICU入院，高齢，免疫抑制薬使用，複数または重症の基礎疾患，経鼻チューブ，最近の外科手術，施設入所，制酸薬使用などがその他のリスクである[5]．

2 症状

クロストリジウム・ディフィシル感染症の症状は多様で診断に苦慮することも多い．まずは病態について，さらに臨床症状について解説する．

1）病態

図1に示すように，抗菌薬の使用などで腸内細菌叢のバランスが破綻したときに，クロストリジウム・ディフィシルが増殖，発症すると考えられている[5]．

2）臨床症状

臨床症状の主なものは，下痢，発熱，腹痛であるが，3つの症状がそろわないことも多い．下痢のない不明熱の精査でこの腸炎が診断されることもあり，診断に苦慮することもある[6]．重症化すると腸閉塞症，腸管穿孔を起こすなど，その症状は多様である（表1）．

2. クロストリジウム・ディフィシル感染症って，特殊な検査なしで臨床診断できるの？

はたして臨床診断（病歴と簡単な検査所見の組合わせ）で診断できるのだろうか，表2に示す4つを紹介したい．

どの組合せも一長一短であり，これで確定診断というわけにはいかない．やはり，クロストリジウム・ディフィシル感染症を探しにいく検査が必要である．

3. 検査〜クロストリジウム・ディフィシル感染症の検査戦略は？

最も確かな検査は何だろうか．SHEA-IDSAガイドライン[3]では，細胞毒性試験（cytotoxic assay：CTA）とよばれる培養による糞便中のトキシンB検出が最も信頼性が高い（ゴールドスタンダード）となっている．しかし，分析までに2〜3日と時間がかかり，コストもかさむため，簡

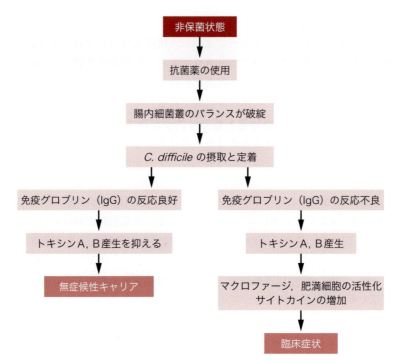

図1　C. difficile 感染の病態
文献5より引用

表1　C. difficile 感染の臨床症状

感染パターン	特　徴
① 無症候性保菌者 （健常者の5％，1週間入院患者の20％，4週間入院患者の50％）	最も多く起こっており，感染者は病原巣となる病院内環境のなかで細菌を播種する可能性あり 全身症状なし
② 抗菌薬関連の単純な下痢症 （すべての抗菌薬関連下痢症の20％）	抗菌薬治療中に多い 抗菌薬中止後に下痢は通常止まる 腸粘膜は正常だが軽度の腸管浮腫がある
③ 偽膜を欠く下痢 （S状結腸内視鏡だけでは発見できない近位大腸のみの病変20％あり）	軽度の発熱，白血球増多を含む全身徴候 腹痛 内視鏡で斑状発赤のある腸炎の所見
④ 偽膜性大腸炎 （C. difficile 関連腸炎の10％）	発熱などの全身症状，白血球増多 内視鏡で典型的黄色プラークあり
⑤ 劇症偽膜性大腸炎 （C. difficile 関連腸炎の3％）	腸管穿孔，巨大結腸症や死亡のような合併症のハイリスク

文献4より引用

便な酵素免疫測定法（enzyme immunoassay：EIA）を用いることが多い．結局，どの検査をどう組合せればよいのだろうか？

■1 グルタミン酸脱水素酵素（GDH）とトキシンA/Bの両方をチェック

今まで，日本で最も使われていた検査は，トキシンA/Bのみを検出する酵素免疫測定法であろう．トキシンのみ検査を行うことの問題点は，特異度（93〜99％）は高いが，感度（62〜87％）に優れているとはいえない点である[12, 13]．トキシンA/Bの検出キットとしては下記がある．

表2 臨床診断のいろいろ

臨床診断に関する研究	研究デザイン	研究対象	ゴールドスタンダード	対象とする検査（（ ）の数字は単位がなければオッズ比）	感度 特異度
Peled N, 2007, Israel[7]	cohort	CTA陽性52人と陰性165人の患者	CTA	水様性下痢（17.4），機能低下（9.14），プロトンポンプ阻害薬の使用（6.1），低アルブミン（＜2.7 g/dL）血症（3.8），H_2受容体拮抗薬の使用（3.1），白血球増多（13,000 cells/mL）症（2.7）	感度68％ 特異度95％
Cooper GS, 1996, USA[8]	cross-sectional	EIA陽性81人と陰性190人の患者	EIA	2週間以内の入院，白血球10,000 cells/dL，便中白血球	トキシン陽性 0項目24％，1項目29％，2項目以上77％
Katz DA, 1997, USA[9]	cohort	CTA陽性49人と陰性560人の患者	CTA	抗菌薬の使用 3点 重度の下痢 1点 腹痛 1点	3点以下では，検査陽性は3.7％
Katz DA, 1996, USA[10]	cohort	CTA陽性65人と陰性268人の患者	CTA	抗菌薬の使用かつ重度の下痢・腹痛	感度86％ 特異度45％

文献11を参考に作成

・TOX A/B QUIK CHEK「ニッスイ」（日水製薬）
　http://www.nissui-pharm.co.jp/information/pdf/20070524.pdf
・イムノカードCD® トキシンA&B（富士レビオ）
　http://www.info.pmda.go.jp/downfiles/ivd/PDF/670773_22100AMX00435000_A_02_01.pdf

　しかし，近年クロストリジウム・ディフィシル感染症に感度の高いグルタミン酸脱水素酵素（glutamate dehydrogenase：GDH）検査が開発されている．グルタミン酸脱水素酵素は，gluD遺伝子でエンコードされた，クロストリジウム・ディフィシルの代謝酵素であり，トキシン産生株であるかにかかわらず産生される[14]．最近のグルタミン酸脱水素酵素検査は，クロストリジウム・ディフィシルに対する感度（90％を超える）を高めており，スクリーニングに重要な検査とされている[1, 3]．SHEA-IDSAガイドライン[3]では，トキシン検査は臨床的に最も重要だが，感度が問題であるとして，グルタミン酸脱水素酵素検査陽性例に対して細胞毒性試験あるいは培養検査を行う案を提示している．米国消化器学会のガイドライン[1]では，グルタミン酸脱水素酵素検査によるスクリーニングは，酵素免疫測定法によるトキシンA/B検査に組み入れて使用してもよいが，感度は遺伝子核酸増幅法より低いとしている．

　日本で保険収載されている（2016年2月現在）グルタミン酸脱水素酵素検査は，グルタミン酸脱水素酵素検査とトキシンA/Bの両方をチェックできるC. DIFF QUIK CHEKコンプリート[15]である．C. DIFF QUIK CHEKコンプリートは，酵素免疫測定法を測定原理として糞便中のクロストリジウム・ディフィシル抗原（グルタミン酸脱水素酵素）と毒素（トキシンA/B）を検出する検査キットである．培養法と比べて感度は90％以上で一致[16]，迅速（30分程度）に診断できる．グルタミン酸脱水素酵素検査に続いて，酵素免疫測定法によるトキシンA/B検査を1つのキットで行うことができることになる．

　検査の解釈についてコメントしたい．感度の高いグルタミン酸脱水素酵素検査と特異度の高いトキシンA/B検査がともに陽性であれば，クロストリジウム・ディフィシル感染症と診断でき，また，グルタミン酸脱水素酵素検査が陰性であれば，クロストリジウム・ディフィシル感染症の

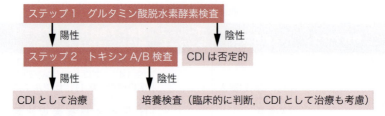

図2　CDI検査のアルゴリズム
（グルタミン酸脱水素酵素検査，トキシンA/B検査の解釈）
CDI：クロストリジウム・ディフィシル感染症

可能性は低いと言える[16]．ただ，グルタミン酸脱水素酵素検査が陽性で，トキシンA/B検査が陰性の場合の解釈は難しい．確定診断のためには，細胞毒性試験あるいは培養検査を行う必要があるが，日本で一般的ではない検査であり，クロストリジウム・ディフィシル感染症かどうかは，臨床的に判断して治療を考慮することになると筆者は考える．グルタミン酸脱水素酵素検査をステップ1，トキシンA/B検査をステップ2と考えた場合のアルゴリズム（私案）を図2に示す．

2 培養～一般的でないがこれがゴールドスタンダード

培養が提出できる環境なら，培養から毒素を検出する細胞毒性試験は感度，特異度とも高いきわめて優れた検査である[13]．ただし，日本の臨床現場で，時間とコストのかかるこの検査を行うことはあまり一般的ではない．

3 その他

画像検査である腹部CTは感度（52～85％），特異度（48～93％）ともに高いとはいえない[17, 18]．大腸ファイバーは侵襲的であるため，一般的には推奨されていない[1]．

4 実際の診断戦略：2ステップアプローチ

培養というゴールドスタンダードな検査が一般的でないとすると現実的な方法を探る必要がある．病歴と身体所見から，検査前確率を上げておき，グルタミン酸脱水素酵素とトキシンA/Bの両方をチェックすることが適当と考える．

> **症例ではこう考える**
>
> 迅速のグルタミン酸脱水素酵素とトキシン検出検査は陰性だった．患者さんの症状は軽い．抗菌薬も中止となっている．クロストリジウム・ディフィシル感染症の抗菌薬治療は行わずに，経過観察とした．翌朝，主治医に経過報告を行ったところ，主治医からは，「小さい孫がよく見舞いにきていたけど，嘔吐，下痢でこの3日くらい来ていないらしい．ノロウイルスはチェックした？」との質問があった．慌てて，ノロウイルスをチェックすると見事陽性だった．患者さんの症状は自然軽快したが，ノロウイルスの院内感染対策に追われることになった．

クロストリジウム・ディフィシル感染症ではないだろうという診断は間違っていなかった．経験的な抗菌薬投与を行わず，症状はよくなったので，患者さんの治療に関してはこれ以上のことはないが，院内感染まで考えると鑑別診断はもう一息であった．気をつけるべきは，クロストリ

表3　SHEA-IDSAガイドラインによる臨床検査推奨

①	クロストリジウム・ディフィシルまたはそのトキシンの検査は，クロストリジウム・ディフィシルによる腸閉塞症が疑われなければ下痢便で行うべきである．
②	症状がない患者での便検査は，治療効果判定を含めて臨床的に有用でない．疫学的研究以外で推奨しない．
③	便培養は最も感度が高く，疫学的研究に重要である．
④	便検査は発育時間が遅く臨床的に実用性はないが，熟練した検査技師が施行した場合，便培養と産生トキシン株の分離は感度・特異度においてほかの検査より優れている．
⑤	酵素免疫測定法でのトキシン検査は迅速だが，細胞毒性試験に比べると感度が低いため，代替手段となっている．
⑥	トキシン検査は臨床的に最も重要だが，感度が問題である．この問題の1つの解決案としては，ステップを2つ踏む方法がある．最初のスクリーニングとしてグルタミン酸脱水素酵素の酵素免疫測定法を行い，陽性例だけに対して，確定診断として細胞毒性試験あるいは培養検査を行う．グルタミン酸脱水素酵素検査キットによってその結果は異なる．そのため，感度のデータがより得られるまでは，このアプローチは暫定的推奨とする．
⑦	PCR（polymerase chain reaction）は迅速で感度，特異度がよく，最も有用な検査となりうるが，ルーチン検査として推奨されるには，有用性に関するさらなるデータが必要である．
⑧	同じ患者の下痢をくり返し検査することは効果が限定されており，推奨されない．

文献3より引用

ジウム・ディフィシル感染症にとらわれない鑑別診断のあげ方であろう．

Advanced Lecture

■ トキシンA，Bだけがトキシンではない～binary toxin遺伝子について

　北米で2000年ごろより，腸管穿孔を起こすなど重症度が高く，死亡率も高いクロストリジウム・ディフィシル感染症がみられ，問題となった．菌株を精査したところ，トキシンAおよびBの産生量が多く，かつbinary toxin（actin-specific ADP-ribosyltransferase）という第三のトキシンを産生していることがわかった．この株はBI/NAP1/027株といわれ，ニューキノロン抗菌薬に耐性であり，ニューキノロンの投与がリスクになりうるとされている[19]．日本でも，binary toxin遺伝子陽性株は散見されており，今後注意が必要と思われる．

おわりに

　クロストリジウム・ディフィシル感染症は，診断も難しければ，症状も多様と，とにかく厄介な感染症である[11]．重症となると死亡率は高いが，無症候性も多い．検査については，表3でSHEA-IDSAガイドライン[3]，表4で米国消化器学会のガイドライン[1]の臨床検査における推奨を抜粋し，まとめとしたい．

表4 米国消化器学会のガイドラインによる臨床検査推奨〔()は著者注〕

① 下痢をしている患者の便のみでクロストリジウム・ディフィシルに対する検査をするべきである．
（無症状の患者に検査をしない）

② PCRのようなクロストリジウム・ディフィシル トキシンに対する遺伝子核酸増幅法は酵素免疫測定法によるトキシンA/B検査よりもクロストリジウム・ディフィシル感染症の標準的診断検査として優れている
（日本ではクロストリジウム・ディフィシル トキシンに対する遺伝子核酸増幅法は一般的ではない）

③ グルタミン酸脱水素酵素抗原によるスクリーニングは2ステップ法また3ステップ法として，酵素免疫測定法によるトキシンA/B検査に組み入れて使用してもよいが，感度は遺伝子核酸増幅法より低い．
（2ステップ法また3ステップ法とは2〜3種類の検査を組合わせること）

④ くり返しの検査はやめるべき※
（感度の上昇はごくわずかであるため）

⑤ 治療効果判定のために検査を行わない
（治療成功後でも検査陽性となりうるため）

※以前のガイドラインでは推奨されていた．
文献1を参考に作成

文献・参考文献

1) Surawicz CM, et al：Guidelines for diagnosis, treatment, and prevention of *Clostridium difficile* infections. Am J Gastroenterol, 108：478-498, 2013
2) 医薬品医療機器総合機構：重篤副作用疾患別対応マニュアル 偽膜性大腸炎．2008 http://www.info.pmda.go.jp/juutoku/file/jfm0803002.pdf
3) Cohen SH, et al：Clinical practice guidelines for *Clostridium difficile* infection in adults：2010 update by the society for healthcare epidemiology of America (SHEA) and the infectious diseases society of America (IDSA). Infect Control Hosp Epidemiol, 31：431-455, 2010
4) Tonna I, et al：Pathogenesis and treatment of *Clostridium difficile* infection. Postgrad Med, 81：367-369, 2005
5) Schroeder MS：*Clostridium difficile*-–associated diarrhea. Am Fam Physician, 71：921-928, 2005
6) Roth AR & Basello GM：Approach to the adult patient with fever of unknown origin. Am Fam Physician, 68：2223-2228, 2003
7) Peled N, et al：Predicting *Clostridium difficile* toxin in hospitalized patients with antibiotic-associated diarrhea. Infect Control Hosp Epidemiol, 28：377-381, 2007
8) Cooper GS, et al：A predictive model to identify *Clostridium difficile* toxin in hospitalized patients with diarrhea. Am J Gastroenterol, 91：80-84, 1996
9) Katz DA, et al：Predicting *Clostridium difficile* stool cytotoxin results in hospitalized patients with diarrhea. J Gen Intern Med, 12：57-62, 1997
10) Katz DA, et al：Clinical prediction rules to optimize cytotoxin testing for *Clostridium difficile* in hospitalized patients with diarrhea. Am J Med, 100：487-495, 1996
11) 「臨床に直結する 感染症診療のエビデンス」（青木 眞/監，岩田健太郎，他/編），文光堂，2008
12) Vargas SO, et al：Evaluation of a new enzyme immunoassay for *Clostridium difficile* toxin A. J Clin Pathol, 50：996-1000, 1997
13) De Girolami PC, et al：Multicenter evaluation of a new enzyme immunoassay for detection of *Clostridium difficile* enterotoxin A. J Clin Microbiol, 30：1085-1088, 1992
14) Carman RJ, et al：Glutamate dehydrogenase is highly conserved among *Clostridium difficile* ribotypes. J Clin Microbiol, 50：1425-1426, 2012
15) アリーア メディカル株式会社：C. DIFF QUIK CHEK コンプリート． http://www.alere.com/jp/index/product-details/c-diff-quik-chek-complete.html
16) 澤辺悦子，他：*Clostridium difficile* 感染症の迅速診断における糞便中 C. difficile 抗原およびトキシンA/B同時検出キット：C. DIFF QUIK CHEK COMPLETE の有用性に関する検討．日本臨床微生物学雑誌，21：253-259, 2011
17) Kirkpatrick ID & Greenberg HM：Evaluating the CT diagnosis of *Clostridium difficile* colitis：should CT guide therapy？ AJR Am J Roentgenol, 176：635-639, 2001
18) Boland GW, et al：Antibiotic-induced diarrhea：specificity of abdominal CT for the diagnosis of *Clostridium difficile* disease. Radiology, 191：103-106, 1994
19) Loo VG, et al：A Predominantly Clonal Multi-Institutional Outbreak of *Clostridium difficile*-Associated Diarrhea with High Morbidity and Mortality. N Engl J Med, 353：2442-2449, 2005

プロフィール

本村和久（Kazuhisa Motomura）
沖縄県立中部病院 総合診療科
97年医学部卒，沖縄県立中部病院プライマリ・ケア医コース研修医．沖縄の離島診療所である伊平屋診療所勤務，06年より王子生協病院勤務．08年より沖縄県立中部病院 総合診療科
16ある沖縄県立の離島診療所のすべてに沖縄県の家庭医療プログラムの在籍者か卒業生が勤務しています．
地域医療の維持に教育システムが不可欠と実感しながら仕事をしています．

第3章 検査のここが知りたい

難易度 A B C

10. CRPが高値のときはどんな疾患を考えるのか？

横江正道

●Point●

- CRP値が高いからといって，感染だけを考えてはいけない
- CRP値が低いからといって，感染がない，重症ではないと判断してはいけない
- CRP値は炎症が起きてからすぐに上昇しないことを，知っておかねばならない
- リウマチなどの疾患では，疾患活動性や治療効果の判定のよい指標である

はじめに

　症例プレゼンテーションのなかで，検査値の部分になると多くの先生が「WBC（ワイセ），CRPは…」と言われるのをよく耳にする．まるで決まり文句のように，病気の種類を全く問わず，当然のプレゼンといった感じである．自分も含め，日本の医学部や研修病院で育ってきた多くの先生方にとって，これは何の違和感もない「くだり」である．だが，新医師臨床研修制度になった頃から，アメリカで臨床留学された感染症専門医の先生方などの考え方が普及し，それまでの「CRP絶対論」みたいなものが崩れつつあるような気がする．これを是とするか非とするかは後世に委ねるとして，CRPという非常に多用されるこの検査の特性を深く理解しておくことに何ら異論はないであろう．今回は，CRPについて自分の経験も含めながら，その特性をまとめてみる．

症例1

　52歳男性．既往歴なし．職業は介護施設の施設長．1カ月前から夜になると37.5℃の微熱が出るということで近医を受診．バイタルサインに問題なく，リンパ節腫大や心音，呼吸音などに異常なし．採血すると WBC 13,200/μL（好中球67.8％，リンパ球23.0％，好酸球0.5％），CRP 10.95 mg/dL，ESR 111 mm/時を認めたため，総合病院内科に紹介．症状はほとんどないが，強いていえば，首の下から右腕のあたりが痛いとのこと．頭痛，咳，痰，四肢の関節に痛みなし．仕事柄，高齢者との接触は非常に多い．タバコ：20本×30年，機会飲酒．
　Q：鑑別診断に何をあげるのか？

表1 CRPが上昇する疾患・しない疾患

CRPが上昇する疾患	
感染症	細菌感染・真菌感染・ウイルス感染 抗酸菌感染
感染後のアレルギー症状	リウマチ熱 結節性紅斑
炎症性疾患	関節リウマチ 若年性慢性関節炎 強直性関節炎 乾癬性関節炎 血管炎 リウマチ性多発筋痛症 反応性関節炎（Reiter症候群） Crohn病 家族性地中海熱
壊死性	心筋梗塞 腫瘍塞栓 急性膵炎
外傷性	手術後 熱傷後 骨折後
悪性腫瘍	リンパ腫 癌 肉腫
CRPが上昇しない疾患	
	全身性エリテマトーデス 強皮症 皮膚筋炎 潰瘍性大腸炎 白血病 GVHD（移植片対宿主病）

GVHD：graft versus host disease
文献2より引用

1. 高CRP血症をどう紐解くか？

　CRPだけが高いときもあれば，WBCとCRPが同時に高い場合もある．そこに血沈が加わる場合もあれば，検査されていないこともある．CRPは1930年に発見された急性期反応タンパクで，**細菌感染のみならず，炎症，壊死，悪性疾患，熱傷，手術，外傷，出産，激しい運動や精神疾患などによる急性反応でも上昇する**といわれている．CRPが高値を示す場合もあれば，中等度しか上昇しない疾患もある[1]（表1）．これだけ多くの状況下で上昇するのであれば，CRPだけで何かを診断することができないのは当然である．自分が医師として「道具としてのCRP」を何の目的に用いるのかを明確にしなくてはならないゆえんはここにある．

2. CRPは感染症診療で有用なのか？

　多くの先生が「CRPが高い＝感染症」と想起されているように思われる．「感染症」を考えるのであれば，本来，「細菌感染」を示すのか，「ウイルス感染」を示すのか，はたまた，「寄生虫」や「真菌」を示すのか，**原因微生物を吟味すべきである**．

そのうえ，また多くの先生は「CRPが高い⇒抗菌薬投与」というアクションをとる．抗菌薬を投与するというアクションは，あくまで「細菌感染を想定した」か，「細菌感染を恐れている」という解釈につながる．

だが，果たして「CRP上昇＝細菌感染」なのであろうか？

CRP発見の歴史をみた場合，*Pneumococcus*や*Staphylococcus*，グラム陰性菌の実験のなかから見つけ出されたタンパクがCRPであることから考えれば，CRP上昇＝細菌感染と考えるのに無理はない．おそらく，この事実が各世代に伝わるなかでその後の事実をupdateされないまま伝えられた先生方は，**癌やリウマチでもCRPが上昇することなど想像し難い**のかもしれない．

CRPが感染症診療に役立つかどうかを大路剛先生[3]が検討しているが，種々のセッティングにおけるCRPの感度・特異度はすぐれず，現実の臨床プラクティスにどの程度，影響するかは不明であるとまとめている．その報告のなかにもとり上げられている1つの文献で，救急外来来院後，感染症を疑われ入院となった成人80例での検討[2]では，retrospective studyではあるがCRPを使用せずに医師の臨床判断によって感染症を診療する群と，CRPと発熱メインで感染症を診療する群を比較している．その結果，感染症診断（CRP＜8.5 mg/dL）については，感度79％，特異度81％で，抗菌薬投与については感度71％，特異度71％と振るわず，**CRPよりも病歴や診療情報の方が診断には有用である**とまとめている．

症例1ではこう考える

自覚症状などから感染症（細菌・ウイルス含め）よりも，偽痛風（特にcrowned-dens syndrome）やリウマチ性多発筋痛症候群（polymyalgia rheumatica：PMR），悪性腫瘍の骨転移などを考えた．

このため，頸胸椎のCTを撮影したところ，crowned-dens syndromeはなかったが，Th2の椎体で溶骨所見あり．精査の末，右肺に腫瘤あり，「肺癌の骨転移」と診断した．

症例2

10歳代女性．38℃の発熱・全身倦怠感自覚．咽頭痛が強く改善しないため発症から3日後近医受診．扁桃に白苔の付着あり，血液検査上WBC 9,000/μL（異型リンパ球6％），AST 368 IU/L，ALT 731 IU/Lであり伝染性単核球症と診断されて紹介．身体所見上，咽頭発赤・扁桃腫大・白苔ありだが，心音・呼吸音に異常なし．腹部所見・関節所見なし．<u>WBC 9,900/μL</u>（リンパ球51.0％，好中球41.0％，単球8％），<u>CRP 0.34 mg/dL</u>であった．

Q：CRPが上昇していないのでウイルス感染としてよいだろうか？

3. CRPで細菌感染症とウイルス感染症を区別できるか？

CRPの上がり具合で病原体が区別できると確信している先生が世のなかにどれくらいいるかは想像できない．だが，「CRP値が高いと細菌感染を強く疑う」という先生が多いのではないだろうか？ あくまでも感染症の範囲に限ってのことではあるが，「CRPが10 mg/dLを超えるとウイルス感染よりは細菌感染を考える」という報告が実はある．しかし，CRPが上昇するのは，「感染後24時間以上経過してから」ともいわれているので，やはり**CRPを採血したタイミングは重要**であり，**病歴聴取や臨床所見**，ほかの検査所見も考慮に入れて診断にあたることが重要である．

個人的経験から言えば，CRPが10 mg/dLを超えるウイルス感染症も散見される．敗血症の初期でCRPが上昇していないことも多く経験する．**1回のCRPをみただけで，ウイルス感染か細菌感染かを見極めることは，やはり難しいと考える．**

> **症例2ではこう考える**
> 　入院後5日目に解熱確認し退院（退院時のCRPは0.39 mg/dL）．
> 　伝染性単核球症は多くがウイルス感染，特にEBウイルスやサイトメガロウイルスが原因であるが，この症例はEBウイルス，サイトメガロウイルスともに抗体検査は陰性であった．無論，抗菌薬の投与はせず，解熱薬だけで改善した．

4. CRPは全身状態の悪さの指標になるのか？

　関節リウマチにおけるCRPは，疾患活動性や治療効果判定のよい指標であるといわれており，高CRP血症の持続は関節破壊のリスクファクターとなる[4]という報告もある．

　ところが，感染症の代表格ともいえる肺炎では，実のところ，CRP値では重症度の判定はできないといわれている．PORT-studyから作成され，IDSA（アメリカ感染症学会）が採用しているPSI（Pneumonia Severity Index）も，BTS（イギリス胸部学会）が採用しているCURB-65もCRPを判定因子に含んでいない．実際，CRPとPSIの間には相関がない[5]という報告もある．この流れを汲んでか，日本呼吸器学会の「成人市中肺炎診療ガイドライン」のA-DROPシステムでさえもCRPは組み込まれていない．2007年の発行以降も改訂は行われていない．つまり，肺炎の重症度はCRPでは判断してはいけないのである．

　一方，急性膵炎では，厚生労働省難治性膵疾患研究班が作成した重症度判定基準の項目の1つに「CRP≧15 mg/dL」が含まれている．急性膵炎におけるCRPは重症化の良好な指標といわれている．これらの事実は世界各国の急性膵炎のガイドラインにも採用されており，日本の急性膵炎の診療ガイドラインでも発症からの時間に注意して用いることを記載されている．

　このように，**CRPを重症度のマーカーとして使ってよい場合，使ってはいけない場合がある**ことを臨床医は知っておかなくてはいけない．

　とはいっても，ものすごく高いCRPはそれなりに重症病態のマーカーになりそうである．高いCRPが死亡につながるかどうかについてのretrospective studyがベルギーのLeuven大学病院での調査例としてある．「CRP≧50 mg/dL」ときわめて高いCRPの患者は病院全体の総患者数（入院・外来）の1/1,000程度おり，そのうちの88％には主に細菌と思われる感染症がある，61％の患者には悪性疾患が絡んでいる，そして36％の患者が死亡した[6]と報告している．50 mg/dL以上というCRP値に遭遇することは，稀ではあるが，ある意味で，警鐘であると考える．ただし，ただ「高いCRPに注意せよ！」というのではなく，やはり，どのタイミングでCRPが採血されたか？が重要なポイントである．もちろん，「CRPが低ければ重症ではない」と考えてはいけない．

　CRPが正常である場合や軽度上昇の場合であっても，重症感染症や敗血症が否定できないことはいくら強調してもしすぎることはない．高いCRPを「悪そう」と思うことに異論はないが，CRPが低いときに，それでも「悪いかも？」と感じられる嗅覚を養うことが臨床上，重要である．

表2　CRPと血沈データが乖離する主な原因

		血沈	
		遅延または基準範囲	亢進
CRP	高値	急性炎症の初期 DIC 低フィブリノゲン血症 多血症 赤血球形態異常（鎌状赤血球症）	多くの炎症性疾患 組織崩壊
	低値または基準範囲	炎症性疾患は考えにくい	急性炎症の回復期，膠原病，慢性感染症（ウイルス，結核など），多発性骨髄腫，マクログロブリン血症，ネフローゼ症候群，貧血・うっ血性心不全，妊娠

文献7より引用

5. 血沈はどう評価したらいいのか？

　赤血球沈降速度（血沈）とCRPは，ともに炎症のマーカーとして古くから利用されている．血沈とCRPには相関関係はなく，血沈に影響を及ぼす因子には，赤血球形態，血液粘度，赤血球数，γグロブリン，フィブリノゲン，アルブミンなどがある[7]ために検査値を読むうえで，背景の状況に気を付けなくてはいけない（表2）．また，加齢とともに血沈は亢進すること，妊娠12週ごろから血沈が亢進し分娩後4週ぐらいで正常化することも知られている．さらに，高齢者に多い肺結核，関節リウマチ，リウマチ性多発筋痛症，側頭動脈炎，骨髄炎，腎細胞癌では著明に亢進（100 mm/時以上）する．

　このように血沈の評価においては患者背景の理解が重要になると思われる．

Advanced Lecture

■ 動脈硬化とCRP

　CRPに関する最近の文献検索を進めると，動脈硬化とCRPの話題が花盛りである．心血管イベントとCRP（高感度CRP）の関係については現在もいろいろな議論が続いている．この領域で出てくるCRPは高感度CRPであり，普通のCRPに比べると非常に低値のCRPを問題にしており，文献を読むうえで注意が必要である．ただし，非常に興味深いのは，やはりCRPの上昇は炎症に絡んでおり，**動脈硬化は「血管の炎症」**という概念に沿っていることである．

　CRPの上昇をみたときに，感染症・膠原病リウマチ疾患・悪性腫瘍は想起しやすいが，大血管トラブルを考えることは少ない．筆者も救急外来で，大動脈解離や腹部大動脈瘤（abdominal aortic aneurysm：AAA）の患者でCRPが高値であることを幾度となく経験している．

　AAAがない患者とAAAがある患者ではAAAがある患者の方でCRPが高く，瘤径が大きいほどCRPが高い傾向にある[8]との報告がある．

　もちろん，AAAでは腹痛などが主訴であることが多く，AAAをCRPだけで勝負することはほとんどないはずである．だが，血管のトラブルでもCRPが上がる事実を考慮すれば，説明のつかないCRP上昇やわけのわからない高CRP血症では，血管病変も考慮に入れて対応すべきである．

おわりに

　病棟の看護師さんの申し送りのなかで,「この患者さんは今日の採血でCRPが上昇したので,何かの感染が疑われます」と話されていた.外来の患者さんは,「開業医の先生に,CRPが高いので総合病院で検査してもらいなさいと言われて来ました」と話された.

　これらは決して間違いではないが,CRPについて,まだまだ十分に理解されているとは言い難い話である.もちろん,私も十数年,そうやって先輩から学び,同僚とも同じようなことを言いながら仕事をしてきた.罪深きことは,研修医の先生方にそのように教えてしまった時代もあったと思う.全く罪深い話である.

　同じ職業人として,カメラマンや野球選手は,自分のカメラや,バット・グラブにとことんこだわり,とことん使いこなして,「プロとしての仕事」をこなしている.

　われわれも「CRP」という道具（検査）をもっともっと使いこなして,「プロとしての仕事」をしなくてはいけないはずである.

　診断学の権威であるDr.Tierneyによれば,「検査結果によってその後の判断,行動を変えないのであればCRPなどの検査を,研修医はオーダすべきではない」[9]と言われている.CRPという検査は,置かれた状況によって,どんな色にも変化するし,解釈する医師によってどんな色にも変化する.玉虫色の検査結果になる可能性も秘めている.その事実を知らないままに,「とても便利な道具だ」と思って使い続けることには非常なる危機感を感じる.

　CRPはどの科の医師でも使える検査であるからこそ,研修医のうちに正しく理解をし,本当の意味でのプロフェッショナルとして育っていってほしい.

文献・参考文献

1) Pepys MB & Hirschfield GM：C-reactive protein：a critical update. J Clin Invest, 111：1805-1812, 2003
2) Asseray N, et al：[CRP in the management of bacterial infections in emergency]. Presse Med, 34：561-565, 2005
3) 大路 剛：CRPが感染症診療に役に立つとすれば,どんなときにどのように役立つのか?「臨床に直結する 感染症診療のエビデンス—ベッドサイドですぐに役立つリファレンスブック」.（青木 眞/監, 岩田健太郎, 他/編）, pp33-35, 文光堂, 2008
4) Otterness IG：The value of C-reactive protein measurement in rheumatoid arthritis. Semin Arthritis Rheum, 24：91-104, 1994
5) García Vázquez E, et al：C-reactive protein levels in community-acquired pneumonia. Eur Respir J, 21：702-705, 2003
6) Vanderschueren S, et al：Extremely elevated C-reactive protein. Eur J Intern Med, 17：430-433, 2006
7) 南 睦, 松尾収二：CRPと血沈の値が乖離したときに何を考えるか.検査と技術, 39：362, 2011
8) Badger SA, et al：C-reactive protein（CRP）elevation in patients with abdominal aortic aneurysm is independent of the most important CRP genetic polymorphism. J Vasc Surg, 49：178-184, 2009
9) 「ティアニー先生の診断入門」（ローレンス・ティアニー, 松村正巳/著）, 医学書院, 2008

プロフィール

横江正道（Masamichi Yokoe）
名古屋第二赤十字病院 総合内科（専門領域：内科・消化器内科・内視鏡・救急）
CRPは,どの診療科の先生にとってもよく使う検査項目です.CRPの偽陽性・偽陰性を理解していないと痛い目に会うかもしれません！（泣）

第3章 検査のここが知りたい　　　　　　　　　　　　　　　　　　　　難易度 A **B** C

11. San Francisco syncope ruleについて教えてください

失神の disposition

東　秀律

●Point●

・危険な失神〔心血管性失神，起立性失神（出血・貧血）〕を見逃さないことが大切

はじめに

　救急外来で遭遇する『失神』の患者は多い．大丈夫だと思って帰宅させたが，心肺停止で再搬送されてくる…なんて患者にとっても医療者にとっても不幸なことにならないように，適切なdisposition（患者処遇の決定）をとれるようになろう．

　一過性の意識障害の後，完全にもとに戻るのが失神であり，「なんとなく言っていることがおかしい（JCS I-1）」場合は失神ではなく，意識障害の鑑別を行う．意識障害に関しては成書参照のこと．

> **症例**
> 　拡張型心筋症のため循環器内科でフォロー中であった60歳代男性．テレビを見ていたとき，急にいつもと違ったいびきをかくようになり，びっくりした娘が起こすも返事がないとのことで救急要請．救急隊到着時はすでに意識清明．今回のような症状ははじめてであった．【来院時現症】意識清明，見当識障害なし．瞳孔3 mm左右差なし．対光反射良好．神経学的所見異常なし．心電図では心室性期外収縮あり．ST変化なし．胸部X線は前回と著変なし．頭部CTでも有意な所見を認めなかった．
>
> 質問：この患者のdispositionは？　帰宅？　入院？　翌日外来？

1. 失神の鑑別疾患

　失神の鑑別診断は多岐にわたる．大きく分けて ① 心血管性失神，② 起立性失神，③ 神経調節性失神，④ 薬剤性失神，〔⑤ TIA（transient ischemic attack：一過性脳虚血発作）〕に分けられる．

　このうち特に予後が悪いものは ① 心血管性失神であり，見逃した場合1年後の死亡率が18〜33％にものぼる．心不全，ACS（acute coronary syndrome：急性冠症候群），大動脈弁狭窄症，

肥大型心筋症，不整脈などの心臓関連疾患だけではなく，大動脈解離，肺血栓塞栓症，そしてくも膜下出血も血管疾患としてここに含む．② 起立性失神では，出血（消化管出血，異所性妊娠や肝癌破裂など），貧血，脱水の原因を調べ，現疾患の治療を行う必要がある．③ はいわゆる迷走神経反射，状況性失神（咳，排尿，排便に伴うもの），自律神経失調症であり，予後はよいが，先に述べた重症疾患を否定することが肝心である．

失神の状況が目撃されていない場合や本人の記憶も曖昧である場合には診断が困難になる．ERから失神患者を入院させて原因精査を行った方がよいのか，帰宅させて近日中に受診を勧めるのでもよいのか，この点（disposition）の判断が難しく，後に述べるSan Francisco syncope ruleが一助を担う．

2. ERで行う検査

なんとなく検査をするのではなく，鑑別疾患を思い浮かべながら病歴，身体所見とあわせて検査をオーダーできるようにしたい．そうでなければ検査の絨毯爆撃となり，検査結果に振り回されてしまう．

ACEP（American College of Emergency Physicians）のガイドラインでレベルAの推奨度となっているのは心電図検査である[1]．採血検査は血算，特にHb，Htくらいしか予後に影響しない．急性の消化管出血では血算はあてにならず，臨床上疑えば便潜血や胃管を挿入して新鮮出血の有無も調べる必要がある．高感度トロポニンTが心原性失神と関連するかという前向き研究もなされたが，180日以内の有害事象は増えなかった[2]．病歴から大動脈解離，肺塞栓を疑えば胸部造影CTを行う．心エコーは大動脈弁狭窄症の診断に有用だったが，ルーチンで行って有意義だったのは15％にすぎなかった．頭部CTは非常によく検査されるが，失神患者で所見があるのは5％しかない[3]．神経学的所見，失神に伴う頭部外傷などがなければルーチンには不要だが，くも膜下出血を示唆する症状，病歴，家族歴などがあれば考慮したい．くも膜下出血の多くは脳出血，脳梗塞と異なり神経学的局在所見がなく，8％は来院時頭痛を訴えないという報告がある．

ERでの初療の段階で失神患者に診断がつくのは69％程度である．

3. San Francisco syncope rule（以下SFSR）

1 SFSRの概略

2004年，Quinnらによって失神，前失神の成人患者の短期における重大なイベント発生に関しての前向き研究がなされた[4]．ここでいう重大なイベントとは，ER受診後7日間の心筋梗塞や出血などのイベントや，失神での入院中に医学的介入〔ペースメーカー留置や，AAA（abdominal aortic aneurysm：腹部大動脈瘤）に対する手術など〕を要したもの，そして失神関連症状でのER再診，再入院をさす．SFSRは失神を主訴とする患者の短期（1～4週間）予後を予測するための簡便なルールである（表）．

この研究において，684人のうち79人（11.5％）は7日以内にserious outcome〔重篤な転機（失神の再発や入院）〕を起こし，5人（0.7％）は死亡した．79人のうち76人はこのスコア項目に1つ以上該当し，SFSRの感度は96％，特異度62％であった．引っかからなかった3人中2人

表　San Francisco syncope rule

① Congestive heart failure（うっ血性心不全）の既往
② Ht＜30％
③ ECG abnormal（心電図異常）
④ SBP＜90 mmHg
⑤ Shortness of breath（息切れ）

以上の5項目の頭文字をとってCHESSと覚える．
このうち1つでも満たせば，ハイリスクと分類する．
SBP：systolic blood pressure（収縮期血圧）

は血清トロポニンが上昇し（うち1人はカテーテル検査で陰性），残りの1人は再入院したが失神の原因はわからなかった．つまり見逃された3人とも重大な合併症はきたさなかった．SFSRにさらに「⑥ 75歳以上」の項目を付加すると感度は100％となるが，特異度は44％となった．

さらにQuinnらは追試[5]を行い，救急外来受診時にはserious outcomeを呈していなかった患者群（つまり，受診の時点でこれまでは医学的介入を必要としないと考えられていた患者群）のみを対象に30日間のserious outcomeを調査したところ，SFSRは感度98％，特異度56％の成績を残した．

2 SFSRの臨床応用

SFSRは感度が高く除外には役立つものの，特異度は高くないので，serious outcomeを確定するためのツールではないことに注意する．

また，ほかの追試では，SFSRを失神，前失神の患者に盲目的にただ適応するだけでは感度は52〜77％までに下がってしまうと報告している．ERで適切な病歴の聴取，身体所見，心電図評価，画像検査などから失神の原因を評価したうえで，それでも不明な場合のdispositionの決定に使用されるべきルールである．

失神はあくまで症候群であり多彩な鑑別疾患を含むため，YES，NOの二元的な答えが1つのルールにより容易に得られることは考えにくい．また，感度が100％でない限り，SFSRのみによってdispositionが決められてはいけない．

症例ではこう考える

拡張型心筋症の既往から心不全のリスクがあり，心電図での心室性期外収縮も認めていることから循環器内科で心機能評価および経過観察入院となった．24時間ホルター心電図を着けた深夜，心室頻拍→心室細動が起こり，除細動で救命することができた．

Advanced Lecture

1 SFSRを有効利用するために

SFSRはシンプルであり，当初非常に高い感度が報告されたが，追試がされるたびに感度は落ちていった．アメリカ家庭医療学会は医師の臨床的洞察力の方がSFSRより優れているとしている．病歴や身体所見から鑑別をしっかりあげたうえで，SFSRを適用したい．

加えて，SFSRのピットフォールを理解しておくことで，SFSRの欠点を克服できる．

2 心血管性失神の見逃しに注意！

SFSRは大動脈解離の診断に弱い．高血圧の既往のある患者が，相対的低血圧と移動する背部痛を主訴に来院しても，検査項目が心電図とHtのみではSFSR項目に該当せず，大動脈解離を見逃すことになる．

肺血栓塞栓症において息切れの感度は74％，特異度は38％であり，息切れのみをチェックして肺血栓塞栓症を否定してはならない．Well's クライテリア（第3章-4参照）を評価し，肺血栓塞栓症のリスクをきちんと評価するとよい．

SFSRでは心電図異常が項目に含まれているが，漠然と眺めるのではなく失神の原因を積極的に探しに行きたい．徐脈，頻脈などモニターでわかるもののほかに12誘導心電図ではブロック，WPW症候群，QT延長，肥大型心筋症，ST上昇をはじめとする虚血性変化，Brugada症候群，催不整脈性右室過形成などの所見を確認する（詳細は成書参考のこと）．不整脈は来院時の心電図でひっかかることも少なく，ホルター心電図などでフォローアップを要する．特に高齢者では安易にSFSRを適用して帰宅の判断をすると，心血管性失神を見逃すことになりかねない．若年者の心血管性失神では家族歴が唯一の手がかりとなることがある．

失神発症前に激しい頭痛を訴えた場合はくも膜下出血を疑い，頭部CTを要する．

超急性期の出血ではHt，SBPに変化が現れず，SFSRでは見逃される．病歴から胃潰瘍が疑わしければ，胃管挿入，胃カメラ施行を要し，異所性妊娠が疑われれば，妊娠反応は必須検査となる．

神経調節性失神であっても，頻回に失神をきたすもの，職業上（パイロットや潜水夫など）問題になる場合は，SFSRを超えた判断が必要になる．

おわりに

失神は病歴，身体所見，検査所見などを総合的にまとめあげ，診断にたどりつく能力が問われる病態である．そのなかでもやはり病歴の聴取（患者，家族，目撃者）の重要性を忘れないでおきたい．何を鑑別するための検査，診察なのかを常に考えて診察を行う必要がある．

文献・参考文献

1) American College of Emergency Physicians：Clinical policy：Critical issues in the evaluation and management of adult patients presenting to the emergency department with syncope. Ann Emerg Med, 49：431-444, 2007
2) Christ M, et al：Diagnostic and prognostic value of high-sensitivity cardiac troponin T in patients with syncope. Am J Med, 128：161-170, 2015
3) Grossman SA, et al：The yield of head CT in syncope：a pilot study. Intern Emerg Med, 2：46-49, 2007
4) Quinn JV, et al：Derivation of the San Francisco Syncope Rule to predict patients with short-term serious outcomes. Ann Emerg Med, 43：224-232, 2004
5) Quinn J, et al：Prospective validation of the San Francisco Syncope Rule to predict patients with serious outcomes. Ann Emerg Med, 47：448-454, 2006
6) Parry SW & Tan MP：An approach to the evaluation and management of syncope in adults. BMJ, 340：468-473, 2010
7) Birnbaum A, et al：Failure to validate the San Francisco Syncope Rule in an independent emergency department population. Ann Emerg Med, 52：151-159, 2008
8) Sun BC, et al：External validation of the San Francisco Syncope Rule. Ann Emerg Med, 49：420-427, 2007

プロフィール

東　秀律（Hidenori Higashi）
武蔵野赤十字病院 救命救急科
福井県立病院→東京ベイ・浦安市川医療センター→練馬光が丘病院，とERで研鑽を積み，都内の三次救命センターで重症患者の初療から退院まで集中治療管理を中心に奮闘中です．
根拠に基づいた医療（≒EBM？）ができる様心がけてます．皆様ぜひ見学にいらしてください．

第3章 検査のここが知りたい

12. PSA値の意味するものは？

宮田靖志

●Point●

- 前立腺ラテント癌を20％以上の人がもっている．よって，スクリーニングPSA検査で臨床的意義のない癌がみつかることが多い
- PSAの陽性的中率は20％である．つまり，PSA陽性者の80％が不要な生検を考慮される危険性がある
- 臨床的に前立腺癌を疑わない場合のPSA検査の実施・実施後の取り扱いには，患者との十分なコミュニケーションが必要

はじめに

　臨床的に前立腺癌が強く疑われるのにPSA（prostate specific antigen：前立腺特異抗原）が低いときどう考えればよいだろう？　一方で，臨床的には前立腺癌を疑っていないとき，あるいはスクリーニング検査のときにPSAが微妙に上昇している場合，どうすればよいのだろうか？　前立腺癌の疫学とPSAの検査特性をよく理解しておかないと，PSA検査の結果により患者に不利益を与えることになるので注意が必要である．

> **症例**
> ① 78歳男性．腰痛で受診．腰椎に造骨性の骨転移を認めたため，前立腺癌を疑い経腹壁エコーを行った．軽度肥大した前立腺内に8 mm大の低エコー領域を認め前立腺癌が強く疑われた．PSAを測定したところ3 ng/mLであった．
> ② 78歳男性．肺炎で入院し，抗菌薬の点滴で順調に治癒した．もともと前立腺肥大症があり軽度の排尿障害があるので，そろそろ前立腺癌も心配と言って，PSA検査で前立腺癌のスクリーニングをしてほしいと頼まれた．PSAを測定したところ4.2 ng/mLであった．

1. 実際の臨床で前立腺癌にどの程度遭遇するのか

1 高齢者に多く，近年増加傾向

　前立腺癌は年齢とともに罹患率が増加し，近年，罹患率は徐々に増加してきている．

表1　前立腺癌・前立腺肥大症におけるPSA値

PSA	0〜4ng/mL	4〜10 ng/mL	10 ng/mL以上
前立腺癌（％）	19	14	67
前立腺肥大症（％）	80	18	2

　がん統計の報告によると，2011年度の1,000人あたりの年齢別の罹患率は，50〜54歳で0.245人，55〜59歳で0.736人，60〜64歳で1.802人，65〜69歳で3.70人，70〜74歳で5.449人，75〜79歳で6.244人，80〜84歳で5.865人，85歳以上で5.284人となっている[1]．罹患率が上昇しているとはいっても，コモンディジーズといえるほど高頻度に臨床上で遭遇するわけではない．しかし，高齢者を診療する頻度が高くなれば遭遇する機会が多くなることは頭に入れておくべきである．特に，高齢者で泌尿器科症状や造骨性の骨転移症状をもつ患者に遭遇した際には，常に念頭におくべき疾患といえる．

2 臨床的に意味のない癌が多い

　一方で，診療場面において最も重要かつ頭を悩ますことは，前立腺癌ではラテント癌（何らかの原因で死亡した者への剖検により，はじめて発見される癌）が非常に多いことである．米国のある研究では，**80歳以下の住民の1/3，80歳以上の住民の2/3に前立腺癌**があった．また，別の研究では，**日本でのラテント癌は20.5％**であった．このことは臨床的に意味のある前立腺癌を診断することは難しいということを意味しており，安易な前立腺癌のスクリーニング検査は慎むべきであるという議論につながる．

2. PSAの診断特性

1 前立腺癌と前立腺肥大症でのPSA値

　通常，PSAの正常値は4 ng/mLとされており，この値以上の場合に前立腺生検が検討される．しかし，周知のように前立腺肥大症でもPSAは上昇するため，単純にPSA 4 ng/mLで前立腺癌の診断はできない．ある研究では，PSAは前立腺癌で19％が0〜4 ng/mL，14％が4〜10 ng/mL，67％が10 ng/mL以上であり，前立腺肥大症で80％が0〜4 ng/mL，18％が4〜10 ng/mL，2％が10 ng/mL以上であった（**表1**）．PSAが4 ng/mL以下の前立腺癌が20％程度あることを考えると，**臨床上強く前立腺癌を疑った場合はPSAが4 ng/mL以下であっても疾患を否定することは危険**である．

2 PSAの感度，特異度，尤度比

　無症状の人への検診，泌尿器科症状がある人への検査，画像所見上強く前立腺癌が疑われる場合の検査など，どのような状況でPSA検査をするかによって，PSAの感度（sensitivity：SN），特異度（specificity：SP）は異なる．よって，すべての臨床状況に有用なSN・SPは提示されていない．さまざまな報告をまとめると，SNは78〜100％，SPは6〜66％とされ，陽性尤度比（likelihood ratio：LR）は0.828〜1.382，陰性LRは0.273〜3.75とされる（**表2**）．LRは一般に0.1以下，10以上のとき診断の切れ味がよいとされるので，PSAの診断の切れ味はあまりよいとはいえないことになる．

表2　PSAの感度と特異度

SN	SP	陽性LR	陰性LR
78〜100％	6〜66％	0.828〜1.382	0.273〜3.75

表3　PSAの陽性的中率

PSA	4〜10 ng/mL	10 ng/mL以上
PPV	21〜22％	42〜64％

　PSAのカットオフ値別にもSN，SPが報告されている．カットオフ値1.1 ng/mL，2.1 ng/mL，3.1 ng/mL，4.1 ng/mLのとき，SN/SPはそれぞれ83％/39％，53％/73％，32％/87％，21％/94％であり，カットオフ値が低いほどSNはよくなるがSPは低下する．別の報告では，カットオフ値3 ng/mL，4 ng/mL，5 ng/mLのとき，それぞれ59％/87％，44％/92％，33％/95％であった．

3 PSAの陽性的中率と，臨床上での困難

　臨床上，最も気になる検査特性は陽性的中率（positive predictive value：PPV）である．つまり，検査陽性であったときに本当にその疾患である可能性はどのくらいか，ということである．ある報告によれば，**PSA陽性での前立腺癌の生検陽性率はPSAが4〜10 ng/mLでは21〜22％，10 ng/mL以上では42〜64％であった**（表3）．このことは，通常生検にまわるPSA 4〜10 ng/mLの人たちの70％以上が前立腺癌でないことを意味している．これらの人たちはPSA結果陽性の知らせにより，前立腺癌かもしれないという不安を抱えること，前立腺生検の不快を経験すること，などの不利益を被ることになる．

3. 年齢別のPSA基準値

　年齢とともに前立腺のボリュームが大きくなり，それに伴ってPSAが上昇する．このため，年齢別のPSA正常値を設定し診断率を高める試みも行われている．日本の前立腺癌検診での年齢別のPSA基準値は，〜64歳：0〜3.0 ng/mL，65〜69歳：0〜3.5 ng/mL，70歳〜：0〜4.0 ng/mLとされる．米国での報告では，40〜49歳：2.5 ng/mL，50〜59歳：3.5 ng/mL，60〜69歳：4.5 ng/mL，70〜79歳：6.5 ng/mLとされる．しかし，正常値を上げることは特異度を上げることにつながり不要な検査を少なくすることにつながるものの，一方で感度が低下し臨床的に早期の癌を見落とす可能性を増すことにつながるというジレンマを常に抱える．現に，米国での報告では年齢別の基準値を設定したとき，70歳以上で臨床的な限局性癌を47％見落とし，50歳代で不要な生検を45％増やしたとされる．

4. 基準値PSA＜4 ng/mLならひとまず安心してよいか？

　ある海外の報告ではPSA 2.6〜4 ng/mLの無症候性の者の22％に癌がみつかり，そのうち20％

表4 PSA値別の病巣進展の割合

PSA	＜10 ng/mL	10〜20 ng/mL	20〜50 ng/mL
骨転移	2％	5％	16％
前立腺内限局	70〜80％	50％	25％

は前立腺に限局していなかったという．しかし，日本の研究では，PSA 2〜4 ng/mLで3.6％のみに前立腺癌が発見されたという．3.6％という数字はさほど悪い値とは思われず，検診のカットオフ値としては問題ないと思われる．

5. PSAの値と進行度

　前立腺癌は骨転移を起こしやすい．ほかの部位への転移は多くない．骨転移の頻度は，PSA＜10 ng/mL，10〜20 ng/mL，20〜50 ng/mLでそれぞれ，2％，5％，16％と報告されている．また，前立腺内に限局している割合は，PSA＜10 ng/mL，10〜20 ng/mL，20〜50 ng/mLでそれぞれ70〜80％，50％，25％とされる（表4）．当然のことであるが，PSA値が高くないからといって骨転移が否定されるわけではない．

症例ではこう考える

① 造骨性の骨転移，前立腺エコーで腫瘍を疑う像が得られている．骨転移を生じる前立腺癌の場合PSAは高値であることが多いが本例では高値とはいえない．また，本例では臨床的には前立腺癌が強く疑われるものの，前立腺癌と思われる低エコーは前立腺内に限局しており，何らかの正常組織と考えられなくもない．よって，前立腺生検により確定診断に進むことになる．

② まず，PSAでのスクリーニング検査を行う前に，その診断特性について患者とよく話し合うべきであった．このような微妙な値が得られたときに直ちに生検をした方がよいのかは判断しにくい．患者の考えに沿って生検の適否を決めることになるが，スクリーニングを実施する前にこのような状況が起こりうることを情報提供しておかないと，検査後にその取り扱いについて患者・医師ともに悩むことになる．異論もあると思われるが，本例では十分な話し合いの元，経過観察，すなわち定期的なPSA検査をすることとし，生検は行わなかった．

Advanced Lecture

■ PSAによる前立腺癌検診を実施すべきか

　非常に議論の多いところである．日本泌尿器科学会のガイドラインでは50歳以上の住民にPSAによる検診を推奨しているが，厚生労働研究班のガイドラインでは有効性のエビデンスが不十分として推奨していない．日本癌治療学会のガイドラインでは，検診の利益と害を十分に伝えたうえで希望者に対して適切な検診システムを提供する体制整備が求められるとしている．

　欧米でもPSAによる検診については賛否両論がある．腫瘍学のガイドライン〔米国総合癌セン

ターネットワーク（National Comprehensive Cancer Network：NCCN），アメリカ臨床腫瘍学会（American Society of Clinical Oncology：ASCO），アメリカ癌協会（American Cancer Society：ACS）〕では，検診の利益と害を十分に話し合って実施するかどうかを決めることを勧めている．泌尿器科学会〔米国泌尿器科学会（American Urological Association：AUA），欧州泌尿器科学会（European Association of Urology：EAU）〕のガイドラインも同様である．一方，公衆衛生ガイドライン〔米国予防医療専門委員会（United States Preventive Services Task Force：USPSTF），カナダ予防医療対策委員会（Canadian Task Force on Preventive Health Care：CTFPHC）〕では実施に否定的である．米国内科学会〔American College of Physicians：ACP）〕も同様に否定的である．

結局のところどうするかは，患者と臨床医のおかれている医療コンテクストに依存するであろう．そのコンテクストのなかで，医療者はPSAによる検診の利益と害について十分に説明したうえで，シェアード・ディシジョン・メイキングするのが適切である．シェアード・ディシジョン・メイキングは臨床医の重要なスキルの1つであるので，他書で理解を深め実践を重ねてほしい．

おわりに

PSAを前立腺癌の診断に用いる際には，さまざまな問題が生じる．特に，検診に用いる際には，実施前に患者と十分な話し合いをして，実施後の結果によって引き起こされる課題に備えておく必要がある．

文献・参考文献

1) がん情報サービス がん登録・統計 最新がん統計：
   http://ganjoho.jp/reg_stat/statistics/stat/summary.html
2) 「前立腺癌診療ガイドライン 2012年版」（日本泌尿器科学会／編），金原出版，2012
   http://minds.jcqhc.or.jp/n/med/4/med0032/G0000435/0002
   ↑Mindsガイドラインセンターに全文が掲載されている．PSAによる前立腺癌検診を推奨している．
3) がん検診の適切な方法とその評価法の確立に関する研究班：有効性評価に基づく前立腺がん検診ガイドライン，2008
   ↑科学的根拠に基づくがん検診推進のページに全文が掲載されている（http://canscreen.ncc.go.jp/guideline/zenritsusengan.html）．欧米で行われた2つの研究結果をもとに，PSAによる前立腺癌検診を勧めない，としている．
4) UpToDate, DynaMed
   ↑PSAの診断特性，前立腺癌のスクリーニングについては，現在も多くの論文が次々と発表されているので，どれを参照するのがよいか迷ってしまう．日常臨床では，それらの論文を簡潔に要約してまとめている二次資料を用いるのがよい．

プロフィール

宮田靖志（Yasushi Miyata）
愛知医科大学 医学教育センター 教授（プライマリ・ケアセンター兼務）
2016年より現職．総合診療専門医の育成にかかわっていきたいと思っています．直観に基づく臨床推論，臨床推論過程における認知心理，診断エラーなどに関心をもっています．

第3章 検査のここが知りたい

13. 感染性心内膜炎を疑った際の心エコーの有効な使い方を教えてください

難易度 A B C

吉田路加

● Point ●

- 経胸壁心エコーが陰性でも感染性心内膜炎を否定できない
- 感染性心内膜炎の診断で最も心エコーが役に立つのは事前確率が中等度の場合である
- 心エコーは診断のみならず合併症や血行動態，予後の推定にも役立つ

はじめに

　感染性心内膜炎（infective endocarditis：IE）は医師が自ら疑わないと診断にたどりつかない．そのため多分に見逃されている症例があり，感染性心内膜炎を診断することは内科医にとってのチャレンジである場合がある．まして中途半端に治療された場合の予後は不良であり初診時にいかに疑いをもつかが重要である．そのなかで感染性心内膜炎の診断基準がVon Ryenクライテリアから Duke's クライテリア（modifiedも含む；表1）へと発展してきた背景には，心エコーの開発，技術的改善とそれに伴うエビデンスが蓄積されてきたことがある．感染性心内膜炎の診断において中核となるのは血液培養と心エコーであるが，心エコーは診断のみならず機械的合併症の発見や血行動態の判断，予後の推定にも使用される．

> **症例**
> 24歳男性．
> 空手の試合中に悪寒を感じ翌日より発熱あり．
> 第12病日近医受診したが熱源不明のため解熱薬のみ内服しており，効果が切れると再び39℃台の発熱をくり返していた．抗菌薬は処方されずに対応されていた．
> 第21病日になって右4趾の先端に自発痛あり．触るだけでも痛い．
> 第22病日当院外来へ紹介受診となった．
> 身体所見では，Levine3/6の灌水様雑音を胸骨左縁第3肋間に聴取，右4趾に圧痛のある赤色の結節を認める．

表1　modified Duke's クライテリア

A）心内膜炎の判定基準

心内膜炎が確実
病理学的基準
・微生物：疣贅，塞栓を起こした疣贅，心筋膿瘍の培養もしくは組織学的証明 ・病理学的病変：組織学的に活動性の心内膜炎を疣贅，心筋膿瘍のなかに認める
臨床的基準
・大項目2つもしくは大項目1つと小項目3つもしくは小項目5つ
心内膜炎の可能性大
・大項目1つと小項目1つもしくは小項目3つ
心内膜炎は否定的
・臨床像を心内膜炎以外で確実に説明できる診断を確立 ・抗菌薬治療で4日以内に症状が軽快 ・抗菌薬の使用があっても4日以内の症例で外科手術時，解剖時に心内膜炎の所見がない ・上記の心内膜炎の可能性大を満たさない

B）心内膜炎の判定項目

大項目
血液培養陽性
・典型的な心内膜炎の起炎菌が別々に採取された血液培養で陽性 　*Viridans streptococci, Streptococcus bovis*, HACEK group, *Staphylococcus aureus* 　市中感染の *Enterococcus* が血液に検出され，ほかに感染巣がない ・持続的血液培養陽性： 　12時間以上間隔をあけて採取した血液両方から検出されるか，3セットの血液培養すべて陽性か，4セット以上のほとんどが陽性で，一番最初に採取した時間と一番最後に採取した時間が1時間以上離れている ・*Coxiella burnetii* が1回でも血液培養陽性もしくは *Coxiella burnetii* に対する antiphase I IgG antibody titer ＞ 1：800
心内膜の障害の証拠
・心エコー陽性〔TEEは人工弁，少なくとも臨床基準で可能性大の場合，もしくは合併症を伴った（心筋膿瘍）IEに推奨：TTEはほかの患者では第一選択〕 ・弁あるいは弁の支持組織，あるいは血液が逆流する通路，人工弁などに付着した心臓内の腫瘤が心臓の収縮に合わせて動いている．しかも疣贅の可能性以外に適切な説明が不可能 ・心筋腫瘍 ・新たな人工弁の部分的裂開 ・新たに生じた弁逆流（以前から存在した雑音の変化，増強では不十分）
小項目
・素因─基礎心疾患もしくは薬物中毒 ・発熱─38.0℃（100.4°F） ・血管病変─動脈塞栓，敗血症性肺塞栓，感染性動脈瘤，頭蓋内出血，結膜出血，Janeway lesions ・免疫異常─糸球体腎炎，Osler結節，Roth斑，リウマチ因子 ・微生物学的─血液培養陽性だが上記の大項目を満たさない（coagulase-negative *straphylococci* および心内膜炎を起こさない微生物が1回のみ陽性になった場合を除く）もしくは心内膜炎として矛盾のない微生物の血清学的な活動性感染の証拠 ・心エコー所見は小項目からは除外

HACEK group：*Haemophilus* spp., *Aggregatibacter actinomycetemcomitans*, *Cardiobacterium hominis*, *Eikenella* spp., and *Kingella kingae*.
TEE：transesophageal echocardiography（経食道心エコー），TTE：transthoracic echocardiography（経胸壁心エコー）．
文献1より引用

1. 感染性心内膜炎における心エコーの診断特性

1 総論

　感染性心内膜炎の診断にたどり着く第一歩は，当然であるが疑いをもつことからはじまる．し

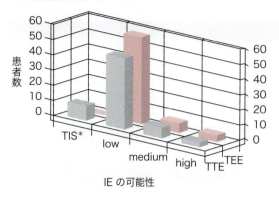
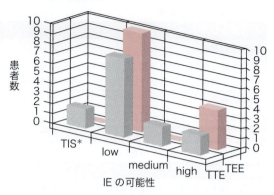
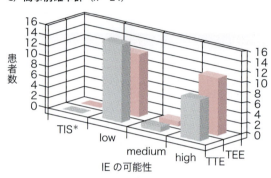

図1 低事前確率群（A），中等度事前確率群（B），高事前確率群（C）におけるTTE，TEE後のIEの可能性
＊TIS：technically inadequate study.
文献3より引用

かし関節痛や発疹，発熱のみや脳梗塞で発症するなどの非特異的症状のみで来院することも多くなかなか診断がつかずに中途半端な治療をくり返されることもある．血液培養や心エコーは診断に必須のツールであるが，まずは**非特異的症状でも感染性心内膜炎を鑑別にあげる**ことを忘れないでほしい．また最近増加しているペースメーカ感染や原因不明の菌血症，原因不明の塞栓症や心原性もしくは敗血症性ショックでも感染性心内膜炎を鑑別にあげてほしい．その場合にはまず経胸壁心エコー（TTE）を行うのであるが，最も重要なことは**感染性心内膜炎が緊急疾患であることを認識しできる限り早期にエコーを行うべきである**ということである．

それを認識したうえで，心エコーが感染性心内膜炎の"診断"に寄与する場合とはいかなる場合であろうか．当然ではあるがもともと感染性心内膜炎の事前確率が低い患者では心エコーを行ってもその後の治療方針の変化に寄与する可能性は低い[2]．**図1**に示すように心エコーにより診断が最も変化するのは，中等度事前確率群であり，低事前確率群はほとんど診断に寄与していないことがわかる[3]．ただし具体的にどの患者が低事前確率で，どの患者が高確率であるのかは経験論によるものであり科学的とは言い難い．誰でも行える最もやさしい方法論としては，Duke'sクライテリアを逆から考えてみることである．つまり心エコーが陽性であった場合にDuke'sクライテリアの臨床的基準を満たす条件が最も心エコーが診断に寄与できる条件といえる．具体的に言えば，血液培養が大項目を満たしている場合や，血液培養が大項目を満たさなくても小項目が3つそろっている場合などがそうといえる．もちろんすでに血液培養での大項目1つと小項目3つを満たしていても，合併症の検索や血行動態評価のために心エコーを行うのであるが，その時点

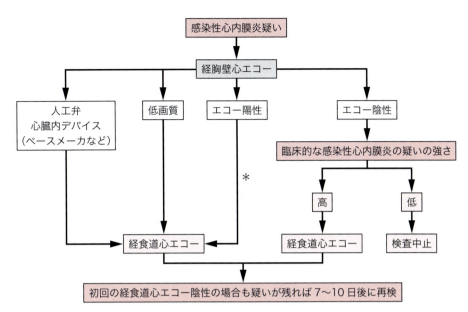

図2　心エコーによる感染性心内膜炎の診断アルゴリズム
＊膿瘍形成などの合併症の検索のために行う．僧帽弁位，S.aureusではない
などの条件次第では必須ではない．
文献4より引用

では心エコーの結果にかかわらず感染性心内膜炎の"診断"はついており心エコーが診断に寄与しているとは言い難いのである．図2[4)]に各エコーの検査特性に応じた感染性心内膜炎を診断するためのアルゴリズムを示す．経胸壁心エコーは非侵襲的で，診断および重症度の判定に有用でありまずは全例に行う．経食道心エコー（TEE）は画質がよく，後述のように感度，特異度が高く，また特に弁周囲への感染の波及に関しては必須のツールとなるため，患者さんの状態が可能であればほとんどの症例で行った方がよい．

2 経胸壁心エコー

Duke'sクライテリア以前の経胸壁心エコーの診断精度を調べたメタアナリシスでは，感度74％とされている[5)]．しかしこの研究はメタアナリシスにもかかわらず186人しか対象患者がおらず，背景因子もばらばらであり，診断のGold standardも感染性心内膜炎とは言い難い患者群も含むものであり，後向き研究でバイアスも入りやすく論文の信頼度は低い．

その後の研究での経胸壁心エコーの診断特性をまとめると表2のようになる[6)]．平均的にみると，経胸壁心エコーの感度は50〜60％程度ということになり半分は見落としているのである．一部の文献[7)]に感度，特異度ともに90％以上を示すものもあるが，少数例（対象が46人）の検討であり，また1つだけ突出した数字を示す文献をそのまま鵜呑みにすることはできない．特異度に関しては，多くの研究が90％以上を示しており経胸壁心エコーでvegetation（疣贅）が発見されればかなり診断確率は高くなると考えてよい．

この表を見て意外に思われる点が，1990年代前半の論文と2000年代の論文を比べてもほとんど診断精度に差が出ていないことである．1990年代前半から2000年代にかけエコー機器自体が改良されハーモニックイメージなど動く物体に対する画質はかなり向上している．最近のエコーは，3Dエコーの開発とスペックルトラッキングなど組織の動きを追い心機能を測定する方向に主

表2　IEに対するTTEとTEEの診断特性

研究 (発表年)	患者数	症状	TTE 感度 (%)	TTE 特異度 (%)	TEE 感度 (%)	TEE 特異度 (%)
Erbel R et al 1988[8]	124	心内膜炎	63.0	100.0	98.0	98.0
Taams MA et al 1990[9]	21	心内膜炎	28.0		86.0	
Shively BK et al 1991[10]	66	心内膜炎	44.0	98.0	94.0	100.0
Pedersen WR et al 1991[11]	24	心内膜炎	50.0		100.0	
Birmingham GD et al 1992[12]	61	Endocarditis abnormalities	30.0	100.0	88.0	97.0
Daniel WG et al 1993[13]	126	人工弁	57.0	63.0	86.0	88.0
Bayer AS et al 1994[14]	64	心内膜炎	60.0	91.0	87.0	91.0
Irani WN et al 1996[15]	134	人工弁 心内膜炎	68.0	100.0	100.0	96.0
Werner GS et al 1996[16]	104	心内膜炎	58.5	60.5	92.5	95.0
De Castro S et al 2000[17]	32	Endocarditis valve perforation	45.0	98.0	95.0	98.0
Bouza E et al 2001[18]	109	心内膜炎	51.4	92.0	65.2	95.0
Chang CF et al 2004[19]	24	血液透析患者	64.7	84.6	75.2	85.4
Jassal DS et al 2006[20]	74	外科的に治療された感染性心内膜炎	40.0	100.0	82.0	87.0

文献6より引用

に発展している．その過程でリアルタイム3Dなどを実現するためにさらに画質が向上している．それにもかかわらず，経食道心エコーをGold standardとした（感染性心内膜炎の一部が見逃されている可能性のある）研究でも経胸壁心エコーの感度は相変わらず55％となっておりここ15～20年の間では感染性心内膜炎に対する心エコーの検査特性は改善されていないことが示されている[21]．またリアルタイム3Dエコーを検討した文献[7]もあるが，もともと，経胸壁心エコーの感度がよすぎるという点で文献自体の信頼性の問題があるうえ，従来の2Dイメージに3Dイメージを加えてもそれほど感染性心内膜炎の診断自体には寄与しないとされている（手術を行う際のリアルタイム3D経食道心エコーは手術の手助けに有用である）．経胸壁心エコーは検者のテクニックだけではなく，患者の体格や肺疾患などにより得られる画像の質に限界があるが，今後のさらなる発展に期待したいところではある．

　経胸壁心エコーが感染性心内膜炎の診断に対する感度が低い一方で，形態的・機能的に弁が正常であった場合，経食道心エコーを施行しても96％が正常であったとの報告がある[15]．つまり経胸壁心エコーで弁膜症などを全く認めない場合に限っては，よほどの事前確率の高さがない限りは経食道心エコーまで進まなくてよいことが示されている．

3 経食道心エコー

　前述のように経胸壁心エコーの感度が低い一方で，表2に示されるように経食道心エコーの感度はおおむね90％を超えている．また特異度も経胸壁心エコーと同程度に高いことが示されている．経食道心エコーの侵襲性を考えるとまずは経胸壁心エコーを行うのが一般的であるが，経胸壁心エコーでは感染性心内膜炎を否定することができず，"診断"という観点からは経食道心エコーに圧倒的に軍配があがるのである．ただし侵襲性という点に関して，患者さんがエコーを飲

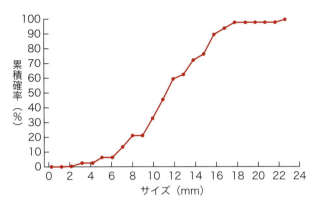

図3　疣贅の大きさによる塞栓症のリスクの変化
文献23より引用

むのが苦しいと言うのみならず，心不全で呼吸が悪い場合などは挿管に至るまで経食道心エコーが行えないこともあり，実臨床では施行したくても困難な場合などジレンマに陥ることが多々ある点は付記しておきたい．

人工弁の入っている患者の感染性心内膜炎の診断に関しては，アコースティックシャドーなどアーチファクトが多くなるため経胸壁心エコー，経食道心エコーともに診断精度が落ちる．人工弁の感染性心内膜炎に対する経胸壁心エコーは感度36％と非常に診断精度が低く，人工弁の患者では，経食道心エコーが第一選択となる．

人工弁の感染性心内膜炎に対する経食道心エコーの陰性予測率は90％とされている[22]．したがって人工弁の患者に関しては，経食道心エコーでvegetationが見つからなかった場合でも，感染性心内膜炎の可能性を完全に否定することはできず，時間を空けて再度経食道心エコーを行うなど慎重な対応が必要である．

2. 心エコーによる予後の予測

① 塞栓症のリスク評価

心エコーは感染性心内膜炎の診断に寄与するだけでなく，vegetationの性状を評価することで予後予測にも役に立つ．文献的にはvegetationの大きさや可動性，及んでいる範囲や石灰化などによる予後予測がなされてきている．過去の有名な論文として，図3に示すようにSanfilippoらは塞栓症のリスクがvegetationの大きさとともに増加することを報告している[23]．2000年代以降の文献をみても，10 mm以上の大きさ（オッズ比9）やvegetationの可動性（オッズ比2.4）を塞栓症のリスクとするもの[24]や7 mm以上を塞栓症のリスクとするもの[25]などがあり，10 mm以上のvegetationは塞栓症のリスクが高いと考えるべきである．

それとは対象的に感染性心内膜炎の部位による塞栓症のリスクはコンセンサスが得られていない．前出の文献25では僧帽弁位の感染性心内膜炎は塞栓症のリスク（32.5％：11.3％）としているが，文献23では部位による差はないとしている．ただしどの文献をみても大動脈弁位の方が塞栓症が多いとする報告は見あたらず，僧帽弁にやや多い傾向がある程度ととらえるのが妥当な線であろう．

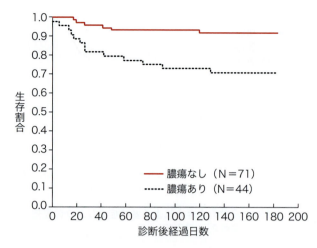

図4 弁周囲膿瘍の有無による6カ月生存割合
（Kaplan-Meier曲線）
文献29より引用

　また適切な抗菌薬開始後のエコーのフォローも重要な予測因子となる．通常，塞栓症のリスクは適切な抗菌薬の開始後2週間で低下する[26]とされているが，適切な抗菌薬開始後もvegetationの大きさが増大する場合はより塞栓症のリスクが高まることが報告されており[27]，早期の外科的介入を行うポイントと考えられる．

＊抗菌薬治療後も約半数の患者でvegetationは残るとされており，vegetationが残存していても治療の失敗ととらえてはいけない．感染性心内膜炎の治療の効果判定はあくまで血液培養の陰性化で判断する．

2 死亡に対するリスク評価

　感染性心内膜炎の死亡率は，近年改善されてきたとはいえまだ10〜20％と高く，治療を行ううえで死亡率を増加させる因子を知ることは重要である．年齢や合併症の出現，黄色ブドウ球菌感染症，腎機能，併存疾患，人工弁などがその因子とされている．心エコーに関する因子をあげると，入院時の心不全（オッズ比2.3），房室ブロック（オッズ比2.5：直接心エコーで診断できるわけではないが，房室ブロックが起こる場合には大動脈弁位の感染性心内膜炎が膿瘍形成し房室伝導が悪化することが多い），弁輪周囲への感染の波及（オッズ比1.8）などが報告されている[28]．また15 mm以上の大きなvegetationも1年後の死亡率を悪化させたとされている[24]．

3. 合併症の評価

　感染性心内膜炎における心エコーの役割として，診断やvegetationの評価とともに，弁穿孔を含む弁機能不全や弁周囲膿瘍などの合併症の評価も重要である．弁機能不全の評価や血行動態に関する指標は心エコーの成書を参照していただくこととしここでは割愛させていただく．

　図4のように弁周囲膿瘍の合併により死亡率が増加する（オッズ比5.3）ことが示されており[29]，弁周囲膿瘍の検索は非常に重要である．従来の報告では，膿瘍の検出に対する経胸壁心エコーの感度は30％程度，経食道心エコーで90％弱とされていた．特に大動脈弁位の感染性心内膜炎では膿瘍を合併しやすいとされており，初期の段階では大動脈基部の壁厚増加しか認められない症

例もある．そのため大動脈弁位の感染性心内膜炎では全例に経食道心エコーを行うべきであるとされている．

しかしHillらは手術を行った患者を対象として経食道心エコーの膿瘍の検出力を調べており，48％の患者のみしか術前に膿瘍が診断されていなかった[29]．この文献のみで経食道心エコーの検出力が不十分であるとは結論づけにくいが，膿瘍形成のリスクが高い場合（黄色ブドウ球菌による感染や大動脈弁位）には一度目に発見されなかった場合でも時間をあけて再検をするなどより慎重な対応が必要であると考えられる．

> **症例ではこう考える**
>
> 外来受診の時点で，大動脈弁閉鎖不全症（aortic regurgitation：AR）と思われる心雑音と末梢塞栓（Osler結節），持続する発熱がありDuke'sクライテリアの小項目を3つ満たしていた．この時点ですぐに血液培養を3セット以上採取し，経胸壁心エコーを行った．この場合では，小項目3つを満たしているため経胸壁心エコーでvegetationを認めれば感染性心内膜炎の診断が確定する．経胸壁心エコーでは，AR3度と無冠尖にvegetationを認め感染性心内膜炎の診断が確定した．血液培養からは*Streptococcus oralis*が3セット検出されペニシリンGによる治療を行い軽快した．経食道心エコーも行ったが，膿瘍などの合併症は認めなかったものの2尖弁であることが判明しARの重症度とともに外来にて経過観察中となった．

Advanced Lecture

■ ペースメーカやICDなどの心内機器に関する感染性心内膜炎の診断

最近では，ペースメーカや植え込み型除細動器（implantable cardioverter defibrillator：ICD），心機能を改善するための両室ペースメーカ（cardiac resynchronization therapy：CRT）や心房中隔欠損（atrial septal defect：ASD）のクローザーなど心内機器を使用する機会が増加し，またICDやCRTにより心疾患患者の予後が改善したことに伴い心内機器関連の感染性心内膜炎の頻度が増加している．一般論として，植え込み直後に創部感染からリード感染，感染性心内膜炎に至るパターンと，植え込み後時間が経過してから血流感染を起こし感染性心内膜炎に至るパターンが考えられる．感染率に関して報告ごとにばらつきがあるものの1％前後との報告が多い．ペースメーカやICDに伴う感染性心内膜炎の特徴としてvegetationがリード自体に付着したり，リードに接する三尖弁や心房，心室など至るところにvegetationができる可能性があることがあげられる．また人工弁の感染性心内膜炎と同様にアーチファクトが入りやすいため経胸壁心エコーの感度は悪く，やはりここでも経食道心エコーが必要となる（経胸壁心エコーの感度30〜43％ vs経食道心エコーの感度89〜95％）[30, 31]．また前述のようにリード全長にわたり感染の可能性があり，経食道心エコーを用いることで右房・右室のみならず右房の上方や上大静脈に関しても情報が得られるため経食道心エコーを第一選択とする．

おわりに

　心エコーの精度は検者の技術に依存する部分が大きく，特に感染性心内膜炎の診断においては経験を積んだ優秀な検査技師さんにお願いすることが多い．研修医の先生方が自分で心エコーを当てて感染性心内膜炎を診断する機会は多くないと思われるが，検査特性を知りどのような場面で心エコーをオーダーする必要があるのかは理解する必要がある．むやみに検査をオーダーするのではなく適切な病態に対して適切な依頼をすれば，オーダーの受け手である検査技師さんも検査が行いやすくなる．また，検査技師さんと仲よくなると，いろいろ教えていただけることも多く勉強になるため，自分が心エコーの依頼を出したときには時間の許す限り検査室に足を運んで，直接心エコーの画像を見て勉強するようにしてほしい．

文献・参考文献

1) Li JS, et al：Proposed modifications to the Duke criteria for the diagnosis of infective endocarditis. Clin Infect Dis, 30：633-638, 2000
2) Kuruppu JC, et al：Overuse of transthoracic echocardiography in the diagnosis of native valve endocarditis. Arch Intern Med, 162：1715-1720, 2002
3) Lindner JR, et al：Diagnostic value of echocardiography in suspected endocarditis. An evaluation based on the pretest probability of disease. Circulation, 93：730-736, 1996
4) Habib G, et al：Guidelines on the prevention, diagnosis, and treatment of infective endocarditis (new version 2009)：the Task Force on the Prevention, Diagnosis, and Treatment of Infective Endocarditis of the European Society of Cardiology (ESC). Endorsed by the European Society of Clinical Microbiology and Infectious Diseases (ESCMID) and the International Society of Chemotherapy (ISC) for Infection and Cancer. Eur Heart J, 30：2369-2413, 2009
5) O'Brien JT & Geiser EA：Infective endocarditis and echocardiography. Am Heart J, 108：386-394, 1984
6) Jassal DS & Weyman AE：Infective endocarditis in the era of intracardiac devices：an echocardiographic perspective. Rev Cardiovasc Med, 7：119-129, 2006
7) Liu YW, et al：Usefulness of real-time three-dimensional echocardiography for diagnosis of infective endocarditis. Scand Cardiovasc J, 43：318-323, 2009
8) Erbel R, et al：Improved diagnostic value of echocardiography in patients with infective endocarditis by transoesophageal approach. A prospective study. Eur Heart J, 9：43-53, 1988
9) Taams MA, et al：Enhanced morphological diagnosis in infective endocarditis by transoesophageal echocardiography. Br Heart J, 63：109-113, 1990
10) Shively BK, et al：Diagnostic value of transesophageal compared with transthoracic echocardiography in infective endocarditis. J Am Coll Cardiol, 18：391-397, 1991
11) Pedersen WR, et al：Value of transesophageal echocardiography as an adjunct to transthoracic echocardiography in evaluation of native and prosthetic valve endocarditis. Chest, 100：351-356, 1991
12) Birmingham GD, et al：Improved detection of infective endocarditis with transesophageal echocardiography. Am Heart J, 123：774-781, 1992
13) Daniel WG, et al：Comparison of transthoracic and transesophageal echocardiography for detection of abnormalities of prosthetic and bioprosthetic valves in the mitral and aortic positions. Am J Cardiol, 71：210-215, 1993
14) Bayer AS, et al：Evaluation of new clinical criteria for the diagnosis of infective endocarditis. Am J Med, 96：211-219, 1994
15) Irani WN, et al：A negative transthoracic echocardiogram obviates the need for transesophageal echocardiography in patients with suspected native valve active infective endocarditis. Am J Cardiol, 78：101-103, 1996
16) Werner GS, et al：Infective endocarditis in the elderly in the era of transesophageal echocardiography：clinical features and prognosis compared with younger patients. Am J Med, 100：90-97, 1996
17) De Castro S, et al：Diagnostic accuracy of transthoracic and multiplane transesophageal echocardiography for valvular perforation in acute infective endocarditis：correlation with anatomic findings. Clin Infect Dis, 30：825-826, 2000
18) Bouza E, et al：Infective endocarditis--a prospective study at the end of the twentieth century：new predisposing conditions, new etiologic agents, and still a high mortality. Medicine (Baltimore), 80：298-307, 2001
19) Chang CF, et al：Infective endocarditis in maintenance hemodialysis patients：fifteen years' experience in

one medical center. J Nephrol, 17:228-235, 2004
20) Jassal DS, et al:Surgical management of infective endocarditis. J Heart Valve Dis, 15:115-121, 2006
21) Reynolds HR, et al:Sensitivity of transthoracic versus transesophageal echocardiography for the detection of native valve vegetations in the modern era. J Am Soc Echocardiogr, 16:67-70, 2003
22) Lowry RW, et al:Clinical impact of transesophageal echocardiography in the diagnosis and management of infective endocarditis. Am J Cardiol, 73:1089-1091, 1994
23) Sanfilippo AJ, et al:Echocardiographic assessment of patients with infectious endocarditis:prediction of risk for complications. J Am Coll Cardiol, 18:1191-1199, 1991
24) Thuny F, et al:Risk of embolism and death in infective endocarditis:prognostic value of echocardiography:a prospective multicenter study. Circulation, 112:69-75, 2005
25) Cabell CH, et al:The risk of stroke and death in patients with aortic and mitral valve endocarditis. Am Heart J, 142:75-80, 2001
26) Dickerman SA, et al:The relationship between the initiation of antimicrobial therapy and the incidence of stroke in infective endocarditis:an analysis from the ICE Prospective Cohort Study (ICE-PCS). Am Heart J, 154:1086-1094, 2007
27) Rohmann S, et al:Prediction of rapid versus prolonged healing of infective endocarditis by monitoring vegetation size. J Am Soc Echocardiogr, 4:465-474, 1991
28) San Román JA, et al:Prognostic stratification of patients with left-sided endocarditis determined at admission. Am J Med, 120:369.e1-369.e7, 2007
29) Hill EE, et al:Abscess in infective endocarditis:the value of transesophageal echocardiography and outcome:a 5-year study. Am Heart J, 154:923-928, 2007
30) Baddour LM, et al:Nonvalvular cardiovascular device-related infections. Circulation, 108:2015-2031, 2003
31) Massoure PL, et al:Pacemaker endocarditis:clinical features and management of 60 consecutive cases. Pacing Clin Electrophysiol, 30:12-19, 2007

プロフィール

吉田路加（Ruka Yoshida）
大垣市民病院 循環器内科

第3章 検査のここが知りたい　難易度 A B C

14. β-D-グルカンの真菌感染症に対する診断特性は？

上田晃弘

Point

- β-D-グルカンの結果の解釈には，深在性真菌感染症を発症するリスクを評価し，検査前確率を意識しなければならない
- β-D-グルカンでは菌種の区別はできず，問題となっている起因菌の同定を行うことはできない
- β-D-グルカンの結果のみにとらわれず，具体的な起因菌と感染臓器を意識し，診断に努める必要がある

はじめに

発熱の原因がわからない場合や免疫不全患者の発熱の場合などにβ-D-グルカンが陽性となり，解釈に悩んでいるケースをみかけることがある．β-D-グルカンの結果を解釈するにあたって注意すべきことはなんだろうか．

症例

高血圧，脂質異常症で近医通院中の60歳男性が，市中発症の重症肺炎で入院となった．挿管人工呼吸管理のうえ，セフトリアキソン，シプロフロキサシンによる治療を開始した．解熱が得られ，呼吸状態も徐々に改善傾向だったが，再度発熱があり，ショックをきたした．このときに採取したβ-D-グルカンは陽性だった．「カビ」の肺炎なのだろうか？

■ β-D-グルカンの真菌感染症に対する検査特性

1 β-D-グルカンで診断したい真菌感染症とは？

本検査は真菌の細胞壁に含まれるβ-D-グルカンを測定することにより，深在性真菌感染症を診断しようとするものである．臨床で問題になる深在性真菌感染症としては，Candidaによる**中心静脈カテーテル関連血流感染症**や，血液悪性疾患に対する化学療法中の**侵襲性肺Aspergillus症**，**Candida血症**，**肺接合菌症**，細胞性免疫不全患者における**Cryptococcus髄膜炎**，**Pneumocystis肺炎**などがある．β-D-グルカンはCandida，AspergillusやPneumocystisなどの細胞壁に存在するが，菌種に共通して存在するため，菌種の区別をつけることまではできない．一方，

表1　β-D-グルカンの深在性真菌感染症に対する検査特性を評価した文献

文献	著者	デザイン	対象疾患	コントロール	検査キット	カットオフ値 (pg/mL)		感度	特異度
①JMM 2006	Fujita	Retrospective	*Candida* 血症	真菌感染症のない患者	βglucan test Wako	11		95	84
②CID 2009	Watanabe	Retrospective	HIV患者における*Pneumocystis*肺炎（PCP）	PCPを発症していないHIV患者	Fungiteck® G-test MK	23.2		96.4	87.8
③CID 2008	Obayashi	Retrospective	深在性真菌感染症（剖検例）		Fungiteck® G-test MK	30		95.1	85.7
④CID 2005	Ostrosky-Zeichner	Retrospective	深在性真菌感染症（*）	真菌感染症のない患者	Fungitell®	60 80		69.9 64.4	87.1 92.4
⑤CID 2004	Odabashi	Prospective	AML, MDS患者における深在性真菌感染症（*）		Glucatell (Fungitell®)	60	1回のみ陽性	100	90
						60	2回連続陽性	65	96
						60	3回連続陽性	60	99
⑥CID 2008	Senn	Prospective	AML, ALL患者における深在性真菌感染症（*）		βglucan test Wako	7	2回連続陽性	63	96
			侵襲性*Aspergillus*症（*）			7	2回連続陽性	60	96
			侵襲性*Candida*症（*）			7	2回連続陽性	59	96

＊EORTC/MSGで proven, probable
AML : acute myelogenous leukemia（急性骨髄性白血病），MDS : myelodysplastic syndrome（骨髄異形成症候群），ALL : acute lymphocytic leukemia（急性リンパ性白血病）」

Cryptococcus や Zygomycetes（*Mucor* や *Rhyzopus*）の細胞壁にはβ-D-グルカンが含まれず，これらによる感染症では陽性にはならないとされている．

2 β-D-グルカンの深在性真菌感染症に対する検査特性は？（表1）

深在性真菌感染症の確定診断には，培養検査や病理学的検査による真菌の証明が必要である．文献1～3では，培養検査や病理学的検査を**Gold standard**として，β-D-グルカンの検査特性を評価している．文献1では血液培養を，文献2では気管支肺胞洗浄液を用いた病理学的検査を，文献3では解剖による病理学的検査をGold standardとしている．なお，文献1, 3は患者背景がさまざまであり，また，文献2は患者背景がHIV感染者であり，患者背景によっては同様の結果にはならない可能性がある．

深在性真菌感染症は，培養での検出が難しく，培養や病理学的検査に必要な検体の採取が必ずしも容易ではないことなどから，確定診断が難しい場合も多い．宿主因子，臨床状況，微生物学的な要素を踏まえて，臨床的に診断する診断基準がEORTC/MSGにより作成されている．この診断基準では，その確からしさにより，確定診断例（**proven**），真菌感染症が疑われる例（**probable**）や可能性がある例（**possible**）に分けられている．文献4～6については，この診断基準をGold standardとしてβ-D-グルカンの検査特性を評価している．

注意すべきことは，ここに示した文献は，いずれも研究デザインや患者背景，検査方法などが異なっていることであり，結果の解釈はこれらを考慮して行う必要がある．

なお，β-D-グルカンには本邦で使用可能なものが2種類，欧米で使用可能なものが1種類の計3種類がある（表2）．

表2　β-D-グルカンの検査キット

	ファンギテック® Gテスト MKⅡ「ニッスイ」	β-glucan test wako	Fungitell®
	日水製薬	和光純薬工業	Associates of Cape Cod
測定原理	カイネティック比色法	カイネティック比濁法	カイネティック比色法
検体	血漿あるいは血清	血漿あるいは血清	血清
主剤原料	Limulus polyphemus	Limulus polyphemus	Limulus polyphemus
カットオフ値（pg/mL）	20	11	60未満：陰性 80以上：陽性
測定範囲（pg/mL）	4.0〜500	6〜600	31〜500

文献3を参考に作成

3 β-D-グルカンの実際の使用法

　これまで示してきたように，β-D-グルカンの感度と特異度は対象となる感染症によって異なる．そのため，β-D-グルカンの結果をみて漠然と真菌感染症を疑うのではなく，問題となりうる真菌感染症を**具体的に**想定しておく必要がある．真菌感染症を想定するにあたり，重要なものは**患者背景**と**臨床状況**である．発熱，ショックをきたした中心静脈カテーテルを用いて経静脈栄養が行われている基礎疾患のない患者と，急性白血病に対する化学療法後で発熱性好中球減少症が遷延している患者とでは，想定すべき真菌感染症は異なる．

　また，β-D-グルカンを用いて真菌感染症が存在することがわかったとしても，それだけでは治療を行うことはできない．それは，Candida血症なのか，肺Aspergillus症なのか，Pneumocystis肺炎なのかによって，治療が異なるからである．治療を行うためには，あくまでも**感染臓器**と**起因菌**を詰める必要がある．現時点では，β-D-グルカンは**確定診断**に用いるものではなく，深在性真菌感染症の診断を進めていくための**補助的なツール**として用いるものであると考える．

　Pneumocystis肺炎を想定する状況（患者背景などから検査前確率が高い場合）ではβ-D-グルカンの有用性は高いと考えられる．陽性の場合はPneumocystis肺炎の診断を支持し，治療につながる．陰性の場合，可能性は低くなるが，それでも例えば長期にステロイドを内服していてPneumocystisに対する予防が行われておらず，典型的な画像所見を呈しているといったような場合には否定はできない．治療を行いつつ，ほかの検査結果を待つことも選択肢になる．やはり，1つの検査結果のみで診断を確定，あるいは除外することは難しい．

症例ではこう考える

　本症例は免疫不全のない60歳男性で，中心静脈カテーテルが挿入されていた．広域抗菌薬を使用している状況であり，カテーテル関連敗血症の起因微生物としてCandidaは十分に想定しておかなければならない．一方，血液悪性疾患や遷延する好中球減少などの免疫抑制状態があるわけではなく，肺Aspergillus症を起こしうる可能性はきわめて低い．

　以上を踏まえると，まずはカテーテル関連敗血症を疑い，その診断を詰めるために血液培養を採取する．また，上記のごとく，Candidaは敗血症の起因微生物として十分想定しなければならない状況であるため，ほかのグラム陽性球菌や陰性桿菌とともに，エンピリックにカバーをしておくことになるだろう．そして血液培養の結果をまち，培養結果に合わせて抗菌薬を調整することになる．

> 実はこれは，β-D-グルカンの結果にかかわらず行われる作業であることに気づかれるだろう．β-D-グルカンが陽性であればより積極的に疑い，陰性であれば可能性を低く見積もるという診療姿勢にはなるかもしれないが，現時点では，クリティカルな状況で治療方針の決定に大きな役割を果たすものではなく，あくまでも補助的な検査であるといえよう．

Advanced Lecture

■ β-D-グルカンを用いた preemptive therapy

　これまで述べてきたように，現時点では，日常診療でβ-D-グルカンを積極的に用いるべき状況は限られると思われる．深在性真菌感染症の診断の補助的なツールであり，確定診断はあくまでも起因菌と感染臓器を詰めることによってなされなければならない．

　ただし，真菌感染症の診断の難しさを考えると，真菌感染症が疑われる状況で，確定診断に至ることができないが，実際には真菌感染症が起こっているという状況はありうる．そして，確定診断が遅れ，治療開始が遅れることにより，予後に影響を与えるような状況もありうる．具体的には，血液悪性疾患に対する化学療法後など，深在性真菌感染症のリスクが高く，かつ，確定診断が困難であるような場面が想定される．このような状況では，β-D-グルカンを用いて早期に深在性真菌感染症を疑い，早期に治療を開始することにより（**preemptive therapy**），予後の改善を測ることができるかもしれない．Odabashi らは血液悪性疾患患者を対象に継続的にβ-D-グルカンを測定することにより，深在性真菌症の早期診断を試みた報告をしている．ただ，この状況では，*Candida* 血症や肺 *Aspergillus* 症のみならず，場合によっては接合菌症，*Fusarium* 症，*Scedosporium* 症といった多種類の真菌を起因微生物として想定しなければならないが，β-D-グルカンの結果のみでは，菌種の同定はできず，治療を行うとしてもどの薬剤を使用すべきか，という問題は残る．いくつか課題はあるものの，今後知見がそろってくれば，β-D-グルカンを用いた preemptive therapy も可能になるかもしれない．

おわりに

　β-D-グルカンの深在性真菌感染症に対する診断特性について検討した．重要なことは，β-D-グルカンの検査を行い，その結果をみてからどうするかを考えるのではなく，**検査を出す前に患者背景，臨床状況から問題となりうる深在性真菌感染症を具体的に想定しておくこと**である．深在性真菌感染症の可能性が低い状況で（検査前確率が低い状況で）検査が陽性になっても，その結果に振り回されるだけにもなりかねない．

　まずは，深在性真菌感染症を起こしうるリスクと問題となる微生物，臓器を整理することをおすすめしたい．

文献・参考文献

1) Fujita S, et al：Evaluation of a newly developed down-flow immunoassay for detection of serum mannan antigens in patients with candidaemia. J Med Microbiol, 55：537-543, 2006

2) Watanabe T, et al：Serum（1-->3）beta-D-glucan as a noninvasive adjunct marker for the diagnosis of Pneumocystis pneumonia in patients with AIDS. Clin Infect Dis, 49：1128-1131, 2009

3) Obayashi T, et al：Reappraisal of the serum（1-->3）-beta-D-glucan assay for the diagnosis of invasive fungal infections--a study based on autopsy cases from 6 years. Clin Infect Dis, 46：1864-1870, 2008

4) Ostrosky-Zeichner L, et al：Multicenter clinical evaluation of the（1-->3）beta-D-glucan assay as an aid to diagnosis of fungal infections in humans. Clin Infect Dis, 41：654-659, 2005

5) Odabashi Z, et al：Beta-D-glucan as a diagnostic adjunct for invasive fungal infections：validation, cutoff development, and performance in patients with acute myelogenous leukemia and myelodysplastic syndrome. Clin Infect Dis, 39：199-205, 2004

6) Senn L, et al：1,3-Beta-D-glucan antigenemia for early diagnosis of invasive fungal infections in neutropenic patients with acute leukemia. Clin Infect Dis, 46：878-885, 2008

7) 具 芳明：真菌抗原検査の役割とは？「臨床に直結する 感染症診療のエビデンス」（青木 眞／監，岩田健太郎，他／編），pp36-41, 文光堂，2008
　↑β-D-グルカンをはじめとする真菌抗原検査の検査特性に関する重要な文献をコンパクトにまとめている．必見である．

8) Herbrecht R & Berceanu A：Beta-D-glucan detection test：a step toward preemptive therapy for fungal infections in leukemic patients? Clin Infect Dis, 46：886-889, 2008
　↑表1の文献6についてのeditorial．β-D-グルカンをpreemptive therapyに応用できるかについての理解に有用．

9) 「レジデントのための感染症診療マニュアル 第3版」（青木 眞／著），医学書院，2015
　↑本書を用いて，漠然とした「真菌感染症」について，リスクとなる患者背景，具体的な微生物名と感染臓器をイメージできるよう，整理することをおすすめする．

プロフィール

上田晃弘（Akihiro Ueda）
東海大学医学部付属病院 総合内科 助教
専門：臨床感染症

第3章 検査のここが知りたい　　　　　　　　　　　　　　　　　　　　難易度 A B C

15. 尿中肺炎球菌抗原，尿中レジオネラ抗原の診断特性

島田利彦

●Point●

尿中肺炎球菌抗原，尿中レジオネラ抗原ともに下記のような特徴をもつ

- 感度は必ずしも高くないため陰性であっても疾患を否定できない（除外診断には使えない）
- つまり臨床状況が示唆する場合や重症例では治療を止めてはならない
- 特異度は高いため，陽性であれば疾患がある可能性が高い（確定診断には使える）

はじめに

　尿中抗原検査は検体採取に患者の負担がかからず，検査の操作も簡便で迅速であるため臨床で頻繁にオーダーされている．しかし気軽に検査できるあまり，胸部X線で肺炎像があるというだけで検査されていたり，検査結果を得てもそれが臨床上の判断や行動に反映されていないと考えられる例も散見される．どのような場合に尿中抗原を検査し，その結果をどう解釈し行動すればよいかを振り返ってみる．

症例

　67歳女性．10日前に国内旅行に出ている．数時間前からの発熱と呼吸困難で救急受診し，肺炎と診断された．胸部X線では右肺に浸潤影を認め，軽度の意識混濁，頻呼吸と血圧低下，低酸素血症を呈している．喀痰の喀出はできなかったが，尿中抗原検査では肺炎球菌，レジオネラともに陰性の結果を得た．本症例で検査結果をどのようにとらえて，治療はどのように行うべきであろうか．

1. 尿中抗原検査の特徴とピットフォール

　肺炎症例の検査では喀痰培養や血液培養が起炎菌の分離同定の特異性に優れ，さらに抗菌薬の感受性結果も得られるため，グラム染色と組合わせて必須の検査となっている．しかしながら，培養検査にはデメリットも多い．喀痰培養では痰が喀出できないことがあり，血液培養では検体採取に複数回多量の採血を必要とするなどの苦痛を伴う．血液培養は発熱時の採取が必要で喀痰は口腔内の常在菌に汚染されうるなど適切な検体を得ることは簡単でない．肺炎球菌は自己融解

表1　尿中抗原検査の適応

適　応	尿中肺炎球菌抗原	尿中レジオネラ抗原
ICU入院	●	●
外来での抗菌薬治療失敗	●	●
白血球減少症	●	
アルコール中毒	●	●
慢性重症肝疾患	●	
無脾症（解剖学的あるいは機能的）	●	
旅行歴（最近2週間）		●
胸水	●	●

●が適応あり．
なお本ガイドラインでは，空洞形成を伴う浸潤影や重症の閉塞性あるいは構造変化を伴うような肺疾患は尿中抗原検査の適応とされていない．
文献1から抜粋

酵素により死滅することがある，レジオネラは染色と培養に特殊な操作と培地を要する，抗菌薬に曝露されると発育しない，結果を得るまでに2日以上時間がかかる，などとさまざまな面から多くの問題点を抱えている．

　これに対して尿中抗原検査には，検体が比較的負担なく確実に得られる，操作が簡便で特殊な設備や熟練を要さず外来やベッドサイドでも施行可能である，結果が15分程度と短時間で得られる，抗菌薬投与の影響を受けにくい，などの利点がある．逆に注意点としては，発症早期に陽性とならない場合がある，小児では鼻咽頭の肺炎球菌のコロナイゼーションによる偽陽性がある，罹患後数週間陽性が続く場合がある（当然のことながら治療効果の判定には使えない），抗菌薬の感受性結果が得られない，などがあげられる．これらについては **3**，**4**でさらに詳細を述べる．

2. どのような場合に検査をオーダーするか

　では具体的にどのような場合に検査を提出すればよいのであろうか．実地臨床では培養検査を行ったうえで尿中抗原を追加検査することになるが，その分費用も追加されることを考えあわせると無闇に提出することは避けたい．IDSA/ATS（Infectious Diseases Society of America/American Thoracic Society：米国感染症学会/米国胸部疾患学会）の成人市中肺炎についての合同ガイドラインでは**表1**のような状況で尿中抗原を検査することを勧めている[1]．これらは旅行歴や免疫状態の低下などの患者の背景と，治療失敗や重症例などの患者の状態を考慮に入れたうえで検査を行うということを意味している．これに対して日本呼吸器学会のガイドラインでは，肺炎球菌抗原を全例で，レジオネラ抗原についても入院例とICU入室例では全例で測定するよう勧めている[2]．

3. 尿中肺炎球菌抗原：
肺炎球菌の特徴，詳細な検査の特徴，検査特性，その解釈

　肺炎球菌は肺炎の原因菌として最多であり，また菌血症を伴い重症化も起こりやすいため肺炎

表2　偽陽性と偽陰性の原因

	肺炎球菌	Legionella pneumophila 血清型1
他菌種との交差反応などによる偽陽性	Streptococcus mitis	L. pneumophila の ほかの血清型（血清型7，9など）＊
鼻咽頭コロナイゼーションによる偽陽性	● 乳幼児	
ワクチンによる偽陽性	● 接種後5日以内	
最近（数週間）の既往による偽陽性	●	●
発症早期（3日以内）の偽陰性	●	●

＊注意：もともと L. pneumophila 血清型1以外の血清型やその他のレジオネラ種には基本的に反応しないが，一部の血清型へは交差反応を起こしうることが報告されている

診療においてきわめて重要な菌である．

　尿中抗原の検査法としては免疫クロマトグラフィー法により，肺炎球菌の分解産物（莢膜多糖抗原）を検出するカード型のキットである「BinaxNOW® 肺炎球菌」が広く用いられている．操作方法は簡便で，検体の尿に浸した綿棒を本体に挿入し，添加試薬を加えた後，検出部の変色を読みとるだけでよい．注意が必要な点として，乳幼児の鼻咽頭コロナイゼーションによる偽陽性，肺炎球菌ワクチンによる偽陽性，発症早期の偽陰性などがあげられている[3]．これら偽陽性や偽陰性を起こしうる原因について表2にまとめた．

　検査特性についてはさまざまな報告があるが，感度が50～80％程度，特異度が90％以上とされている[1]．また菌血症を伴う重症例では感度は上昇する[4]．一般的に感度が高い検査が陰性の場合にその疾患を除外することができ，特異度が高い検査が陽性の場合にその疾患を確定することができるが，尿中肺炎球菌抗原検査の感度は十分に高いとはいえず，肺炎患者で仮に検査結果が陰性であったとしても肺炎球菌を否定してはならない．さらに肺炎患者においては前述のように肺炎球菌が原因となっている確率が高く（検査前確率が高い）重症化することも多いことを考えあわせると，**陰性結果を臨床判断に用いることは原則的に避けるべきである**．

4. 尿中レジオネラ抗原：レジオネラの特徴，詳細な検査の特徴，検査特性，その解釈

　レジオネラ症は給水設備や温泉など水を介した感染を起こし，重症化し致死的経過もとりうるうえ，βラクタム系抗菌薬は無効であるため早期の診断が必要とされる．また集団発生も起こしうるために公衆衛生学的観点からも重要な菌種である．レジオネラには代表菌種である Legionella pneumophila に16の血清型が，さらにその他の菌種を含めると50種以上が報告されている．グラム染色に難染でヒメネス染色を必要とし，また培養も特殊培地を必要とするため簡便というわけではない．さらに抗体法も時間がかかることから，一般臨床での診断では現実的には尿中抗原以外の選択肢はないといえる．ただしアウトブレークが疑われる状況では積極的に培養を提出する必要がある．

　尿中抗原の検査法としては，免疫クロマトグラフィー法により細胞壁構成成分のリポ多糖抗原を検出するカード型のキットである「BinaxNOW® レジオネラ」が一般的である．具体的な使用方法，簡便性や迅速性などは上記の肺炎球菌抗原検査と同様である．まず本検査では対象がレジ

オネラ種のなかでも L. pneumophila の血清型1型に限られることに注意が必要であるが，レジオネラ感染症のうち80％以上をこの1型が占めている．その他の偽陽性や偽陰性を起こす原因について表2にまとめた[5]．

検査特性についてはこちらもさまざまな報告があり，感度が90％程度，特異度が99％とされているが，一次研究の質や出版バイアスから過大評価の可能性もある[6]．ただし基本的に特異度は非常に高いため，陽性であれば L. pneumophila 血清型1型による感染であると診断できる．感度は肺炎球菌の場合よりは高いが完全ではなく，**陰性結果を得ても特に重症例ではレジオネラ感染を否定してはならない**．

症例ではこう考える

この症例は意識混濁と呼吸促迫，血圧低下を認め重症肺炎といえる．市中肺炎における肺炎球菌の頻度は当然高く，さらに旅行歴を伴うことからレジオネラの検査前確率も低いと言い切れない．例えば尿中レジオネラ抗原検査の陰性尤度比は0.1であるが，検査前確率を30％強と見積もった場合には結果が陰性であっても5％程度レジオネラ症の可能性は残る．生命にかかわる状態でこの確率は十分低いとはいえず，レジオネラに対する経験的治療を検査結果によって狭めることは危険を伴う．ほかの検査による診断の努力を続け，少なくとも病態が安定するまでは肺炎球菌とレジオネラの両方に有効な治療を行うべきであると考えられる．

おわりに

尿中抗原検査は簡便で比較的性能のよい検査ではあるが，完全なものではない．患者状況（病歴や重症度），さまざまな偽陽性・偽陰性の原因などを念頭においた利用が必要である．

文献・参考文献

1) Mandell LA, et al：Infectious Diseases Society of America/American Thoracic Society consensus guidelines on the management of community-acquired pneumonia in adults. Clin Infect Dis, 44：S27-S72, 2007
2) 「成人市中肺炎診療ガイドライン」（市中肺炎診療ガイドライン作成委員会/編），日本呼吸器学会，2007
3) アリーアメディカル株式会社：「BinaxNow® 肺炎球菌」添付文書．（2016年4月閲覧）
4) Sordé R, et al：Current and potential usefulness of pneumococcal urinary antigen detection in hospitalized patients with community-acquired pneumonia to guide antimicrobial therapy. Arch Intern Med, 171：166-172, 2011
5) アリーアメディカル株式会社：「BinaxNow® レジオネラ」添付文書．（2016年4月閲覧）
6) Shimada T, et al：Systematic review and metaanalysis：urinary antigen tests for Legionellosis. Chest, 136：1576-1585, 2009

プロフィール

島田利彦（Toshihiko Shimada）
草津総合病院 総合診療科
一般内科，臨床疫学
少し前に遅ればせながら子どもができました．毎日眺めながら人間ってすごいなあ，と素直に感心する日々です．精進精進．

16. *H. pylori* 感染の診断と治療効果判定のしかたを教えてください

小林健二

●Point●

- *Helicobacter pylori*（以下HP）感染の診断は，内視鏡検査を行い生検ができる場合には迅速ウレアーゼ試験あるいは鏡検法を行う．HP感染の有無のみを知りたいときには，前者の方が簡便で迅速性にも優れる
- 内視鏡検査と同時にHP感染の診断をしない場合には，尿素呼気試験，抗HP抗体測定，便中HP抗原測定を行う．尿素呼気試験，便中HP抗原測定は感度，特異度ともに高いが，潰瘍治療中は薬剤の影響を受け偽陰性になることがある
- 除菌後の判定は，除菌終了後4週間以降に行う．尿素呼気試験または便中HP抗原測定の信頼性が高い

はじめに

わが国の *Helicobacter pylori*（以下HP）感染は先進国のなかで際立って高く，国民の半数近くが感染しているといわれる[1]．HPの除菌療法は従来の胃潰瘍，十二指腸潰瘍に加え，2010年には「胃MALTリンパ腫」，「特発性血小板減少性紫斑病」，「早期胃癌に対する内視鏡治療後」が，さらに2013年2月には「HP感染胃炎」が保険適用疾患に追加された．特にHP感染胃炎に対する除菌が保険適応になったことにより，HPに関する検査および除菌の機会は格段に増えた．本稿ではHP感染の検査について概説する．

症例

30歳男性．5年前に十二指腸潰瘍の既往がある．HP感染の有無については検査していない．最近は特に治療を受けていなかった．数日前から空腹時の心窩部痛を自覚するようになったが，仕事が忙しいため医療機関を受診せず我慢していた．来院前日の朝よりタール便がはじまり，本日夜にめまいを自覚したため救急車にて当院へ搬送された．
最近のNSAIDsの服用歴はない．
救急外来で診察時，血圧90/54 mmHg，脈拍134回/分，体温36.4℃，SpO_2 98％．
意識清明．眼瞼結膜やや蒼白．胸部診察に異常なし．腹部診察 平坦，腸蠕動音あり，軟，心窩部に軽度の圧痛を認めるが反跳痛なし．直腸指診にて痔疾患なし．タール便の付着あり．

> 救急外来で静脈路を確保し，輸液を開始した．緊急血液検査の結果，Hb 11.5 g/dL，Ht 33.7 %，BUN 38 mg/dL，Cr 1.0 mg/dL であった．消化器内科医師にコンサルトし，同日に緊急内視鏡検査を施行した．胃内に少量の血液の貯留を認めたが，胃には明らかな出血源を認めなかった．十二指腸球部は変形し，球部前面にA1ステージの潰瘍を認めた．潰瘍底には血餅の付着を認めた．洗浄により血餅を取り除くと露出血管を認めた．このときに活動性の出血はなかったが，ここが出血点と判断しクリップをかけた．
>
> 疑問：
> 　消化性潰瘍の二大原因はHPとNSAIDsであるが，NSAIDsの使用歴はなくHPが関与する可能性が考えられた．内視鏡を施行している消化器内科の当直医が，研修医当直であるあなたに「HPを調べておく？」と聞いてきた．夜間の緊急内視鏡の最中にHPのチェックをするべきか，あるいはとりあえず潰瘍の治療をして，HPについては後で調べればよいのであろうか？

1. 検査法の種類と特徴

　HPの検査は，その方法により大きく2つに分けられる[1, 2]．1つは内視鏡による生検組織を必要とする侵襲的検査で，もう1つは内視鏡を用いない非侵襲的検査である（表）．

① 内視鏡による生検組織を必要とする検査

1) 迅速ウレアーゼ試験（図）

　迅速性に優れ，簡便で精度は高いが，検査結果を保存することはできない．除菌後の感度はばらつきが大きい．プロトンポンプ阻害薬（PPI）投与中あるいは最近抗菌薬やビスマス製剤が投与されたときには偽陰性となることがある．

2) 鏡検法

　感度・特異度ともに高い．また，検査結果の保存性が高く，HPの存在確認のほかに組織診断（炎症，腸上皮化生，萎縮の程度の評価や疾患の組織診断）を合わせてできる．施行には熟練した検者が必要である．

3) 培養法

　HPの唯一の直接的証明法である．特異性に優れ，菌株の保存が可能で，菌株のタイピングや抗菌薬の感受性試験検査が可能である．一方，感度にはばらつきがあり，培養には熟練した検査技師と適切な設備が必要である．

4) その他の検査

　日本ヘリコバクター学会のガイドラインでは推奨されておらず，保険適用はないが，感染診断に有用な方法にPCR（polymerase chain reaction）法がある．

② 内視鏡による生検組織を必要としない検査法

1) 尿素呼気試験

　非侵襲的，簡便で感度，特異度ともに高い．除菌後に尿素呼気試験陰性であれば，除菌成功の信頼性は高い．潰瘍治療薬の服用中および服用中止直後には偽陰性をみることが少なくない．

表　*Helicobacter pylori* 感染の検査

検査	長所	短所	感度	特異度
生検組織を必要とする検査				
迅速ウレアーゼ試験	迅速，簡便で精度が高い	検査結果の保存ができない．除菌後の感度はばらつきが大きい．PPI投与中あるいは最近抗菌薬やビスマス製剤が投与されたときには偽陰性となることがある	除菌前：85〜95％ 除菌後：61〜100％	除菌前：95〜100％ 除菌後：91〜100％
鏡検法	感度，特異度ともに高い．検査結果の保存性が高く，HPの存在確認のほかに組織診断を合わせてできる	熟練した検者が必要	HE染色： 47〜99％ ギムザ染色： 87〜96％	HE染色： 72〜100％ ギムザ染色： 79〜99％
培養法	特異性に優れ，菌株の保存が可能．抗菌薬の感受性試験検査が可能である	感度にばらつきがある．培養には熟練した検査技師と適切な設備が必要である	68〜98％	100％
生検組織を必要としない検査				
尿素呼気試験	非侵襲的，簡便．感度，特異度ともに高い	潰瘍治療薬の服用中および服用中止直後には偽陰性をみることがある	98％	97％
抗HP抗体測定（血清，全血，尿，唾液）	広く施行可能．潰瘍治療薬の服用中，服用中止直後，および菌体密度が低下している病態（萎縮性胃炎，MALTリンパ腫）において有用	除菌の成否を早く知りたいときには適さない	血清：91〜100％	血清：50〜91％
便中HP抗原測定	非侵襲的で，簡便で，感度，特異度ともに高い．除菌前の感染診断および除菌判定においても信頼性が高い	便の採取が必要．PPI投与中あるいは最近抗菌薬やビスマス製剤が投与されたときには偽陰性となることがある	治療前：96％ 治療後：95％	治療前：97％ 治療後：97％

PPI：proton pump inhibitor（プロトンポンプ阻害薬），HE：hematoxylin-eosin．
文献1，2を参考に作成

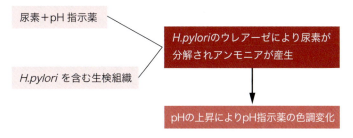

図　迅速ウレアーゼ試験の原理

2）抗HP抗体測定（血清，全血，尿，唾液）

　抗HP抗体は，血清，全血，尿，あるいは唾液を用いて測定可能であるが，血清が広く用いられている．除菌成功後も血清抗体の陰性化あるいは有意な低下には1年以上を要することがあるため，**除菌の成否を早く知りたい場合には適さない**．血清抗HP抗体測定法は，潰瘍治療薬の服用中，服用中止直後，および菌体密度が低下している病態（萎縮性胃炎，胃MALTリンパ腫）に

おいて有用である．抗体測定法の精度および有用性は抗原を抽出したHP菌株および有病率に依存するため，その利用にあたっては使用地域における性能評価が重要となる．

血清抗HP抗体測定結果で，カット・オフ値未満（陰性）ではあるものの低値ではない場合がある．このような場合，現在や過去の感染例が相当数含まれるので，胃癌リスクがないと判定せずに，必要に応じてほかの検査を追加するよう，日本ヘリコバクター学会から注意喚起が出ている．血清抗HP抗体測定の結果報告書には，抗体価を記載すべきであり，陽性，陰性の確認だけではなく抗体価の確認が大切である．

3）便中HP抗原測定

非侵襲的で，簡便で，感度，特異度ともに高い．モノクローナル抗体を用いる測定法は除菌前の感染診断および除菌判定においても信頼性が高い．PPI投与中あるいは最近抗菌薬やビスマス製剤が投与されたときには偽陰性となることがある．

2. 診断のための検査

上腹部症状などがあり上部消化管内視鏡検査を行う場合には，生検の禁忌がない限り，内視鏡検査施行時に生検を行い，迅速ウレアーゼ試験もしくは鏡検法を行う．ただし，**消化管出血の症例では，検査の感度が通常よりも低くなることが報告されている**[3]．消化管出血例での感度および特異度は迅速ウレアーゼ試験でそれぞれ67％，93％，鏡検法で70％，90％，培養で45％，95％とされる．したがって，結果が陰性であってもHP感染を除外することはできないので，ほかの検査を併用することが望ましい．また，すでにPPIが投与されている場合も偽陰性をきたしうることに注意する．

内視鏡検査で組織採取を行うことができない場合，あるいはすでに内視鏡検査が施行されており再度の内視鏡検査は必要でない場合などには，非侵襲的検査である尿素呼気試験，抗HP抗体測定，便中HP抗原測定のいずれかを行う．

3. 治療効果判定のための検査

治療効果の判定は除菌終了から少なくとも4週間以上空けて行うことが重要である（保険診療でも治療終了後から4週間以上経過してから検査を施行しないと算定できない）．これは偽陰性を防ぐためである．

除菌効果の判定には，非侵襲的で感度の優れた尿素呼気試験あるいは便中HP抗原測定が有用である．除菌判定時の尿素呼気試験の測定値がカット・オフ値近傍の陽性値を示す場合には偽陽性症例があるので，除菌判定にあたってはほかの検査法の併用，あるいは経過観察を行い尿素呼気試験により再検することが望ましい（ただし，これらには保険適応が得られていない）．また，PPIや一部の防御因子増強薬等，HPに対する静菌作用を有する薬剤が投与されている場合，除菌前後の感染診断の実施にあたっては，当該の薬剤を少なくとも2週間は中止することが望ましい．

抗HP抗体測定を除菌判定に用いるときには，除菌後6カ月以上経過した患者で実施し，かつ除菌前と除菌後の定量的比較ができ，抗体価が前値の半分以下に低下した場合に除菌成功と判断する[4]．

症例ではこう考える

　活動性の十二指腸潰瘍の診断がついた時点で，HP感染があれば早期に除菌をするべきか，あるいは潰瘍の治療を行った後で除菌を考慮すればよいのであろうか．HPの除菌は潰瘍の治癒を促進することが証明されているので[5,6]，入院時にHP感染が証明された場合には，積極的に除菌を行うべきである．そのため，先にあげた症例で，夜間でも迅速ウレアーゼ試験を行うことができる体制があり，かつ活動性出血がなければ，HP感染の診断のために検査を施行するべきである．ただし，先述のごとく消化管出血例では偽陰性のことがあるので，もし結果が陰性であった場合にはほかの検査の併用を考慮する．本症例は内視鏡検査のあとに入院し潰瘍の治療としてPPIが投与される可能性が高い．したがって，迅速ウレアーゼ試験が陰性であれば，次に行う検査としてPPI投与の影響を受けない血清抗HP抗体の測定が有用である．もし，最初に迅速ウレアーゼ試験ができないような場合には，翌日に血清抗HP抗体を測定する，もしくは十二指腸潰瘍の治療が終了した後に尿素呼気試験や便中HP抗原測定などでHP感染の有無を調べることを考慮する．

Advanced Lecture

■ 生検部位に注意！

　内視鏡検査時に組織採取をしてHPの有無を調べる場合，生検部位に注意する必要がある．HPの胃内分布に不均一性をみることがあり，また，幽門前庭部では腸上皮化生により偽陰性になりやすいので，幽門前庭部大弯と胃体上部〜中部大弯の2カ所からの生検が望ましい．

　また，胃MALTリンパ腫に対してもHPの除菌療法が認められているが，除菌失敗による再発を防ぐため胃MALTリンパ腫の除菌判定にあたっては，複数の診断法を用い，除菌判定をより厳密に行うことが望ましい．

おわりに

　HP感染の診断と治療効果判定についての概略を述べた．HP検査の適応があるものの，感染の診断がなされずにいる症例をしばしばみかける．適切な検査を行うことと，感染が確認されたら除菌を行うことが重要である．

文献・参考文献

1) H. pylori 感染の診断と治療のガイドライン2009改訂版．日本ヘリコバクター学会誌，10：2009
2) McColl KE：Clinical practice. *Helicobacter pylori* infection. N Engl J Med, 362：1597-1604, 2010
3) Gisbert JP & Abraira V：Accuracy of *Helicobacter pylori* diagnostic tests in patients with bleeding peptic ulcer：a systematic review and meta-analysis. Am J Gastroenterol, 101：848-863, 2006
4) 井本一郎，高橋信一：H. pylori 感染の診断法．日本ヘリコバクター学会誌，Supplement：23-30, 2013
5) Ford AC, et al：Eradication therapy in *Helicobacter pylori* positive peptic ulcer disease：systematic review and economic analysis. Am J Gastroenterol, 99：1833-1855, 2004
6) Ford A, et al：Eradication therapy for peptic ulcer disease in Helicobacter pylori positive patients. Cochrane Database Syst Rev, 18：CD003840, 2004

プロフィール

小林健二(Kenji Kobayashi)
亀田京橋クリニック 消化器内科 部長
専門:消化器内科一般
検査をオーダーするのも結果を解釈するのも医師の役割です.医師の基本が形成される初期研修の時期こそ,「どうしてこの検査を行うのか?」を考え,結果が出たあとのアクションを想定する訓練が重要だと思います.

第3章 検査のここが知りたい

17. 腎機能障害者に造影CTを施行してよいとき，ダメなとき

小丸陽平，土井研人

● Point ●

- 糸球体濾過量（glomerular filtration rate：GFR）が低下している腎機能障害患者は造影剤腎症発症のリスクが高い
- 造影剤腎症に対する特異的な治療法はなく，予防が最も重要である
- 推定糸球体濾過量（estimated GFR：eGFR）＜30 mL/分/1.73 m^{2}の患者に対してMRI造影剤を使用すると腎性全身性線維症を発症するリスクが高く，原則禁忌である
- 救急外来や急変対応時には，リスクとベネフィットを十分に勘案したうえで，造影剤を用いた検査を行わざるを得ない場面がある

はじめに

　日常診療において，CTやMRIといった画像検査が診断に不可欠なものとなって久しい．私たちはかねてからさまざまな疾患を「構造」と「機能」の両面の異常から分類してきたが，血流や組織灌流を可視化する造影剤を用いた画像検査の威力は，前者のみならずときに後者の検出にまで及ぶ．また，近年は診断だけではなく血管内治療（intervention）の際にも造影が必須となっている．

　本稿では，ヨード造影剤による**造影剤腎症**（contrast induced nephropathy：CIN）の概要と臨床上の注意点を解説し，次いでガドリニウムが含まれるMRI造影剤と**腎性全身性線維症**（nephrogenic systemic fibrosis：NSF）との関係について述べる．

1. ヨード造影剤による造影剤腎症（CIN）

　ヨード造影剤の使用に伴う腎障害については，2012年に日本腎臓学会，日本医学放射線学会，日本循環器学会の3学会合同で作成された「**腎障害患者におけるヨード造影剤使用に関するガイドライン2012**」[1]（以下，単に「ガイドライン」）が現時点で本邦における診療の基本指針となる．

1 定義

　以前から，造影剤を使用した検査の後に血清クレアチニンが上昇する現象がしばしば観察され

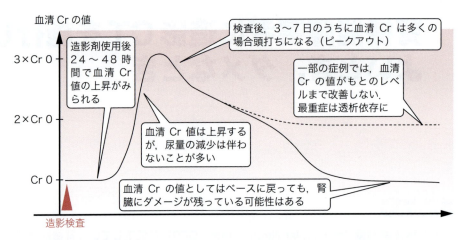

図1 CINの一般的な経過
※Cr：クレアチニン

ており，この急性腎障害（acute kidney injury：AKI）は特に**造影剤腎症（CIN）**もしくは**造影剤起因急性腎障害（contrast induced AKI：CIAKI）**と呼称されてきた．ガイドライン[1]では

> ヨード造影剤投与後，72時間以内に血清クレアチニン値が前値より0.5 mg/dL以上もしくは25％以上増加した場合

をCINと定義している．

2 CINの特徴

　一般的に腎機能低下は可逆的で，尿量の低下は頻度的に少ないことが特徴としてあげられる．血清クレアチニンの値は造影剤の使用後24〜48時間後ごろに上昇をはじめ，3〜7日後には低下に転じることが多い（図1）．多くが次第にベースラインの腎機能まで改善するが，一部腎機能低下が検査値上も残存したり，また血清クレアチニン値には現れない腎臓へのダメージが残存している可能性も近年指摘されている．
　CINの発症率については一定の結果が得られていない．これまで報告されている各研究の調査対象群が，どの程度のリスク集団に該当するかによって発症率のばらつきが大きいためである．**低リスクの患者ではCINの発症率は1％に満たない**とする報告が大部分で，高リスクとされる**慢性腎臓病（chronic kidney disease：CKD）患者でも多くても20％程度**とする報告が多い．

3 CIN発症のリスク因子

　先に述べたようにCINの発症率は，患者の背景疾患や状態によってかなり異なることが知られている．表にこれまでに知られている代表的なリスク因子をあげた．患者因子として，**CKD（eGFR＜60 mL／分／1.73 m^2）はCIN発症の最大のリスク**であり，特にCKDの原疾患が糖尿病性腎症の場合にはほかの原疾患によるCKDよりも高リスクであることが知られている．
　また，検査の要因としては，使用する**造影剤の種類と量**，短期間での**くり返し検査**の有無などがリスク因子としてあげられる．イオン型高浸透圧性造影剤（現在日本では血管内造影の適応なし）の方が，非イオン型低浸透圧性造影剤よりもCIN発症リスクが高いことが知られ，さらに使

表　CINの主なリスク因子

患者要因
CKD患者
糖尿病※1
高齢者
脱水
うっ血性心不全

検査の要因
（静脈からの造影と比較して）動脈からの造影
24時間以内の繰り返しの検査
造影剤の大量使用
高浸透圧性，イオン化造影剤の使用

内服薬
利尿薬（特にループ系）
NSAIDs※2
その他の腎毒性物質

※1：糖尿病単独ではリスク因子かどうかは結論づけられておらず，腎機能低下と糖尿病が合併するとより高リスクとなる
※2：non steroidal anti-inflammatory drugs

用量が多い方がCINは発生しやすいとされている．さらに，24～48時間以内の短期間に腎臓をくり返し造影剤に曝露することもリスク因子である．

4　CINの予防

　CINが発症した場合，**特異的な治療法はない**．したがって，ほかの病因によるAKIと同様に腎灌流を保ちながら注意深くフォローアップし，それでも悪化する場合には血液透析などの腎代替療法の施行を検討する．

　特別な治療法がなく，かつ検査に伴う合併症であることから，**CINでは予防処置が重要視される**．ガイドライン[1]では，心臓カテーテル検査など動脈からの侵襲的造影検査の場合には患者がeGFR＜60 mL/分/1.73 m^{2}のとき，造影CTなど非侵襲的造影検査の場合にはeGFR＜45 mL/分/1.73 m^{2}のときに，適切な予防処置を講じることを推奨している．

　まず前提となるのは検査の必要性の確認であり，CKD患者に対しては（ヨード造影剤を用いない）単純CT検査では不十分か，超音波検査や単純MRI検査，核医学検査などで造影検査を代用することができないかなどを再検討すべきである．一般的ではないが，CKD患者の下肢動脈造影に際して二酸化炭素を陰性造影剤として使用した例も報告されている[2]．

　CINが発症するプロセスは完全には解明されていないが，**腎血流の低下と尿細管における酸化ストレスの増加**が主に想定されているため，予防の手段としてはこの2つの原因に対するアプローチが検証されてきた．

1）輸液

　腎血流の低下に対する予防法として，**十分な輸液**があげられる．輸液によって，尿細管内の造影剤の濃度が低下することも期待される．使用する溶液としては，**低張性輸液（1号液や3号液）は不適切で，等張の生理食塩水や重炭酸溶液が適している**とされている．生理食塩水と重炭酸溶液のどちらが優れているかについては結論が出ていない[3]．輸液速度と量についてはさまざまな報告があるが，一例として当院で推奨している検査前後の具体的な輸液戦略を図2に示した．

　ただし，容量負荷に耐えられない心不全の患者や高齢者の場合には，**適宜輸液量を調整**することも必要である．

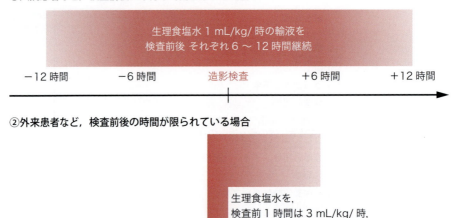

図2　CKD患者におけるCIN予防の輸液計画の一例

2）薬物療法

N-アセチルシステイン（N-acetylcysteine：NAC）は優れた抗酸化作用を有しており，アセトアミノフェン中毒による急性肝障害に対して保険適用がある．CINに対する効果も期待されこれまでにも複数のランダム化比較試験が組まれたが，**CIN予防効果に関する評価は一定していない**．本邦のガイドライン[1]やアメリカ心臓協会のガイドライン[4]では予防投与は推奨されないものの，国際的な腎臓病学会であるKidney Disease Improving Global Outcomes（KDIGO）のガイドライン[5]ではCKD患者に対して造影剤検査前のNACの投与を推奨するなど，**ガイドライン間でも推奨度に差がある**．予防投与を行うとすれば，下記処方例のように行うのが標準的である．

> 処方例：アセチルシステイン内用液1回1,200 mg 1日2回　朝夕
> 　　　　2日間（造影検査前日と当日）
> ※アセチルシステインには独特の味があるので，ソフトドリンクなどに希釈して内服しても可

抗酸化作用がある薬剤として，NACのほかにアスコルビン酸（ビタミンC）やスタチンなどが，同様に腎血流を増加させる可能性のある薬剤としてヒト心房性利尿ペプチド（human atrial natriuretic peptide：hANP）やドパミンなどが検討されたが，いずれも確固たる予防効果は示せていない．なお，GFRを低下させることが知られているアンジオテンシン受容体拮抗薬やアンジオテンシン変換酵素阻害薬の事前の中止についても，CIN予防効果は示されていない[6]．

3）血液浄化療法

造影検査後，直ちに血液浄化療法（血液透析や血液濾過など）によって造影剤を体内から除去することで，CINを予防しようとする試みもなされたが**有効性は示されなかった**．むしろ透析用カテーテルの挿入を要するなどの侵襲的処置が追加で必要となるデメリットの方が通常大きい．

また，維持透析患者の場合，造影検査直後や翌朝に血液透析をした方が望ましいのではという意見もあるが，造影剤によるわずかな容量負荷で溢水状態になったなどのごく限られた場合を除き，**通常の透析スケジュールを早めて施行する意義はない**．

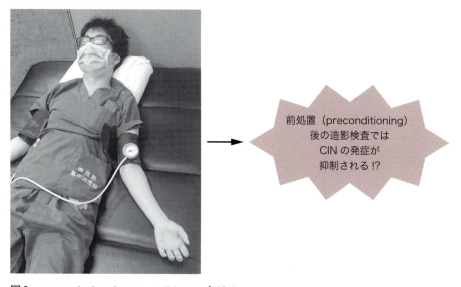

図3　remote ischemic preconditioningとは？
収縮期血圧＋50 mmHgの圧力で5分間駆血，その後5分間開放，を4セット．造影検査45分前以内に施行．
※画像はイメージ．通常は片側で行う．実施してみると，意外と痛い．

4）remote ischemic preconditioning（※研究段階）

　近年，組織の虚血状態を事前に人為的につくり出し，その後の遠隔臓器の虚血障害に対する抵抗性を高める，という概念のもと，remote ischemic preconditioningという手技が検証されている．

　具体的には，血圧計を腕に巻き，収縮期血圧以上の圧力を何度か短時間加えて（5分間圧迫×4セットなど），事前に上肢の虚血状態をつくり出すことなどが行われる（図3）．言わば「**体（臓器）を虚血状態に慣れさせる**」手技である．心臓外科術後のAKI予防効果が示され[7]，CINの予防にも有効であるという報告[8]があるが，標準的なCIN予防法として受け入れられるには，今後さらなる検証が待たれる．

2. MRI造影剤と腎障害

　ヨード造影剤を使用した造影CTと比較して，造影MRI検査を施行する頻度はかなり少ない．しかし，腎機能障害がある患者に対して造影MRIを撮影する際には**腎性全身性線維症（nephrogenic systemic fibrosis：NSF）**に対する注意を怠ってはならない．これはMRI造影剤に通常含まれるガドリニウム（Gd）を投与した後に，**全身の皮膚や関節が硬化・拘縮していく病態**で，維持透析患者を含めたCKD患者での報告が2000年前後から相次いだ．硬化していく皮膚の変化は特徴的で，**オレンジの皮様**（peau d'orange appearance）もしくは**敷石**（cobblestone）**状**などと表現される．

　NSFの恐れられるゆえんは，**有効な予防・治療法がなく，基本的には不可逆的に進行する疾患**である点にある．Gd造影剤を使用し数週間後ごろより発症することが多いが，なかには数年以上経過してからの報告例もある．

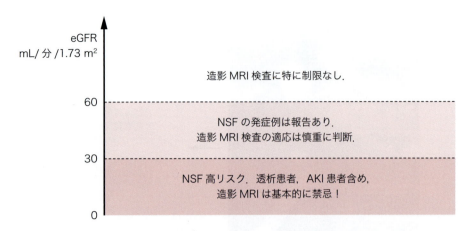

図4　eGFRごとの造影MRI検査の適応

　相次ぐNSFの報告を受けて，米国食品医薬品局（Food and Drug Administration：FDA）は2007年，**eGFRが30 mL/分/1.73 m² 未満の症例や，透析療法を受けている患者，AKIを発症している患者はGd造影剤を用いた検査を避けるべきである**との推奨を発表した．これらの患者は基本的には**造影MRI検査は禁忌**と考えて差し支えない．特にAKI患者に関しては，血清クレアチニン値だけでは刻々と変化する腎機能を評価することができず，実際の腎機能を過大評価してしまうことがあるので注意が必要である．
　eGFRが30〜60 mL/分/1.73 m²の患者においてNSFの発症は稀だが，世界的には報告例があり，慎重に適応を検討すべきである（図4）．

3. 最後に：それでも造影検査に「Yes」と言わなければならない状況

　ここまで，腎機能障害をかかえる患者に対する造影検査の基本的な考え方について述べてきた．しかし，救急の現場や院内急変症例を担当していると，リスクを承知で造影CT検査の実施を検討しなければならない場面をしばしば経験する．
　例えば，肺塞栓や大動脈解離，腸管虚血，四肢動脈損傷・閉塞などを疑う場合には，迅速な診断と外科を含めた積極的な治療介入が患者の生命予後を改善させうる．また，心肺停止状態（cardiopulmonary arrest：CPA）からの蘇生後で原因検索を行う場合にも，造影CTや冠動脈造影検査は必要性が高く，MRIやシンチグラフィーでの代用は困難であろう．
　CINに関する基本的な知識を踏まえたうえで，重症度と緊急度，個々の症例のリスク，本人や家族への説明と同意が可能かなど，複数の要素を同時に勘案して決断する能力が救急/急変対応を担いうるすべての医師に必要とされているといっても過言ではない．

文献・参考文献

1) 「腎障害患者におけるヨード造影剤使用に関するガイドライン2012」（日本腎臓学会，他/編），東京医学社，2012
2) 新津勝士，他：二酸化炭素造影が診断に有用であった下肢急性動脈閉塞症の1例．心臓，43：1142-1146，2011
3) Solomon R, et al：Randomized Trial of Bicarbonate or Saline Study for the Prevention of Contrast-Induced Nephropathy in Patients with CKD. Clin J Am Soc Nephrol, 10：1519-1524, 2015

4) Anderson JL, et al：2012 ACCF/AHA focused update incorporated into the ACCF/AHA 2007 guidelines for the management of patients with unstable angina/non-ST-elevation myocardial infarction：a report of the American College of Cardiology Foundation/American Heart Association Task Force on Practice Guidelines. J Am Coll Cardiol, 61：e179-e347, 2013

5) KDIGO Clinical Practice Guideline for Acute Kidney Injury. Kidney Int Suppl, 2：2012

6) Rosenstock JL, et al：The effect of withdrawal of ACE inhibitors or angiotensin receptor blockers prior to coronary angiography on the incidence of contrast-induced nephropathy. Int Urol Nephrol, 40：749-755, 2008

7) Zarbock A, et al：Effect of remote ischemic preconditioning on kidney injury among high-risk patients undergoing cardiac surgery：a randomized clinical trial. JAMA, 313：2133-2141, 2015

8) Er F, et al：Ischemic preconditioning for prevention of contrast medium-induced nephropathy：randomized pilot RenPro Trial（Renal Protection Trial）. Circulation, 126：296-303, 2012

プロフィール

小丸陽平（Yohei Komaru）

東京大学医学部附属病院 救急部集中治療部/腎臓内分泌内科 専門研修医
湘南鎌倉総合病院 腎免疫血管内科
専門：集中治療医学，血液浄化療法，腎臓内科学，救急医学
興味のあること，メッセージ：集中治療・救急領域での臨床アウトカムの向上に向け，AKIやsevere sepsis，shock，MODSなどの患者に対して内科的な視点からできる全身管理を，東大Critical Care Nephrology Courseでの研修経験を武器に考えていきます．

土井研人（Kent Doi）

東京大学医学部附属病院 救急部集中治療部 講師
専門：救急・集中治療医学，血液浄化療法
興味のあること，メッセージ：救急・集中治療における腎障害（AKI，CKD）の役割と急性血液浄化を駆使した全身管理が生命予後を改善しうるか，について日々考えています．また，Critical Care Nephrologyという新たな領域での研修プログラムを東京大学医学部附属病院で行っております．

第4章 Advanced Lecture：トピックスとなっている検査　難易度 A B C

1. 急性冠症候群における血中心筋トロポニンの診断特性は？

佐藤幸人

● Point ●

- 血中トロポニンは「心筋梗塞の診断」の第一選択のバイオマーカーであることが，国内外の診断基準，ガイドラインにより記載されている
- 診断のカットオフ値は測定系により異なる
- 高感度トロポニン測定系ではより低いカットオフ値を設定することが可能であり，心筋梗塞の発症早期から診断可能である
- トロポニンは「心筋梗塞のリスク評価」にも有用である
- 心筋梗塞以外では心不全や腎不全でも高値になるが，偽陽性と考えるのではなく，「緊急性はないが精査を要する」と考える

はじめに

　急性心筋梗塞は，現在では緊急冠動脈形成術によって心筋壊死の範囲を大幅に縮小させることが可能であり，早期診断が重要である．しかし，患者自身，狭心症の既往がなければ心臓の病気と認識できないため，最初に循環器専門施設を受診しないことも多々ある．通常は，症状と心電図変化から心筋梗塞を疑うが，専門医でない限り心電図変化が著明でない場合の診断はかなり困難である．特に病変が回旋枝の場合にはほとんど心電図変化がない症例も認める．一方，バイオマーカーは客観的に再現性をもって，専門医でなくても疾患の評価が可能である．急性心筋梗塞は緊急疾患であるため，診察時に結果が判定可能な point of care test（POCT）も有用である．

症例

　76歳，女性．高血圧，糖尿病，脂質異常症にて近医で内服加療中であった．前日23時30分頃からの，安静時にも持続する胸痛を主訴に翌日13時30分に当院を受診した．現在まで狭心症の明らかな既往はないが，高齢，高血圧，糖尿病，脂質異常症があり，動脈硬化症のハイリスクであるため，急性心筋梗塞を強く疑って種々の検査を行った．胸痛を主訴に救急外来を受診する頻度が高い疾患として肺梗塞，胸部大動脈解離を鑑別した．来院時血圧157/83 mmHg，心拍数79回/分であり，心雑音，肺ラ音は認めなかった．ルームエア下でSaO₂は95％と保たれており，各種画像診断にて肺梗塞，胸部大動脈解離は否定的であった．救急外来受診時の心電図は過去の安定期の心電図と比べて全くST，Tの変化がなかった（図1）．心エコーでも明らかな左室壁運動の低下は認めず，左室後壁の一部で低下を疑う程

A）発症前心電図

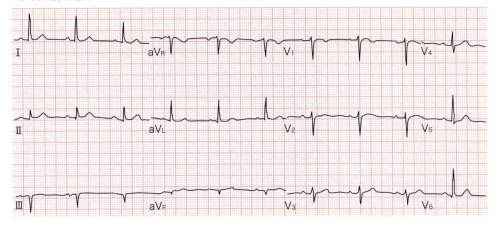

B）発症時心電図：発症前と比較して心電図変化は全く認めない．

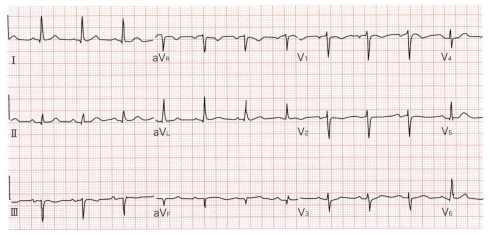

図1　胸痛発症前後の心電図

度であり，急性心筋梗塞を積極的に支持する所見はルーチン検査では得られなかった．しかし血中心筋トロポニンIが2.0 ng/mLと陽性であり，急性心筋梗塞の疑いにて緊急冠動脈造影検査を施行した．その結果，急性心筋梗塞（回旋枝 Seg 14）であり（図2），緊急に経皮的冠動脈形成術を行い，ステント留置して良好な拡張を得た．

■ 心筋トロポニン測定の実際

1 「急性心筋梗塞の診断」において，トロポニンは第一選択のバイオマーカーである

　急性冠症候群では，コレステロールに富んだ，薄い線維性被膜に包まれた不安定な冠動脈のプラークが，炎症により破裂して血栓を生じ，遠位の心筋が壊死するという機序が考えられている．急性冠症候群のバイオマーカーはこの病態生理を基盤として考えられている．心筋が壊死するこ

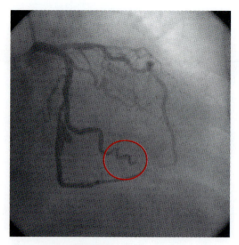

図2　緊急冠動脈造影
回旋枝 Seg 14 の途中で完全閉塞を認めた

表1　急性心筋梗塞の診断基準

心筋梗塞は心筋虚血に伴う，心筋壊死の所見がある場合に診断することができる．下記のいずれかに該当すれば心筋梗塞と考えられる
・トロポニン値が健常人の99パーセンタイル値を超えて上下し，下記a）〜d）の心筋虚血を示す所見が1つ以上認められる 　a）虚血の症状 　b）新たな虚血を示す心電図変化（新たなST，T変化または新たなLBBB） 　c）心電図での異常Q波の出現 　d）画像診断にて新たな心筋虚血の出現もしくは新たな壁運動異常の出現
・心停止を含む突然死で，心電図上新たなST上昇，LBBBを伴う心筋虚血を示すか，または冠動脈造影，剖検で新鮮な血栓を伴うもの．採血前の死亡であったり，生化学指標が陽性になる前の死亡であることもある
・トロポニンが正常の患者に，経皮的冠動脈形成術を行い，99パーセンタイル値以上のトロポニンの上昇がみられた場合，手技による心筋壊死と思われる
・トロポニンが正常の患者に，冠動脈バイパス術を行い，99パーセンタイル値以上のトロポニンの上昇がみられた場合，冠動脈バイパス術による心筋壊死と思われる
・急性心筋梗塞の病理所見が得られる

LBBB：left bundle branch block（左脚ブロック）．
文献1より引用

とにより上昇する生化学指標には，細胞質可溶性分画に存在するクレアチンキナーゼ（CK），ミオグロビン，心臓型脂肪酸結合タンパク（H-FABP）と，筋原線維を構成するミオシン軽鎖，トロポニンなどがある．

　トロポニン複合体（トロポニンT，C，I）は，骨格筋と心筋の両者において，横紋筋のアクチンとミオシンの間のカルシウムを介した筋収縮の調節を行っている．血中心筋トロポニンT，心筋トロポニンIは骨格筋のトロポニンと交差せず，心筋特異的であるが，急性心筋梗塞の診断においてほかのバイオマーカーよりも優れているために，欧米の診断基準[1]（**表1**），ガイドライン[2]（class I，エビデンスレベルA）で推奨されるバイオマーカーの第一選択となった．注意点として，決してバイオマーカーだけで心筋梗塞を診断するのではなく，症状，心電図変化と合わせて

表2 心筋梗塞以外で心筋トロポニンが上昇する場合

急性期病態	心不全
	心筋炎
	ショック
	大動脈解離
	脳卒中
	肺塞栓
	急性呼吸促迫症候群
	敗血症
	頻脈性不整脈
	電気的除細動
	マラソンなどの強度運動後
その他	腎疾患

考えることが必要である．

　急性心筋梗塞診断のカットオフ値は個々の測定系で異なるが，ガイドライン[2]では健常者の99パーセンタイル値をカットオフ値として提唱している．また2014年の診療報酬改定から心筋梗塞の算定のためにトロポニン測定が必須となった．日本ではまだまだCK-MBが心筋梗塞の診断に用いられることが多かったのであるが，今後一気にトロポニン測定がスタンダードになると思われる．

2 心筋トロポニン測定は急性心筋梗塞のリスク評価に有用

　急性心筋梗塞のリスク評価にトロポニンを測定することは，バイオマーカーガイドラインではclass I，エビデンスレベルAと記載された[2]．急性心筋梗塞において，心筋トロポニン値が大きくなるにつれて，短期，長期予後が悪くなることが種々の試験により報告されている．また，心筋トロポニンが上昇している患者の方が，上昇していない患者と比較して，積極的な冠動脈治療の効果が高いことも知られている．

3 心筋梗塞以外でトロポニン値が上昇した場合も，精査は必要である

　急性心筋梗塞以外にもトロポニン値が上昇する疾患があり，慢性，急性心不全，腎不全がよく知られている（表2）．特に腎不全患者では偽陽性の可能性が高くなるのではないかと思われたこともあったが，現在の心筋トロポニン測定試薬については心筋特異性が非常に高く，腎不全患者においても心筋トロポニン高値は，将来の心血管イベントの強い予測指標であるために，今日では偽陽性という言葉は不適当で，何らかの病態を反映していると考えられている[3]．**心不全でも心筋トロポニン高値患者は予後不良である**ので[4]，やはり原因精査，治療が必要である．

4 高感度トロポニンでは超急性期の心筋梗塞の診断も可能

　心筋トロポニンは一部が細胞質に存在するが，大半は筋原線維の構造タンパクであるため心筋梗塞発症後3，4時間前後より上昇しはじめるため，従来，超急性期の診断には弱い指標と考えられていた．しかし，高感度測定法により心筋トロポニン測定でも超急性期の心筋梗塞の検出感度が上昇する．高感度トロポニン測定は低値部分まで正確に評価可能であるために，カットオフ値

表3 心筋梗塞の診断におけるそれぞれの測定系の感度, 特異度

	トロポニン測定系	感度(%)	特異度(%)	陰性的中率(%)	陽性的中率(%)
高感度測定系	アボット Architect 高感度トロポニン I	86	92	97	69
	ロシュ高感度トロポニン T	95	80	99	50
	シーメンストロポニン I ウルトラ	89	92	98	68

健常人の99パーセンタイル値をカットオフ値とした場合,アボット Architect 高感度トロポニン I,ロシュ高感度トロポニン T,シーメンス高感度トロポニン I ウルトラについてそれぞれ,0.028 ng/mL,0.014 ng/mL,0.040 ng/mL.文献5より引用

を健常者の99パーセンタイルとすることが可能である[1, 2]. その場合のカットオフ値は,ロシュ・ダイアグノスティックス社の高感度トロポニン T では0.014 ng/mL,シーメンスヘルスケア・ダイアグノスティックス社のトロポニン I ウルトラでは0.04 ng/mLであるが,**心筋梗塞発症後2時間以内でも感度,特異度が高く診断可能なことが最近報告された**[5]. 表3にそれぞれの感度,特異度,陰性的中率,陽性的中率を示す. **高感度測定系ではカットオフ値が低いため,陰性的中率(検査が陰性の場合,疾患が陰性である確率)は高いが,陽性的中率(検査が陽性の場合,疾患が陽性である確率)は低い**. したがって,ロシュ・ダイアグノスティックス社の高感度トロポニン T では,0.014 ng/mLを急性心筋梗塞診断における rule out 値,従来法のカットオフ値である0.1 ng/mLを rule in 値としている.

おわりに

心筋梗塞診断におけるトロポニン測定を用いた診断について述べたが,症状,心電図,バイオマーカーを使用してもなお,診断に迷う症例も存在する(特に夜間の救急外来で). その場合,いたずらに時間を消費するのではなく,循環器専門医へのすみやかな相談が望まれる. 特に不安定狭心症患者ではトロポニンが陰性であるが,直ちに処置が必要なことが多い. **バイオマーカーは万能ではなく,単なる1つの指標であることを忘れてはならない**.

文献・参考文献

1) Thygesen K, et al:Universal definition of myocardial infarction. Circulation, 116:2634-2653, 2007
2) Morrow DA, et al:National Academy of Clinical Biochemistry Laboratory Medicine Practice Guidelines:Clinical characteristics and utilization of biochemical markers in acute coronary syndromes. Circulation, 115:e356-e375, 2007
3) Giannitsis E & Katus HA:Troponin T release in hemodialysis patients. Circulation, 110:e25-e26, 2004
4) Tang WH, et al::National Academy of Clinical Biochemistry Laboratory Medicine practice guidelines:Clinical utilization of cardiac biomarker testing in heart failure. Circulation, 116:e99-e109, 2007
5) Reichlin T, et al:Early diagnosis of myocardial infarction with sensitive cardiac troponin assays. N Engl J Med, 361:858-867, 2009

プロフィール

佐藤幸人（Yukihito Sato）
兵庫県立尼崎総合医療センター 循環器内科 科長
1987年京都大学医学部卒業．
一般病院ならではの視点から考え，独創的な臨床研究を心がけています．その結果は，社会システムとして還元するようにしています．病院見学も随時可能です．

第4章 Advanced Lecture：トピックスとなっている検査　難易度 A **B** C

2. 血中BNPやNT-ProBNPをどう使う？

庄司　聡，香坂　俊

Point

- BNPは心不全の確定診断には不向き！（「BNPが高いから心不全」とは言えない）だが，除外診断には使える
- さらに年齢，体重，腎機能で修飾される：入院や救急などの状況では特に解釈に注意
- 総じて，心不全診断のための「補助ツール」と捉える：検査前確率を見積もり，目的をはっきりさせてから提出

はじめに

　BNPは呼吸困難等で心不全が疑われる患者が来院した際，頻用される検査データである．ただし，その解釈を誤ると患者を誤った方向に導いてしまうことにもなりかねない．日々直面する呼吸困難の患者の診断にどう活かすか，また，BNPを提出する前にわれわれがするべきことについても考えていきたい．

症例

　80歳男性．高血圧と糖尿病にて近医通院中．4日前から倦怠感，食欲低下をきたし，2日前から37℃の発熱も出現した．咳や喀痰ははっきりしない．倦怠感や食欲低下は持続し，昨日から呼吸困難も訴えるようになったため，救急外来を受診．身体所見ではⅢ音の聴取や頸静脈怒張は認めなかったが，右下肺野にcoarse cracklesを聴取．初診を担当した研修医は心不全の可能性も考えBNPをオーダーしたが，15 pg/mLと正常であった．

1. BNPとは？

　BNPとは，脳性ナトリウム利尿ペプチド（brain natriuretic peptide）の略で，ナトリウム利尿ペプチドという心臓（主に心室）で合成されるホルモンの1つであり，心室への容量負荷，壁応力の増加に反応して分泌される．1988年に日本人の松尾・寒川らによって豚の脳から単離，同定され（「脳性」という名称はその名残），その後人の心室筋より分泌されることがわかった．
　本来のBNPの役割は，利尿，血管拡張，レニン・アンジオテンシン・アルドステロン系や交感神経系の抑制，心筋肥大の抑制などの心血管系保護である．臨床的に，その血中濃度は左室拡張

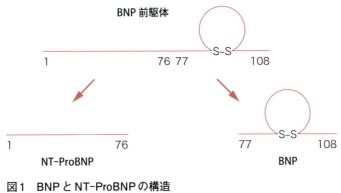

図1　BNPとNT-ProBNPの構造
文献1より転載

末期圧とよく相関し，急性心不全発症早期から上昇することから急性心不全の診断に頻用されている．

2. BNPとNT-ProBNPの違い

BNPはそもそも心筋細胞からProBNP（BNP前駆体）として産生され，血中に分泌される際に生理的活性をもつBNPと，活性をもたないNT-ProBNP（BNP前駆体N末端フラグメント）に分離される（図1）．心不全の診断の精度に関しては二者のあいだで違いはないといわれている．さらに，BNPとNT-ProBNPはおおむね相関しており，心不全患者における予後予測能も互いにほぼ同等の精度をもつとする結果が大規模臨床試験や疫学研究で示されている．

NT-ProBNPのメリットとしては，血清あるいは血漿での測定が可能であるため，**ほかの採血項目と同一採血管で測定可能**であり，追加で検査する際も採血する必要がないことがあげられる．一方で，NT-ProBNPの方が半減期が長いため（約120分：BNPは約20分）腎機能障害の際により高値になりやすい（とされているが，明確なエビデンスはない）．

3. 急性心不全の診断におけるBNPの有用性

BNPの急性心不全診断における有用性は以下のような知見から確立されていった．

① Daoらは呼吸困難を主訴に救急外来を受診した250例を検討し，心不全と診断された患者群の方が，そうでないと診断された患者群よりもBNP値が有意に高い（$1,076 \pm 138$ pg/mL vs 38 ± 4 pg/mL, $p < 0.001$）という結果を報告した（2001年）[2]．

② その後NEJM誌に報告されたBNP（Breathing Not Properly）研究では（2002年），BNPの陰性的中率は96％，と算出された．この試験は呼吸困難でERを訪問したすべての患者を対象としたものであるが，BNPは陰性であればほぼ心不全ではないという，心不全除外に威力を発揮することが明らかとなった．なお，この研究での**心不全診断のゴールドスタンダードは循環器内科医2名による臨床診断**であったことを付記しておく[3]．

③ さらに，その後に行われたBASEL研究ではBNP使用群とBNP非使用群を比較してBNPが心

表　BNPの修飾因子

疾患以外の要因でBNP高値となる病態	高齢者，女性，痩せていること
心臓関連でBNP高値となる病態	慢性心不全 心房細動 虚血性心疾患，高血圧性心疾患，大動脈弁狭窄症，肥大型心筋症
心臓以外でBNP高値となる病態	腎機能障害，肺塞栓，肺高血圧，敗血症性ショック，ARDS，甲状腺機能亢進症
BNPが上がりづらい心不全	発症1時間以内の電撃性肺水腫，急性MR，MS，収縮性心膜炎，心タンポナーデ

ARDS：acute respiratory distress syndrome（急性呼吸促迫症候群），MR：mitral regurgitation（僧帽弁閉鎖不全症），MS：mitral stenosis（僧帽弁狭窄症）

不全の早期診断に有用であり，また早期退院やコスト抑制にも有用であるということが報告された（2004年）[4]．

以上のような臨床研究から，一般的に **BNP 100 pg/mL 未満は心不全の可能性は低く，400 pg/mL 以上は治療対象となる心不全の可能性が高い**という流れでしばらくBNPは活用されることとなった．現行のわが国での診療ガイドラインにもそのことは反映されている．

4. BNPの限界

このようにBNPは急性心不全の診断のためにきわめて有用であることが示されたが，以下に述べる修飾因子にも注意しなければならないことも徐々に明らかになってきた（表）．

疾患以外でBNP高値となる要因として，「**高齢者・女性・痩せ**」があげられる．また慢性心不全の既往がある患者においても（たとえ心不全が代償されてバランスがとれていても）BNP値は高値になるため注意が必要である．ほかに心房細動，虚血性心疾患，高血圧性心疾患，大動脈弁狭窄症，肥大型心筋症など，慢性的に心室に圧負荷，容量負荷がかかっていることが予想される患者ではBNP値が高値であることが予想され，こうした慢性心不全患者での代償・非代償を判定するためには，BNP値の絶対値よりも過去の値との比較の方が重要である．

特に**腎機能障害患者では，BNPの代謝が遷延するため高値となることがある**（これまであげてきた臨床研究の多くで腎機能障害患者は除外されている）．腎機能障害患者におけるBNPの値はあてにしてはいけないという意見もある．その他，肺塞栓，肺高血圧症，ARDSなども右室に負荷がかかる疾患であり，重症例でBNP高値を呈することがある（上昇例は予後も悪いことが知られている）．ただ，純粋な左心不全とは異なるため，その解釈には注意を要する．

反対に心不全であるものの，BNPが上昇しづらい病態として，発症数時間以内の電撃性肺水腫（flash pulmonary edema）や，心室に直接容量負荷のかかりにくい僧帽弁逆流（MR：心房に圧や容量が逃げてしまう），狭窄（MS：心房内のみに圧負荷がかかる），収縮性心膜炎，心タンポナーデなどがあげられる．

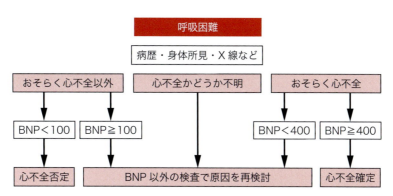

図2　呼吸困難患者が来院したときの診断アルゴリズム

5. 結局BNPはどう使用すべきか

　以上を踏まえて呼吸困難患者が来院したときの診断アルゴリズムを示す（図2）．まず，BNP値をみる前に，病歴，身体所見，その他の検査所見（胸部X線検査や心エコーなど）から呼吸困難の原因を「おそらく心不全」，「おそらく心不全以外（肺炎，喘息など）」，「心不全かどうか不明」の3群に分ける．

- 「おそらく心不全」の患者のBNPが400 pg/mL以上であれば心不全と確定し治療を開始する
- 「おそらく心不全以外」の患者のBNPが100 pg/mL未満であれば心不全は否定できる
- それ以外の状況であればBNPだけで診断に至るのは困難であり，病歴や身体所見，その他の検査所見から最も疑わしい疾患を考えなければならない

　参考までに，下記のような提言がなされたこともある（図3）．ただ，現実にはBNP単独で心不全を軽度，中等度，重症，あるいは治療対象かそうでないかを判定することは難しく，筆者らは「**3**」の末尾で述べたように診断の除外と確定のみにBNP値を用いることを推奨する．

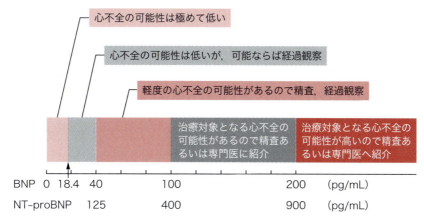

図3　BNP，NT-ProBNP値の心不全診断へのカットオフ値
　　　文献1より転載

- 40〜100 pg/mLの場合には，軽度の心不全の可能性があります．この範囲では，重症心不全である可能性は低く，BNP上昇の原因がある程度特定できれば，そのまま経過観察することも可能でしょう
- 100〜200 pg/mLの場合は，治療対象となる心不全である可能性があります．心エコー図検査を含む検査を早期に実施し，原因検索をお願いします
- 200 pg/mL以上の場合は，治療対象となる心不全である可能性が高いと思われます．原因検索に引き続き，症状を伴う場合は心不全治療を開始してください

症例ではこう考える

呼吸困難で来院した患者で，病歴や身体所見からは肺炎が最も考えられる鑑別疾患であり，心不全を疑うかは微妙なところであった．実際BNPを測定したところ正常値であったため，心不全の可能性はほぼないと診断し，肺炎のために抗菌薬治療を開始した．

Advanced Lecture

1 BNPは予後予測，重症度判定や，個別患者の治療効果判定にも使える

BNPは救急外来での診断補助ツールとしての役割以外にも，**重症度や予後予測因子を判定するマーカー**としても有用である．また，個々の患者において，入院時と退院前のBNP値を比較することにより，退院の決定やその後の外来治療の指標としても利用できる可能性が示唆されている．

- 入院時BNPと比較して退院前のBNPが30％以上減少していれば予定通り退院し通常の外来治療を継続
- 退院前のBNPの増減が30％以内であれば予定通り退院するが通常よりも密に外来フォローをする
- 退院前の30％以上増加していれば退院は延期する

などの使い方を提唱している文献もある．

2 BNPと新薬開発

BNPは冒頭でも触れた通り心血管系の保護作用があるホルモンであり，以前からBNPそのものを治療薬として用いる研究が行われてきたが，なかなか患者の予後改善に寄与できる結果は出ていなかった．しかし，LCZ696（アンジオテンシン受容体-ネプリライシン阻害薬）は，BNPを分解するNEP（中性エンドペプチターゼ）を阻害し，BNPの分解を抑制する新薬であり，その有用性が発表され，現在世界的に期待がもたれている．

おわりに

BNPは心不全の除外診断には威力を発揮するが，高値の際はそれのみで心不全の確定診断はできない．**Ⅲ音や頸静脈怒張などの身体所見の方が特異度に優れている**ことがわかっており，BNP

が高いから心不全というのではなく，病歴や身体所見から心不全が強く疑われ（**検査前確率が高く**），そこにBNPを測定することで心不全と診断する，といったプロセスをとることが重要である．

文献・参考文献

1) 日本心不全学会予防委員会：血中BNPやNT-proBNP値を用いた心不全診療の留意点について
   http://www.asas.or.jp/jhfs/topics/bnp201300403.html
2) Dao Q, et al：Utility of B-type natriuretic peptide in the diagnosis of congestive heart failure in an urgent-care setting. J Am Coll Cardiol, 37：379-385, 2001
3) Maisel AS, et al：Rapid measurement of B-type natriuretic peptide in the emergency diagnosis of heart failure. N Engl J Med, 347：161-167, 2002
4) Mueller C, et al：Use of B-type natriuretic peptide in the evaluation and management of acute dyspnea. N Engl J Med, 350：647-654, 2004
5) Eindhoven JA, et al：The usefulness of brain natriuretic peptide in complex congenital heart disease：a systematic review. J Am Coll Cardiol, 60：2140-2149, 2012
6) Nohria A, et al：Evaluation and monitoring of patients with acute heart failure syndromes. Am J Cardiol, 96：32G-40G, 2005

プロフィール

庄司　聡（Satoshi Shoji）
武蔵野赤十字病院　循環器科
東京医科歯科大学卒業．武蔵野赤十字病院で初期研修後，循環器科で後期研修．趣味は登山です．無心で山を登ると，日々の診療に必要な精神力が養える気がします．

香坂　俊（Shun Kohsaka）
慶應義塾大学　循環器内科
最近は臨床研究系の大学院コースの運営もやっています．興味のある方はホームページなど覗いてみてください（慶應義塾大学 医学部 循環器内科ホームページ www.cpnet.med.keio.ac.jp）．

第4章　Advanced Lecture：トピックスとなっている検査　難易度 A **B** C

3. 抗CCP抗体の診断特性は？

西村邦宏

● Point ●

- リウマチ因子陽性だからといって関節リウマチとはいえない
- 抗CCP抗体は特異度が非常に高く，陽性なら関節リウマチの可能性が高い
- 2010年にACR/EULARの新しい関節リウマチ基準に抗CCP抗体が取り入れられた
- 抗CCP抗体陽性患者は関節破壊が進みやすい

はじめに

関節リウマチ（rheumatoid arthritis：RA）は関節滑膜の炎症から骨軟骨の破壊を特徴とする疾患で，日本では70万人程度の患者がいるといわれている．関節の変形により発症10年後には半数以上の人が就労不能になるといわれてきた．近年インフリキシマブ（レミケード®）をはじめとする生物学的製剤が開発され，治療効果が劇的に改善するとともに，早期に発見治療すれば事実上治療することも可能となってきている．そのような状況で早期診断のために一番重要な検査が本稿で解説する抗CCP抗体である．

> **症例1**
> 56歳，男性．慢性C型肝炎で近医通院中の患者．全身倦怠感があり**膠原病スクリーニングのためリウマチ因子を測定され，高値であったため関節リウマチの精査加療目的で紹介受診**．診察時，関節に所見を認めない．
> Q．この症例は関節リウマチ？

1. 開業医の先生からの紹介状

研修医の先生方も外来で開業医の先生からの紹介状を目にされることがよくあると思われるが，膠原病・リウマチ科の外来ではよく健康診断，内科医の先生方からの「**リウマチ因子（rheumatoid factor：RF）陽性**ですが，関節リウマチかと思いますので御高診を」という内容の紹介状を見かける．筆者も十数年前聖路加国際病院に勤めていたときに，ハリソンなど教科書を読んで不明熱の患者のスクリーニング診断にRF検査を行ったりしていた．

ではこのような関節リウマチのスクリーニング検査としてRFを用いることは正しいことであろうか？

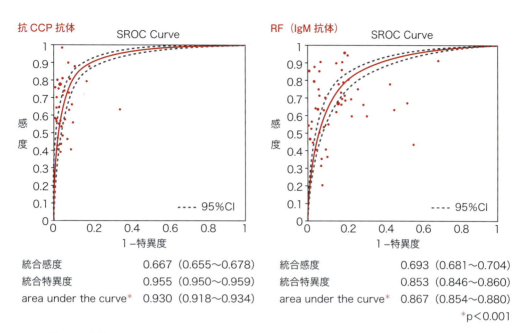

図1 抗CCP抗体とRFに関するメタアナリシス
文献1を参考に作成

2. RF陽性なら関節リウマチ？

　リウマチ因子は古くからある検査だが，その本体はIgM抗体である．関節リウマチで陽性になるが，**膠原病，高齢者，肝炎，がんなど**多くの病態でも陽性となるためRF陽性＝関節リウマチというのは国家試験ではともかく実際は誤りとなる．筆者らが行ったメタアナリシス（図1）[1]でも，50本の論文から抽出した結果で感度69％（CI，65％ to 73％），特異度85％（CI，82％ to 88％），陽性尤度比4.86（CI，3.95 to 5.97）となり，陽性だからといって即座に関節リウマチと診断できる検査ではないことがわかる．

　ここで特異度という言葉が出てきたが，これは病気でない人が検査陰性になる確率を示す．もし特異度が100％の検査で陽性が出た場合はどうなるだろうか？病気でない人は100％陰性になる．つまり陽性の人は確実に病気だといえる．SacketたちはSpPin（Specificity Positive rule IN），特異度が高い検査が陽性なら確定診断できると表現しているが，RFは特異度が低い検査（ほかの病気でも陽性になる）なのでそれだけでは関節リウマチの診断はできない．症例1ではC型肝炎があり，関節症状も全くないことから肝炎による偽陽性が疑われる．

> **症例2**
> 　28歳，女性．2カ月前に第1子出産．その後両手首関節痛，両肘関節痛があり近医でNSAIDsの処方を受けるも改善せず精査加療目的で受診．
> 　診察時，両手関節，両肘関節，右示指MP関節，右中指MP関節，左膝関節に**腫脹**，**圧痛**を認める．経過中発熱なし．
> 　甲状腺は触知しない．皮疹は認めない．心音に異常なし．
> 　Q．この患者に行うべき採血検査は？

3. 抗CCP抗体の有用性

　抗CCP抗体（anti-cyclic citrullinated peptide antibodies）は抗環状シトルリン化ペプチド抗体と訳されるが，近年RFより優れた感度，特異度を示す検査として注目を集める検査である．

　古くからヒトの頬粘膜細胞の核周囲成分に反応する抗核周囲因子抗体（anti-perinuclear factor）は関節リウマチに対して非常に高い特異度を示すことが知られていたが，測定方法が煩雑であるために実際の臨床では用いられてこなかった．上皮組織に反応する抗ケラチン抗体も有用といわれていたが同様の問題を抱えていた．しかし近年，これらはサイトケラチンフィラメント凝集に関与するフィラグリンを対応抗原とすることが明らかになり，そのなかのアルギニンがシトルリン化することがエピトープ形成に重要であることからフィラグリン配列から環状の合成ペプチドが作成され，抗CCP抗体が作成された．

　抗CCP抗体に関してのメタアナリシスを行うと，37本の論文から抽出した結果で感度67％（95％CI，62％ to 72％），特異度95％（CI，94％ to 97％），陽性尤度比12.46（CI，9.72 to 15.98）とRFより優れた診断特性をもつことが明らかとなった．特異度の高さが特徴的で，これは第2世代（現行の検査法）においてはさらに高い結果となる．前項のSpPinの原則でいうと陽性なら関節リウマチといってもあながち間違えとはいえない．RFにみられたほかの病態での偽陽性の問題も少なくおすすめの検査である．各社の抗体によりカットオフが異なるので検査値の基準範囲をよく見て判断してほしい．しかし，感度は中程度のため，スクリーニングとして陰性だから除外とするのは誤りである．

　2010年アメリカリウマチ学会（ACR），ヨーロッパリウマチ学会（EULAR）が合同で関節リウマチの分類基準を改定した（第4章-7参照）[2]．従来のACR基準より大幅に簡略化されているが，抗CCP抗体が分類基準に取り入れられた点が画期的と思われる．従来の1987ACR基準が進行した関節リウマチ患者をもとにつくられているのに対して，今回の基準は発症早期の炎症性疾患3,115例をもとにしており，より早期RAの患者の診断に適していると考えられる．

　また近年関節リウマチと心血管リスク上昇の関連が注目されるようになってきているが，抗CCP抗体陽性患者では，頸動脈IMTの肥厚が多いなど動脈硬化の進行が速い可能性が示唆されている[3]．また陽性の場合は虚血性心疾患の率が高いことが知られている（OR 2.8，95％CI 1.19-6.56，$P = 0.009$）[4]．合併症の面からも測定価値の高い検査である．

症例2ではこう考える

　症例2の場合，両側対称性の関節炎など関節リウマチを疑わせる所見があり，その他の関節炎の原因となる疾患のサインが乏しいことから，筆者であれば抗CCP抗体を測定したいと思う．陽性であれば関節リウマチとしてよいだろう．

　ピットフォールとして，甲状腺機能低下時に，関節リウマチ様の症状を呈することがある．女性では妊娠後の一時的機能低下などがありえるので，TSHは測定しておくべきだろう．新しい分類基準では，CRPまたはESRもポイントに（比重は低いが）含まれる．

　分類基準（第4章-7参照）より，本症例は仮に抗CCP抗体が高値なら3点，CRPも高値なら1点，小関節の関節炎が2カ所で2点で計6点となり関節リウマチとして診断できる．

　抗CCP抗体が陽性でHLA-DRB1SE遺伝子をもつ人は関節破壊が速く進むことが知られており[5]，また抗CCP抗体陽性患者はオッズ比4.72程度で関節破壊が進むと思われる[5]．

　また陽性の人は現在発症していなくても，将来RAを発症する確率が高いことも知られている．

> 早期に適切な診断を行い,生物学的製剤の使用などガイドラインに沿った治療を行うことで患者のQOLを保つことが多くの例で可能である.
> ちなみに抗CCP抗体とRFは同時に測定すると保険上減点されるので注意すること.

おわりに

抗CCP抗体は関節リウマチの早期診断には必須の検査である.

関節リウマチの診断は,関節炎の所見が重要であり,疑った場合は抗CCP抗体とCRPを測定したうえで,膠原病,リウマチの専門医に早めに紹介する必要がある.

文献・参考文献

1) Nishimura K, et al：Meta-analysis：diagnostic accuracy of anti-cyclic citrullinated peptide antibody and rheumatoid factor for rheumatoid arthritis. Ann Intern Med, 146：797-808, 2007
2) ACR 2009 Clinical Symposium, New Rheumatoid Arthritis Criteria Released by ACR/EULAR Panel. ACR2009
3) Arnab B, et al：Anti-CCP antibody in patients with established rheumatoid arthritis：Does it predict adverse cardiovascular profile? J Cardiovasc Dis Res, 4：102-106, 2013
4) López-Longo FJ, et al：Association between anti-cyclic citrullinated peptide antibodies and ischemic heart disease in patients with rheumatoid arthritis. Arthritis Rheum, 61：419-424, 2009
5) 林 伸英,熊谷俊一：抗CCP抗体と関節リウマチ.臨床病理, 58：466-479, 2010
6) Lard LR, et al：Early and aggressive treatment of rheumatoid arthritis patients affects the association of HLA class Ⅱ antigens with progression of joint damage. Arthritis Rheum, 46：899-905, 2002
7) Nishimura K, et al：Meta analysis：Diagnostic Accuracy of Anti-Cyclic Citrullinated Peptide Antibody for Early Rheumatoid Arthritis. ACR 2008

プロフィール

西村邦宏（Kunihiro Nishimura）
藤田保健衛生大学 客員教授（腎臓内科）
国立循環器病研究センター 循環器病統合情報センター 統計解析室長
専門領域：検査のEBM,循環器疫学
現在はKL-6等のほかのバイオマーカー,大規模コホートによるRAなどの心血管系リスクの研究に興味をもっています.また,循環器病学会JROADなどのビッグデータ,人工知能の応用研究などをしています.

第4章 Advanced Lecture：トピックスとなっている検査

難易度 A B **C**

4. プロカルシトニンの臨床的意義は何か？

内田大介，岩田健太郎

● Point ●

- PCTはCRPよりも細菌感染症の診断に対して有用性が高い
- 感染症診療をPCT「だけ」で行うのではなく，1つの指標と考える
- PCTにはさまざまな感染症の各種状況での臨床応用が期待されたが，現時点では抗菌薬の中止タイミングの1つの参考指標程度に限定される

はじめに

　細菌感染症か否かの判断は，抗菌薬を使用するかどうかにかかわるため臨床上で重要である．しかし，その判断は非常に難しい場面が多くある．「これであれば細菌感染です」といった夢の指標があれば，どんなにこの悩みが軽減されることであろうか．その夢を，プロカルシトニン（pro-calcitonin：PCT）は現実にしてくれるのであろうか．

1. さて，プロカルシトニンとは何であろうか

　発熱をきたす疾患は，感染症のほかにも，膠原病，悪性腫瘍など多くの原因がある．感染症といっても，ウイルス，細菌，真菌，原虫，寄生虫などがあり，治療法も異なるため，診断を詰めることは重要である．

　甲状腺で生成されるPCTは代謝によりカルシトニンとして分泌されるため，ほとんど血中には存在しない．細菌感染に伴った炎症性サイトカインであるIL-1βやTNFαにより甲状腺外の細胞からPCTが血中に分泌される．一方で，ウイルス感染によるIFNγではPCT産生がむしろ抑制されることから，より細菌に特異的なマーカーと考えられている（図）．

　加えて，感染後6時間と早期にピークを迎え，感染改善後にはすみやかに消失[1]することから，より鋭敏なマーカーと期待されている．また，CRPと異なりステロイドの影響を受けにくい[2]．

　本邦では2006年に敗血症疑い例に対して保険適応となり，CRPと同様に感染症診療に用いられている．

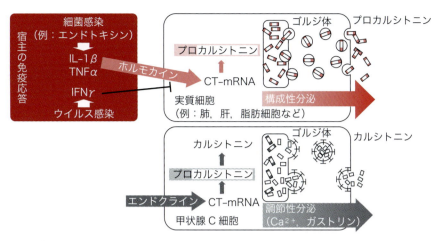

図　プロカルシトニン分泌のメカニズム
文献3より引用

表1　PCTが偽陽性・偽陰性となる疾患や病態

偽陽性	偽陰性
新生児（2～3日未満）	感染の超急性期
ARDS	局所感染（膿瘍，骨髄炎，ほか）
熱帯熱マラリア	亜急性心内膜炎
播種性真菌感染症（*Aspergillus*，*Candida*，ほか）	ARDS：acute respiratory distress syndrome（急性呼吸促迫症候群）
重度の組織損傷（外傷，外科的侵襲，熱傷，熱中症，横紋筋融解症，蘇生後，ほか）	
化学性の組織損傷（化学性肺臓炎，膵炎，ほか）	
自己免疫疾患（多発血管炎性肉芽腫，ANCA関連血管炎，Goodpasture症候群，成人Still病，ほか）	
ホルモン産生腫瘍（甲状腺髄様癌，肺小細胞癌，カルチノイド，ほか）	
癌末期	
高サイトカイン血症	
抗胸腺細胞グロブリン投与	

2. 細菌感染にCRPとPCTのどちらがよいのであろうか

　よく上級医との相談やカンファレンスでCRPの値を聞かれないだろうか．日本では，CRPが指標に用いられることが多く，CRPの値で細菌感染の有無を判断されていることが多くある．これは，「正解」でも「不正解」でもある．CRPは，細菌感染症の診断に対して，感度75％・特異度67％とされ[4]，「コイントス」で決めるのと同様か，それよりも少しだけいい程度である．

　では，PCTではどうであろうか．答えは「**CRPよりもまし**」な位で，感度77％と特異度79％[5]であった[4]．PCTはCRPよりも細菌感染症の診断に有用であるが，細菌感染症の診断や除外するのに十分とは言い難い．また，具体的にどれくらいの数値で診断とするか，逆に低値で除外するか，ばらばらである．細菌感染症以外にPCTが高値となる原因は数多く報告されており，表1に例を示す．

3. PCTを実臨床の場でどう用いるか

> **症例1**
> アルコール性肝硬変のある69歳男性が，食道静脈瘤破裂でICUに入室中に輸血を行った．その直後に，急な38℃台の発熱と頻脈が出現．発熱の原因として輸血が考えられたが，長期間にわたり留置されていた中心静脈ラインの感染も鑑別にあがった．抗菌薬の投与の判断にPCTは利用できるだろうか．

1 PCTで細菌感染症の有無を判断できるか

　細菌感染症であれば，抗菌薬でのすみやかな治療が必要となり，特にICU患者では迅速な判断が求められる．この状況下におけるPCTの値で細菌感染症の有無，さらには抗菌薬の必要性の判断ができるであろうか．

　ICUにおいてPCTの値を参考にして抗菌薬の開始を判断した研究では，PCTが高値でも低値でも最終的には臨床判断が優先されていたものの，抗菌薬投与を減らせなかった[6]．さらには，連日の測定で抗菌薬開始のタイミングを検討した研究では，ICU滞在期間や人工呼吸器装着期間がむしろPCT測定群で長く，抗菌薬使用期間も長くなる傾向にあった[7]．

　ICUにおける敗血症では，感度77％，特異度79％[5]とされ，10人のうち3人は細菌感染症が見逃される．ICU管理中という背景を考えるとPCTのみでの判断は不十分であり，重症感染症とその他の急性炎症反応を鑑別するために，PCTをはじめとしたバイオマーカーの使用は推奨されていない[8]．PCTを1つの参考指標として，それ以外の所見も含めての感染症の判断，抗菌薬投与の是非を検討しなければならない．

> **症例2**
> 脳梗塞からの意識障害のため，ICUに入室中の79歳女性に，急な発熱と酸素化の低下，胸部X線で新規浸潤影が出現．誤嚥性肺炎と診断した．良好な喀痰が採取できなかったが，抗菌薬で臨床経過は良好であった．では，いつまで投与が必要であろうか．

2 PCTを抗菌薬での治療期間の決定に利用できるか

　抗菌薬はいつまで投与すればよいだろうか．短期間の治療では再燃の恐れがある一方で，胸部陰影の消失やCRPの陰性化まで投与する必要はない．人工呼吸器関連肺炎の治療期間を検討したいくつかの研究結果から1週間程度を目安としつつも，院内発症の起因菌不明の肺炎であるこの症例への適正性はわからない．一方で，ICUでは耐性菌の出現も大きな問題で，抗菌薬の曝露を軽減することも重要である．

　PCTの値や減少率を「参考」に，抗菌薬の終了時期を検討した研究があり，予後に影響なく，投与期間を短縮している[9]．しかし，バイアスとして臨床判断が優先されているため，十分な検討とは言い難い．PCTを指針にして，治療期間を決めることができるが，あくまでも「参考」にしている点に注意が必要である．

　同様にさまざまなセッティングでPCTガイダンスでの抗菌薬中止を検討した研究[10〜17]でも同様の結果が得られている．これらの結果も踏まえて，PCT低値で経験的抗菌薬治療を中止する補助に用いることが敗血症ガイドラインの条文[8]で明記されるようになった．あくまでも，敗血症

を疑いつつも感染の根拠をつかめなかった症例においてという前文がついており，診断がついている感染症に対してはPCTの数値にかかわらず治療期間を全うすることが求められている．

> **症例3**
> 生来健康な39歳男性が，急な高熱と呼吸苦で救急搬送．著明な低酸素血症のため，挿管となった．胸部X線で新規陰影があり，黄色粘稠性の喀痰から，肺炎球菌と思われるグラム陽性双球菌が検鏡された．細菌性肺炎の診断でICUに入院となったが，重症度を評価する際に，何を用いればよいであろうか．

3 PCTを重症度の指標に利用できるか

ICUにおける重症度の指標として，APACHE IIスコアやSAPS IIスコア，SOFAスコアが一般的には用いられる．重症度を評価し，今後の見通しをつけることは非常に重要であるが，では，PCTが高値であれば重症と判断してよいであろうか．

PCTはAPACHE IIスコアと相関関係にあり[18]，その値が高値であるほど，また上昇している期間が長いほど，死亡率が高い[19]．また，細菌感染症においてPCTは2〜4時間で上昇し[20]，治療効果への反応もCRPと比較するとすみやかとされている．PCTは細菌感染症に迅速に反応するマーカーで，重症度の評価に用いることができるかもしれない．

またPCTは，肺炎の重症度に用いられるPSIやCURB-65とも相関があるとされている．市中肺炎を対象にした研究では，PSIがIII〜IV群のPCTの方が，I〜II群のPCTと比較し高値であり，死亡率や合併症についてもPCTの値に有意差があった[21]．PSIやCURB-65が高値であっても，PCTが低値であれば予後良好であったという報告もある[22]．

いずれの場面でもPCT「だけ」を指標に感染症の治療を進めることは難しい．あくまでも，PCTを「参考」に，特に，one-pointでの絶対値で判断するのでなく，経時的変化で判断する．つまりは，感染症診療の基本である，病歴，身体所見，検査所見のなかでの1つの指標として用いる．加えて，多くの研究で，最終的には臨床判断が重要視されていることからも，むやみにPCTを測定するのではなく，臨床的安定が得られている際の追加の指標として測定することが賢明であると思われる．

3. PCTの問題点とは何であろうか

1 有用な臨床アウトカムが得られていない

抗菌薬の投与期間短縮の結果は得られているものの，薬剤耐性菌の抑制や抗菌薬関連下痢症の発症率を減少させる根拠はわかっていない．

2 分析方法の検討が不十分

一般的に用いられるのは，Kryptor分析とLUMI分析の2種類であり，前者は感度が高いといわれている．本邦の多くは，LUMI分析を用いた検査キットが導入されているが，その相互性については検討が必要である（表2）．

表2 プロカルシトニンの測定方法の比較

分析方法	メーカー	測定方法	最少検出感度 (pg/mL)	異常値 (pg/mL)	正常値 (pg/mL)	測定時間
LUMItest	BRAHMS	ILMA	80	500	235	2時間45分
ProCa-S	BRAHMS	ILMA	5	20	31	3時間
PCT sensitive	BRAHMS	ILMA	5	50	13	3時間
Kryptor	BRAHMS	TRACE	20	60	53	25〜45分
QPCT	BRAHMS	Solid-phase	(500)	(500)	(500)	bedside
NProCT	Becker	ELISA	10	20	33	16〜18時間

ILMA：immunoluminometric assay，TRACE：time resolved amplified cryptate emission，ELIZA：enzyme-linked immnosorbent assay.
文献23より引用

3 測定に時間を要する施設もある

細菌感染症であれば，すみやかな治療が必要になる場面は多い．院内での迅速キットの多くは半定量評価であり，定量キットは外注検査となる施設がある．そのため，結果が判明するまでに数日要することもあり，PCTの結果を加味して治療開始を判断するには遅い場合もある（表2）．

4 半定量検査しか検査できない施設もある

多くの研究で述べられているプロトコルは0.1〜1.0 ng/mLの範囲であり，半定量キットで測定可能な0.5 ng/mL以上では対応できない．

5 PCTの偽陽性

表1に示したように，感染症に罹患しやすい状態でPCTが高値となりやすい．

6 費用が高価

本邦では敗血症を疑ったときのみに保険適応があり，1回320点（3,200円）である．CRP1回16点と比較すると高価である．

おわりに

PCTはCRPよりも優れた細菌感染症のバイオマーカーであるものの，それだけで判断することはできない．1990年代から欧州を中心に細菌感染症との関連性が検討されてきた．当初は細菌感染症への「夢」のマーカーとも期待されたが，最終的には抗菌薬中止の1つの指標といった臨床応用という点に落ち着きそうである．現在もプレセプシンなどの新たなバイオマーカーが臨床応用されつつあるが，PCT同様に十分な検討までには時間が必要であり，その判断は慎重に考えたい．

文献・参考文献

1) Mitsuma SF, et al：Promising new assays and technologies for the diagnosis and management of infectious diseases. Clin Infect Dis, 56：996-1002, 2013
2) de Kruif MD, et al：The influence of corticosteroids on the release of novel biomarkers in human endotoxemia. Intensive Care Med, 34：518-522, 2008
3) Christ-Crain M & Müller B：Procalcitonin in bacterial infections--hype, hope, more or less？ Swiss Med Wkly, 135：451-460, 2005
4) Simon L, et al：Serum procalcitonin and C-reactive protein levels as markers of bacterial infection：a systematic review and meta-analysis. Clin Infect Dis, 39：206-217, 2004
5) Wacker C, et al：Procalcitonin as a diagnostic marker for sepsis：a systematic review and meta-analysis. Lancet Infect Dis, 13：426-435, 2013
6) Layios N, et al：Procalcitonin usefulness for the initiation of antibiotic treatment in intensive care unit patients. Crit Care Med, 40：2304-2309, 2012
7) Jensen JU, et al：Procalcitonin-guided interventions against infections to increase early appropriate antibiotics and improve survival in the intensive care unit：a randomized trial. Crit Care Med, 39：2048-2058, 2011
8) Dellinger RP, et al：Surviving sepsis campaign：international guidelines for management of severe sepsis and septic shock：2012. Crit Care Med, 41：580-637, 2013
9) Bouadma L, et al：Use of procalcitonin to reduce patients' exposure to antibiotics in intensive care units (PRORATA trial)：a multicentre randomised controlled trial. Lancet, 375：463-474, 2010
10) Schuetz P, et al：Procalcitonin to initiate or discontinue antibiotics in acute respiratory tract infections. Cochrane Database Syst Rev, 9：CD007498, 2012
11) Schuetz P, et al：Procalcitonin to guide initiation and duration of antibiotic treatment in acute respiratory infections：an individual patient data meta-analysis. Clin Infect Dis, 55：651-662, 2012
12) Matthaiou DK, et al：An ESICM systematic review and meta-analysis of procalcitonin-guided antibiotic therapy algorithms in adult critically ill patients. Intensive Care Med, 38：940-949, 2012
13) Li H, et al：Meta-analysis and systematic review of procalcitonin-guided therapy in respiratory tract infections. Antimicrob Agents Chemother, 55：5900-5906, 2011
14) Schuetz P, et al：Procalcitonin algorithms for antibiotic therapy decisions：a systematic review of randomized controlled trials and recommendations for clinical algorithms. Arch Intern Med, 171：1322-1331, 2011
15) Heyland DK, et al：Procalcitonin for reduced antibiotic exposure in the critical care setting：a systematic review and an economic evaluation. Crit Care Med, 39：1792-1799, 2011
16) Kopterides P, et al：Procalcitonin-guided algorithms of antibiotic therapy in the intensive care unit：a systematic review and meta-analysis of randomized controlled trials. Crit Care Med, 38：2229-2241, 2010
17) Tang H, et al：Effect of procalcitonin-guided treatment in patients with infections：a systematic review and meta-analysis. Infection, 37：497-507, 2009
18) Claeys R, et al：Plasma procalcitonin and C-reactive protein in acute septic shock：clinical and biological correlates. Crit Care Med, 30：757-762, 2002
19) Jensen JU, et al：Procalcitonin increase in early identification of critically ill patients at high risk of mortality. Crit Care Med, 34：2596-2602, 2006
20) Dandona P, et al：Procalcitonin increase after endotoxin injection in normal subjects. J Clin Endocrinol Metab, 79：1605-1608, 1994
21) Masiá M, et al：Usefulness of procalcitonin levels in community-acquired pneumonia according to the patients outcome research team pneumonia severity index. Chest, 128：2223-2229, 2005
22) Huang DT, et al：Risk prediction with procalcitonin and clinical rules in community-acquired pneumonia. Ann Emerg Med, 52：48-58.e2, 2008
23) Becker KL, et al：Procalcitonin assay in systemic inflammation, infection, and sepsis：clinical utility and limitations. Crit Care Med, 36：941-952, 2008

プロフィール

内田大介（Daisuke Uchida）
稲城市立病院 腎臓内科

岩田健太郎（Kentaro Iwata）
神戸大学医学部附属病院 感染症内科 教授

第4章　Advanced Lecture：トピックスとなっている検査　難易度 A B **C**

5. インターフェロンγ遊離試験（IGRA）はどう使う？

大倉敬之，岩田健太郎

● Point ●

- IGRAは結核菌抗原に対する患者の細胞性免疫を評価している
- IGRAはBCGやほかの抗酸菌の影響を受けにくいなど，ツ反に対する利点をもつ
- IGRAによる活動性結核の診断価値は限定的である
- IGRAは曝露後を含む潜在性結核の診断に有用かもしれない
- ゴールド・スタンダードがないので感度/特異度の評価が難しい
- T-SPOTとQFTは感度・特異度は同等だが，HIV患者ではT-SPOTで感度が高い

はじめに

　結核感染症には，臨床症状と病変があり（理想的には）結核菌が検出される活動性結核（active tuberculosis）と，感染はあるのだが臨床症状がなく菌も検出されない潜在性結核（latent tuberculosis）がある．結核菌に対する人の細胞性免疫の有無を検査するのがツベルクリン反応，略してツ反であるが，これはPPD（purified protein derivative：ツベルクリンタンパク体）を皮内注射し，48時間〜72時間後の皮膚反応をもって陽性とする．ところが，ツ反は注射方法や観察者間の解釈が一致しない，ほかの抗酸菌との交差反応のために偽陽性が多く特にBCGを接種する日本のような国では使いづらい，数日後に患者に再来院してもらうのが面倒，といった欠点があった．これらの欠点を払拭するため開発されたのがインターフェロンγ遊離試験（Interferon-gamma release assays：IGRA）で，そのなかにクオンティフェロン法（QuantiFERON，略してQFT）とT-SPOTの2つが存在する（表）．

1. IGRAとは（ややこしいぞ！）

　IGRAは，原理的にはツ反と同じことをやっている．患者の結核菌に対する細胞性免疫の有無を確認しているのだ．ツ反が皮膚での反応を確認するのに対して，IGRAは患者血液を結核菌特異抗原を用いて刺激し，患者自身のT細胞から産生されるインターフェロンγ（IFN-γ）を定量する．

表　国内で使用されているIGRA

	QFT-3G	T-SPOT
採血	専用試験管1 mLを3本	ヘパリン加全血6 mLを1本
検体搬送時間	16時間以内	8時間以内（T-cell Xtend付加で32時間以内）
刺激抗原	ESAT-6，CFP-10，TB7.7	ESAT-6，CFP-10
IFN-γ測定方法	ELISA法（IFN-γの定量）	ELISPOT法（IFN-γ産生細胞数のカウント）
保険点数	630点	630点

1 QFT

　現在幅広く使用されているQFTゴールド（QFT-3G）はESAT-6，CFP-10，TB7.7の3つの抗原を使用し[1]，IFN-γをELISA法で定量する．これらの抗原はBCGの結核菌群には含まれておらず，ワクチン接種の影響を受けない．QFT-3Gは2010年から使用されるようになったが，以前のQFT（QFT-2G）はESAT-6とCFP-10のみを用いていた[2]．ややこしいことに，海外の文献に出ているQuantiFERON-TB Gold，略してQFT-Gというのが日本におけるQFT-2Gのことである．QuantiFERON-TB Gold In-Tube test（QFT-GIT）というのが日本におけるQFT-3Gである．なぜIn-Tubeというかというと，従来ウェル上で行っていた検査をすでに抗原の入ったチューブの中で行うからだ．文献を吟味する際にこんがらがらないように注意しよう．なお欧米では新たにQuantiFERON-TB Gold Plus（QFT-Plus）が販売されているので，さらにややこしくなるかもしれない．以下の議論は日本での呼称を用いて行う．

2 T-SPOT

　T-SPOTは末梢血から単核球を分離，数を調節したものにESAT-6，CFP-10を添加し培養する[3]．そのうち，IFN-γ産生細胞数をELISPOT法でカウントする．ELISPOT法とは，Enzyme-Linked Immunospot法の略で，特定のサイトカイン産生細胞をSPOT（点）として可視化しカウントするものである（原理はELISA法に似ているが，細胞ごとのカウントが可能な点が特徴的）．単核球のみを分離し，数を調整することで，末梢血リンパ球が低下する等の免疫不全患者での感度が上がるとされる．

> **症例1**
> 　77歳男性．2週間の微熱，湿性咳嗽，体重減少，盗汗にて受診．胸部X線写真上では右上葉に空洞を伴う浸潤影が認められた．指導医は，「結核かもしれないから，T-SPOTオーダーしといて」とのこと．さて．

2. 活動性結核疑いの患者にIGRAは使えるか

　活動性結核（肺外結核含む）におけるこれらのメタ分析があり，プールされた感度はQFT-3Gの感度80％，特異度79％，T-SPOTの感度81％，特異度が59％であった[4]．低〜中所得国（つまり結核罹患率が高い国）でのいくつかの研究では，活動性肺結核に対するQFT-3Gの感度

20〜92％，T-SPOTの感度は62〜100％であり，これらを合わせたメタ解析ではQFT-3G，T-SPOTの感度に統計学的有意差はみられなかった[5]．以上からIGRAは，感度，特異度ともに報告はさまざまで（活動性結核のゴールド・スタンダードの設定が難しいことによると思われる），かつ差はなく，十分な数字とはいえない．これらを踏まえ，WHOは活動性結核の診断におけるQFT-3G，T-SPOTの意義は低く，特に低〜中所得国では行うべきではないとしている[6]．

QFT-3G，T-SPOTが陰性でも結核を否定できず，また陽性であっても確定はできない（潜在性結核があり，胸部病変は肺癌かもしれない）．添付文書にはもっと高い数字が載っているが，QFTに限らず検査キットの添付文書は過大評価になるのが常なので要注意．筆者は活動性結核のワークアップにルーチンではQFT，T-SPOTを用いず，病歴，画像，微生物学的検査（塗抹・培養・PCR）を用いる．

症例2
44歳女性．関節リウマチにてTNF阻害薬の使用を検討されている．生物学的製剤を使用すると結核発症のリスクが高まるため，あなたは潜在性結核を除外するためQFTを行ってはどうか，と指導医に提案した．さて．

3. 潜在性結核疑いの患者にIGRAは使えるか

潜在性結核の診断におけるゴールド・スタンダードが存在しないため，真の意味での感度，特異度は不明である．あるデータ[7]では，IGRA陽性は4年間のフォローで活動性結核発症のリスクであるとされた（リスク比2.1）．また，メタ分析[8]ではQFT-3G，T-SPOTの特異度〔おそらく潜在性結核はないだろうと判断された人で，真陰性／（真陰性＋偽陽性）で計算〕はいずれも95％以上と高かった．プールされた感度はQFT-3Gが80％，T-SPOTが90％でT-SPOTの方が高かった．またほかの解析では[9]，2年程度のフォローで将来の活動性結核発症を「陽性」とした場合の陽性適中率はQFT-3Gが2.8〜14.6％，T-SPOTが10％，陰性適中率はQFT-3Gが97.8％，T-SPOTが99.8％であった．IGRAは潜在性結核のワークアップに一定の効果がありそうである．ただしこれは免疫抑制がない場合の話で，小児やHIV患者では感度は低下するとされる[10]．HIV患者の感度はそれぞれ61％，72％と低下するが，T-SPOTの方が高かった[11]．関節リウマチ，炎症性腸疾患におけるTNF阻害薬使用患者のデータはかなり限られている．韓国で，IGRAとX線所見を参考に潜在性結核の治療を行うと18カ月のフォローで活動性結核発症はなかったとする報告があるが[12]，小規模であり解釈には注意が必要だ．エビデンスの少ない状況ではあるが，日本リウマチ学会やWHOのガイドラインではTNF阻害薬使用時に，胸部X線，IGRAまたはツ反による結核の評価が推奨されている[13,14]．

症例3
25歳女性．看護師．入院病棟で「肺炎」患者をケアして5日目．青い顔をした主治医に「実はあの患者さん，普通の肺炎じゃなくって結核だったんだ」と言われる．ガーン．

4. 曝露後精査にIGRAは使えるか

　肺結核，咽頭・喉頭結核患者との接触は結核発症のリスク[15]とされ，潜在性結核の評価が必要である[14]．結核患者曝露後におけるIGRAとツ反の比較試験がいくつか行われているが，結果はさまざまで，CDC[16]，WHO[14]はツ反とIGRAのどちらも，カナダのガイドライン[17]ではツ反が推奨されている．

　デンマークにおけるBCG未接種の成人における研究では，IGRAは曝露の程度と相関していたがツ反では相関はなかった[18]．韓国ではBCG接種歴のある医学生，結核病院の看護師，結核患者でPPDに対するIFN-γ反応（ツ反の代用）とQFT-3Gを比較する研究が行われた．PPDに対するIFN-γ産生は医学生の85.2％，看護師，患者では100％でみられたが，QFT-3Gでは医学生の10.4％，看護師では52％が陽性であり，曝露の程度と相関していた．ちなみに結核患者では79.2％のみがQFT-3G陽性であり，やはり活動性結核の診断には問題があることが示唆された[19]．BCG接種率の高い日本の看護学生において，QFT-2Gとツ反の一致率は悪く（陽性率1.4％ vs 27.5％），ツ反における偽陽性の多さが示唆されている[20]．BCG接種率の高い日本の医療現場においては，曝露後精査はIGRAを用いるのがより妥当かもしれない（ただし，ここではコストを考慮していないので曝露の程度にもよるかもしれない）．

　曝露からIGRA陽性までの期間は4〜7週間程度とされるが，3〜6カ月後に陽性化する例も少なからず報告されており[21]，結核診療ガイドラインでは，感染率が高い場合（IGRA陽性率が15％以上等）は6カ月後の再検査を検討するよう推奨している[22]．

5. IGRAの問題点

　ちょっと考えればわかることだが，検査の感度，特異度とは診断のゴールド・スタンダードがあってはじめて成り立つ．潜在性結核や培養陰性の活動性結核の場合，ゴールド・スタンダードが存在しない．したがって，IGRAの「真の」感度・特異度は誰にもわからない．「判定保留」（QFTで0.1 IU/mL以上0.35 IU/mL未満，T-SPOTで5〜7spot）や「判定不可」（コントロール検体のIFN-γ値が低い＝患者の細胞性免疫が低くてあてにならない）があるのもややこしい．IGRAは患者の細胞性免疫に依存した検査なので，免疫抑制者では役に立たない検査なのだ．そういう人こそ結核になりやすいのだが．判定保留や判定不可の場合は専門家に相談するか，もう1回採血して再検査するのがよい（同じ検体で検査し直してもダメ）．QFT-3Gの小児への使用についても不確定な点が多く，CDCのガイドラインでは5才未満の小児についてはツ反（またはツ反とQFTの組合わせ）を用いるよう推奨している[16]．

　臨床現場で役に立つ可能性は（多分）低いが，知っておくと自慢できる（かも）．

　IGRAはBCGを含むほとんどの抗酸菌と交差反応をしないのが利点だが，*Mycobacterium bovis*, *M. africanum*, *M. kansasii*, *M. marinum*, *M. szulgai*, *M. flavescens*, *M. gastri*とは交差反応を起こすことがある．

文献・参考文献

1) クオンティフェロン®TB-ゴールド 解説および添付文書．日本ビーシージー製造株式会社
2) クオンティフェロン®TB-2G 解説および添付文書．日本ビーシージー製造株式会社

3) T-スポット®．TB 添付文書第7版．オックスフォード・イムノテック株式会社
4) Sester M, et al：Interferon-γ release assays for the diagnosis of active tuberculosis：a systematic review and meta-analysis. Eur Respir J, 37：100-111, 2011
5) Metcalfe JZ, et al：Interferon-γ release assays for active pulmonary tuberculosis diagnosis in adults in low- and middle-income countries：systematic review and meta-analysis. J Infect Dis, 204：S1120-S1129, 2011
6) World Health Organization：Policy statement：Use of tuberculosis interferon-gamma release assays (IGRAs) in low-and middle-income countries. 2011
7) Rangaka MX, et al：Predictive value of interferon-γ release assays for incident active tuberculosis：a systematic review and meta-analysis. Lancet Infect Dis, 12：45-55, 2012
8) Pai M, et al：Systematic review：T-cell-based assays for the diagnosis of latent tuberculosis infection：an update. Ann Intern Med, 149：177-184, 2008
9) Diel R, et al：Interferon-γ release assays for the diagnosis of latent Mycobacterium tuberculosis infection：a systematic review and meta-analysis. Eur Respir J, 37：88-99, 2011
10) Pai M, et al：Gamma interferon release assays for detection of Mycobacterium tuberculosis infection. Clin Microbiol Rev, 27：3-20, 2014
11) Cattamanchi A, et al：Interferon-gamma release assays for the diagnosis of latent tuberculosis infection in HIV-infected individuals：a systematic review and meta-analysis. J Acquir Immune Defic Syndr, 56：230-238, 2011
12) Chang B, et al：Interferon-γ release assay in the diagnosis of latent tuberculosis infection in arthritis patients treated with tumor necrosis factor antagonists in Korea. Clin Rheumatol, 30：1535-1541, 2011
13) 日本リウマチ学会：関節リウマチ（RA）に対するTNF阻害薬使用ガイドライン（2015年3月12日改訂版）．2015
http://www.ryumachi-jp.com/info/guideline_tnf.pdf
14) World Health Organization：Guidelines on the management of latent tuberculosis infection. 2015
http://www.who.int/tb/publications/ltbi_document_page/en/
15) Dye C, et al：Consensus statement. Global burden of tuberculosis：estimated incidence, prevalence, and mortality by country. WHO Global Surveillance and Monitoring Project. JAMA, 282：677-686, 1999
16) Mazurek GH, et al：Updated guidelines for using Interferon Gamma Release Assays to detect Mycobacterium tuberculosis infection - United States, 2010. MMWR Recomm Rep, 59：1-25, 2010
17) Public Health Agency of Canada：Canadian Tuberculosis Standards 7th Edition. Diagnosis of latent tuberculosis infection. 2014
http://www.phac-aspc.gc.ca/tbpc-latb/pubs/tb-canada-7/tb-standards-tb-normes-ch4-eng.php
18) Arend SM, et al：Comparison of two interferon-gamma assays and tuberculin skin test for tracing tuberculosis contacts. Am J Respir Crit Care Med, 175：618-627, 2007
19) Eum SY, et al：Evaluation of the diagnostic utility of a whole-blood interferon-gamma assay for determining the risk of exposure to Mycobacterium tuberculosis in Bacille Calmette-Guerin (BCG) -vaccinated individuals. Diagn Microbiol Infect Dis, 61：181-186, 2008
20) Hotta K, et al：Whole blood interferon-gamma assay for baseline tuberculosis screening among Japanese healthcare students. PLoS One, 2：e803, 2007
21) Lee SW, et al：Time interval to conversion of interferon-gamma release assay after exposure to tuberculosis. Eur Respir J, 37：1447-1452, 2011
22) 「結核診療ガイドライン 改訂第3版」（日本結核病学会/編），南江堂，2015

プロフィール

大倉敬之（Takayuki Okura）
神戸大学医学部附属病院 感染症内科
熱血指導を受けながら，感染症の勉学に励む毎日です．No pain, No gain!

岩田健太郎（Kentaro Iwata）
神戸大学医学部附属病院 感染症内科
IGRAは英語圏では「アイグラ（アにアクセント）」って読まれるようですね．日本では「イグラ」と称する人もいます．IGRAって保険点数イグラ？なんて聞けばドン引き確定です．

第4章 Advanced Lecture：トピックスとなっている検査　難易度 A B **C**

6. 認知症の診断

河合　真

> ● Point ●
> ・認知機能の低下はさまざまな全身の疾患で生じるが，認知症とは脳の疾患である
> ・認知症の診断をつけたいのか，認知症の原因疾患の診断をつけたいのかをはっきりさせる
> ・HDS-RとMMSEを行う目的意識をしっかりもつべし

はじめに

　認知機能とは大脳の皮質の機能の総称であり，人間のすべての正常な活動は認知機能を用いていると言える．そのなかには言語，計算，記憶，見当識などの初学者でも思いつきそうなものから，注意，行動，判断，遂行などといった少し漠然としたものも含まれる．想像してほしいのだが，これらのどの機能も自立して生活するために必要なものである．こうやってこの稿を読んで理解して次の診療に役立ててやろうと思っている皆の脳も，必死で認知機能をフル稼働している．そして至極当然のことだが，大脳皮質が働き認知機能を発揮して日常生活をつつがなく送るには，すべての臓器が正常に機能していることが必要である．40℃の発熱をしているときに普段の認知機能と同じレベルの機能は発揮できない．一睡もできなかった当直明けは「ぼーっとしていて」記憶も悪ければ判断も遅くなる．アルコールを摂取すれば抑制がとれて判断が鈍くなり記憶がなくなる（こともある）．このようにわれわれは日常的に認知機能を使うと同時に認知機能の低下を経験しているが，これらを「認知症」とはよばない．認知症の定義としてICD-10では「**通常，慢性あるいは進行性の脳疾患によって生じ，記憶，思考，見当識，理解，計算，学習，言語，判断等多数の高次脳機能（筆者注：認知機能とほぼ同義）の障害からなる症候群**」となっている（**表1**）[1]．精神疾患の診断・統計マニュアル（Diagnostic and Statistical Manual of Mental Disorders：DSM-5）では**表2**のようにA，B，C，Dの4項目の診断基準を満たしたものとなっている[2]．簡単に言うと項目Aでは認知機能の低下があることを証明し，項目Bはそれが日常生活を脅かすレベルであることが必要で，項目Cでせん妄を除外し，項目Dでその他の精神疾患を除外している．これはDSMでよくあるフォーマットなので慣れれば覚えるのはさほど難しくない．

　この項目のなかでは，よく項目Aの認知機能の低下が強調される．このなかによく使われる長谷川式簡易知能評価スケール（HDS-R）やミニメンタルステート検査（mini mental state examination：MMSE）も含まれる．もちろん認知機能の低下がなければそもそも認知症を考え

表1 ICD-10による認知症診断基準の要約

G1. 以下の各項目を示す証拠が存在する.
　1) 記憶力の低下
　　新しい事象に関する著しい記憶力の減退. 重症の例では過去に学習した情報の想起も障害され, 記憶力の低下は客観的に確認されるべきである.
　2) 認知能力の低下
　　判断と思考に関する能力の低下や情報処理全般の悪化であり, 従来の遂行能力水準からの低下を確認する.
　1), 2) により, 日常生活動作や遂行能力に支障をきたす.
G2. 周囲に対する認識 (すなわち, 意識混濁がないこと) が, 基準G1の症状をはっきりと証明するのに十分な期間, 保たれていること. せん妄のエピソードが重なっている場合には認知症の診断は保留.
G3. 次の1項目以上を認める.
　1) 情緒易変性
　2) 易刺激性
　3) 無感情
　4) 社会的行動の粗雑化
G4. 基準G1の症状が明らかに6か月以上存在していて確定診断される.

文献3より引用

表2 認知症 (DSM-5)

A. 1つ以上の認知領域 (複雑性注意, 実行機能, 学習および記憶, 言語, 知覚－運動, 社会的認知) において, 以前の行為水準から有意な認知の低下があるという証拠が以下に基づいている:
　(1) 本人, 本人をよく知る情報提供者, または臨床家による, 有意な認知機能の低下があったという懸念, および
　(2) 標準化された神経心理学的検査によって, それがなければ他の定量化された臨床的評価によって記録された, 実質的な認知行為の障害
B. 毎日の活動において, 認知欠損が自立を阻害する (すなわち, 最低限, 請求書を支払う, 内服薬を管理するなどの, 複雑な手段的日常生活動作に援助を必要とする).
C. その認知欠損は, せん妄の状況でのみ起こるものではない.
D. その認知欠損は, 他の精神疾患によってうまく説明されない (例:うつ病, 統合失調症).

「DSM-5 精神疾患の診断・統計マニュアル」(日本精神神経学会/日本語版用語監修, 高橋三郎, 大野 裕/監訳), p594, 医学書院, 2014, より転載

る必要もないわけであるので必要な条件であることに間違いはない.

ただし, ほかのB～Dの項目も臨床の現場では非常に重要である. しかし実際の診療でどのようなケースを想定してこのような項目をつくっているのかは経験を積まないとわからない.

まず, 最初に「一過性の認知機能の低下」と「認知症」を分けて考えることが大切である. そして上記の診断基準を満たすならば認知症の診断をつける.

そして次の段階で認知症の原因疾患を検索することになる. よく, 認知症の話をしているのか, 代表される疾患であるアルツハイマー (Alzheimer) 病の話をしているのか, 混乱したような議論が非常に多い. 例えばHDS-R, MMSEは認知症診断のツールであって, そのなかからアルツハイマー病を抽出して診断するためのツールではない. アルツハイマー病と診断するために認知症があることが必要なので, HDS-R, MMSEが異常値であればその最初のステップの必要条件を満たすということであって十分条件は満たしていない. HDS-R, MMSEが異常であったとしても, ほかの認知症を引き起こす疾患である可能性は当然ある. アルツハイマー病以外の脳血管性, レビー (Lewy) 小体型認知症, 前頭側頭型という緩徐に進行するものから正常圧水頭症, ビタミンB_{12}欠乏症, 甲状腺機能低下症などの可逆性で治療可能な疾患がある (表3).

「認知症の診断」と言ってもいったい何を診断したいかを明確にすることが常に大切である.

ちなみに, DSM-5からdementiaに代わってneurocognitive disorders (NCD:神経認知障害

表3 認知症の原因になりうる疾患

1. 中枢神経変性疾患
   Alzheimer病
   前頭側頭型認知症
   Lewy小体型認知症/Parkinson病
   進行性核上性麻痺
   大脳皮質基底核変性症
   Huntington病
   嗜銀性グレイン型認知症
   辺縁系神経原線維型認知症
   その他
2. 血管性認知症（VaD）
   多発梗塞性認知症
   戦略的な部位の単一病変によるVaD
   小血管病変性認知症
   低灌流性VaD
   脳出血性VaD
   慢性硬膜下血腫
   その他
3. 脳腫瘍
   原発性脳腫瘍
   転移性脳腫瘍
   癌性髄膜症
4. 正常圧水頭症
5. 頭部外傷
6. 無酸素あるいは低酸素脳症
7. 神経感染症
   急性ウイルス性脳炎（単純ヘルペス，日本脳炎等）
   HIV感染症（AIDS）
   Creutzfeldt-Jakob病
   亜急性硬化性全脳炎・亜急性風疹全脳炎
   進行麻痺（神経梅毒）
   急性化膿性髄膜炎
   亜急性・慢性髄膜炎（結核，真菌性）
   脳腫瘍
   脳寄生虫
   その他
8. 臓器不全および関連疾患
   腎不全，透析脳症
   肝不全，門脈肝静脈シャント
   慢性心不全
   慢性呼吸不全
   その他
9. 内分泌機能異常症および関連疾患
   甲状腺機能低下症
   下垂体機能低下症
   副腎皮質機能低下症
   副甲状腺機能亢進または低下症
   Cushing症候群
   反復性低血糖
   その他
10. 欠乏性疾患，中毒性疾患，代謝性疾患
    慢性アルコール中毒
    （Wernicke-Korsakoff症候群，ペラグラ，Marchiafava-Bignami病，アルコール性）
    一酸化炭素中毒
    ビタミンB_{12}欠乏，葉酸欠乏
    薬物中毒
    A) 抗癌薬（5-FU，メトトレキサート，カルモフール，シタラビン等）
    B) 向精神薬（ベンゾジアゼピン系，抗うつ薬，抗精神病薬等）
    C) 抗菌薬
    D) 抗痙攣薬
    金属中毒（水銀，マンガン，鉛等）
    Wilson病
    遅発性尿素サイクル酵素欠損症
    その他
11. 脱髄性疾患等の自己免疫性疾患
    多発性硬化症
    急性散在性脳脊髄炎
    Behçet病
    Sjögren症候群
    その他
12. 蓄積症
    遅発型スフィンゴリピドーシス
    副腎皮質ジストロフィー
    脳腱黄色腫症
    neuronal ceroid lipofuscinosis
    糖原病
    その他
13. その他
    ミトコンドリア脳筋症
    進行性筋ジストロフィー
    Fahr病
    その他

文献3より引用

群）という新たな用語が用いられるようになった．この疾患群には従来通りの認知症に相当するMajor NCDと，以前はmild cognitive impairment（MCI：軽度認知障害）といわれていたものをMild NCDとして含むことになった[2]．この稿では日本精神神経学会，日本老年精神医学会の訳語のとおりMajor NCDに相当する認知症を議論する．

症例1

75歳の男性，1週間前から痰混じりの咳をしていたが徐々に悪化した．自宅で様子を見ていたが，昨日から呼吸が苦しそうになり，意識が朦朧として受け答えがはっきりできなくなったため救急外来に救急車で搬送されてきた．神経内科をローテートしたばかりの研修医が意識状態の診察を兼ねてHDS-Rを施行したところ15点であった．

1. 認知機能の低下はさまざまな状況で生じる．それだけでは認知症ではない

　上記の症例で「認知症かも？」と思う人は少ないと思う．それよりも重症肺炎が濃厚で緊急の挿管，ICU入院になる可能性が高く，のんびりとHDS-Rをやっている場合ではない（ちなみにHDS-Rは10分ほどかかると言われる）．

　しかしながらHDS-Rのカットオフを厳密に適応するならば20以下であれば感度0.9，特異度0.82で認知症と診断され[5, 6]（ちなみにMMSEでカットオフ値23/24点の場合感度0.83，特異度0.93になる[7]），これらの検査で異常が出ている以上認知症ではないのか？と強弁することも可能といえば可能である．ここで大切なことはこの場合は「認知機能の低下」は確かに存在しているのだが，それは重症肺炎によって炎症が全身に広がり酸素飽和度が低下していることが原因で脳の機能が低下しているからであって「認知症」ではないということである．さらにいうなれば，認知症とは日常生活における認知機能によって診断されるべきという大前提があるから，このように急性の疾患で認知機能が低下する場合は明確に除かれなければならない．救急外来や入院病棟は研修医にとっては日常かもしれないが，患者にとっては究極の非日常であることを忘れてはならない．

　さらに，このような「一過性の認知機能の低下」状態であってもHDS-RやMMSEをすれば当然ながら異常な低値がでる．この最初の区別はHDS-RやMMSEを施行する医師が「急性疾患だから認知症の診断をするべきではない」と判断して「意味がないからやらない」と決断する必要がある．実はこれは明らかすぎてDSM-5にも含まれていない．強いて言うなら項目Cの「せん妄の除外」が近い．

　ここで神経内科をローテートした研修医から「いや，それでも指導医からやれ！と言われました」という反論があるかもしれない．そういう場合の多くは脳の急性疾患（脳梗塞など）で認知機能が低下している可能性がある場合に「認知機能」を評価してほしいのであって，「認知症」の診断をつけてほしいと言っているわけではない．なぜなら指導医の側からしても「言語と即時記憶，近時記憶，視空間認知を評価しておいてくれ」と指示するよりも「HDS-R，MMSEやっとけ」と指示する方が簡単だからである．このようにHDS-R，MMSEが本来の目的とずれて認知機能評価のツールとして使われることもある（別に悪いことではないので指示を出した指導医に食ってかからないでほしい）．

　大まかには，HDS-R，MMSEを救急外来，入院病棟で行った場合は「認知機能の評価」であり，外来で行った場合は「認知症の診断のための評価」と覚えておいてほしい．細かいことだがこの前提を崩すと自分が何を評価しているのかわからなくなる．

> **症例2**
> 80歳女性で特に既往歴はない．2～3年前から「もの忘れ」がはじまった．最初はその日の予定を思い出せない程度であったが，徐々に悪化してきた．1年ほど前から直前の食事をしたかどうかを忘れるようになった．半年前に一度近所で迷子になり騒ぎになった．そのため家人が心配して付き添って受診した．HDS-Rをすると18点であった．

表4 アルツハイマー病による認知症（DSM-5）またはアルツハイマー病による軽度認知障害（DSM-5）

A. 認知症または軽度認知障害の基準を満たす．
B. 1つまたはそれ以上の認知領域で，障害は潜行性に発症し緩徐に進行する（認知症では，少なくとも2つの領域が障害されなければならない）．
C. 以下の確実なまたは疑いのあるアルツハイマー病の基準を満たす：
　認知症について：
　確実なアルツハイマー病は，以下のどちらかを満たしたときに診断されるべきである．そうでなければ疑いのあるアルツハイマー病と診断されるべきである．
　　（1）家族歴または遺伝子検査から，アルツハイマー病の原因となる遺伝子変異の証拠がある．
　　（2）以下の3つすべてが存在している：
　　　（a）記憶，学習，および少なくとも1つの他の認知領域の低下の証拠が明らかである（詳細な病歴または連続的な神経心理学的検査に基づいた）．
　　　（b）着実に進行性で緩徐な認知機能低下があって，安定状態が続くことはない．
　　　（c）混合性の病因の証拠がない（すなわち，他の神経変性または脳血管疾患がない，または認知の低下をもたらす可能性のある他の神経疾患，精神疾患，または全身性疾患がない）．
　軽度認知障害について：
　確実なアルツハイマー病は，遺伝子検査または家族歴のいずれかで，アルツハイマー病の原因となる遺伝子変異の証拠があれば診断される．
　疑いのあるアルツハイマー病は，遺伝子検査または家族歴のいずれにもアルツハイマー病の原因となる遺伝子変異の証拠がなく，以下の3つすべてが存在している場合に診断される．
　　（1）記憶および学習が低下している明らかな証拠がある．
　　（2）着実に進行性で緩徐な認知機能低下があって，安定状態が続くことはない．
　　（3）混合性の病因の証拠がない（すなわち，他の神経変性または脳血管疾患がない，または認知の低下をもたらす可能性のある別の神経疾患，全身性疾患または病態がない）．
D. 障害は脳血管疾患，他の神経変性疾患，物質の影響，その他の精神疾患，神経疾患，または全身性疾患ではうまく説明されない．

「DSM-5 精神疾患の診断・統計マニュアル」（日本精神神経学会／日本語版用語監修，高橋三郎，大野 裕／監訳），p602-603，医学書院，2014，より転載

2. 認知症の診断をつけたいのか，認知症の原因疾患の診断をつけたいのかをはっきりさせる

　症例2は認知症だろう！と皆も思うだろうし，私も異論はない．「日常生活に影響を及ぼすレベルの認知機能低下」があるのだからHDS-R・MMSEをするまでもなく非常に検査前確率が高いし，すでに検査以前に診断基準を満たしつつある．このような典型例で認知症でなかった患者を見たことがない．

　しかしながら，この患者に必要なことは得意満面に「認知症」の診断を下すことではない．原因疾患の特定をして治療もしくはケアを開始する必要がある．ちなみにこの病歴は典型的なアルツハイマー病にあてはまる．アルツハイマー病には診断基準があるのだが（表4），かなり長いうえに認知症の診断基準と重なっている部分もありさらに覚える気にならない人も多いと思う．

　しかし，大切なことはアルツハイマー病が「神経変性疾患」で「側頭葉内側から頭頂葉にかけて変性が生じやすい疾患」で「遺伝子の関与が取り沙汰されている疾患」であることを念頭に置くことである．まず，神経変性疾患であることはどういうことを意味するだろうか？ 生検でもしない限り神経変性疾患を厳密に証明することはできない．重要なことは厳密な病理診断を下すことではなく臨床的には「緩徐に進行する疾患」であることを理解することである．すなわち自分がアルツハイマー病の診断を下している患者が数週間でどんどん悪化していけばその診断は正しくない．どの程度が緩徐かというのは相対的なものなのだが，数カ月から年単位で変化していくと考えてよい．

　次に側頭葉内側とは何をしている場所だろうか？ ここには海馬とよばれる近時記憶を司る部位

がある．近時記憶とはいったん記憶したものを数分の後に思い出させることで検査するが，病歴で典型的なものは「直前の食事を覚えているかどうか」というものである．ちなみに数字や物の名前を言った後にすぐに復唱させるのは即時記憶といって前頭葉の機能である．さらに頭頂葉は視空間認知や地誌的失見当識を司っている．迷子になったりするのはこの機能低下であり，アルツハイマー病でよく認められる．これらの局在の確認のためにMRIやPETをして異常が認められないことを確認する．もちろん，MRIを撮ってみて派手な脳血管障害が見つかったり，脳腫瘍が見つかる場合もあるので，MRIは当然鑑別診断のために必要である．ちなみにPETでは側頭頭頂葉の糖代謝の低下（FDG）やアミロイドβの沈着（PIB）を検査する．

遺伝子に関してはamyloid precursor protein（APP），presenilin1（PSEN1），presenilin2（PSEN2）などの遺伝子変異がある．危険因子として有名なApoE遺伝子多型性は「診断」としては推奨されていない．また，脳脊髄液検査では脳脊髄液中の全タウタンパク，リン酸化タウタンパク，アミロイドβ42の濃度の上昇があるとされている．

ただし，これは認知症の診断をしているのではなく，認知症の原因疾患の検索をしている意識をしっかりともってほしい．そして，自分に求められている役割が何なのかでどこまで検査をするかが変わってくる．一般の病院ならばMRI，PETまでかと思われるが，大学病院，研究機関で大規模治験を行っているようなところでは遺伝子検索，脳脊髄液検査もするかもしれない．

おわりに

認知症とは定義をみてもわかるようにあくまでも臨床的に診断するべきもので，検査などのツールはツールに過ぎないことを肝に銘じておいてほしい．バイオマーカーや画像診断の研究はさかんであるが，それをどのように活かすかを考えるのは臨床医の仕事であるし，臨床医が必要と感じる分野の研究をしてはじめて臨床研究と言える．

文献・参考文献

1) World Health Organization：The ICD-10 Classification of Mental and Behavioural Disorders：Diagnostic Criteria for Research. 1993
   http://www.who.int/classifications/icd/en/GRNBOOK.pdf
   ↑ICD-10の元ネタ．通読する必要はないが，必要なところを抜粋して目を通すべし．
2) 「Diagnostic and Statistical Manual of Mental Disorders（DSM-5）Fifth Edition」（American Psychiatric Association），American Psychiatric Publishing, 2013
   ↑DSMの第5版．
3) 「認知症疾患治療ガイドライン2010」（日本神経学会/監，「認知症疾患治療ガイドライン」作成合同委員会/編），医学書院，2010
   https://www.neurology-jp.org/guidelinem/nintisyo.html
   ↑日本神経学会のホームページで公開されている．情報量が多い．哲学をしっかり理解してから使う．
4) 「DSM-5 精神疾患の診断・統計マニュアル」（日本精神神経学会/日本語版用語監修，髙橋三郎，大野 裕/監訳），医学書院，2014
5) 加藤伸司，他：改訂長谷川式簡易知能評価スケール（HDS-R）の作成．老年精神医学雑誌，2：1339-1347，1991
   ↑HDS-Rの元ネタ．日本ではよく使われるので覚えておく．
6) Imai Y & Hasegawa K：The Revised Hasegawa's Dementia Scale（HDS-R）-Evaluation of its usefulness as a screening test for dementia. J Hong Kong Coll Psychiatr, 4：20-24, 1994
   ↑HDS-Rの感度，特異度が載っている．

7) Folstein MF, et al："Mini-mental state". A practical method for grading the cognitive state of patients for the clinician. J Psychiatr Res, 12：189-198, 1975
　↑MMSEの元ネタ．古いが，世界中で圧倒的によく使われる．
8) 「極論で語る神経内科」（河合 真/著，香坂 俊/監），丸善出版，2014
　↑私の著作なのだが，認知症の章には特に思い入れがあるのでぜひ読んでもらいたい．

プロフィール

河合　真（Makoto Kawai）
スタンフォード大学 睡眠医学センター
Department of Psychiatry and Behavioral Sciences, Stanford University School of Medicine
現在は高齢者の睡眠に興味があります．医師の仕事はとにかく考えることです．そして日常の臨床には疑問に思うことが結構転がっています．それを「ああ，しかたがない」と思わず「なんとかならないかな？」と思ったときが大きなブレイクスルーの第一歩です．

第4章　Advanced Lecture：トピックスとなっている検査　難易度 A B **C**

7. 関節リウマチの新しい診断基準, 新しい薬

岸本暢将

Point

- 1987年より用いられてきたACR関節リウマチ（RA）分類基準に代わり2010年に発表されたRAの新分類基準は，旧基準に比べて感度に優れ，これによってより早期の診断が可能
- 一方で診断特異度（約70％）は低く誤診や過剰治療を招く可能性もあり
- 実臨床ではこれらの特徴を踏まえたうえで，適切な除外診断が必要
- 従来型の経口抗リウマチ薬に加え生物学的製剤，新しい低分子標的薬の登場により予後が大きく改善した

はじめに

　RA診断では，30年前から1987年に米国リウマチ学会（ACR）より発表されたRA分類基準（1987分類基準）が長い間使われてきた．この基準はすでに進行したRA患者のコホートから作成されたものであり，基準の項目に，骨びらんやリウマトイド結節など早期患者ではあまりみられない所見が入っていた．それゆえ発症早期の関節炎患者を対象とした研究では1987分類基準の診断感度の低さが指摘されていた．また，除外基準が含まれていないため，他疾患による関節炎がRAとして診断される可能性があること，日常臨床のなかでRAの診断に用いられている炎症反応や抗CCP抗体を欠く点なども合わせて，RA治療薬の進歩に合わせた新しい分類基準の作成が望まれていた．このため，米国リウマチ学会と欧州リウマチ学会（EULAR）の共同作業によって2010 ACR/EULAR新分類基準が発表された[1]．本稿では，この新分類基準の解説と，その有用性の検証に関する報告を概説し，新規治療薬についても簡単にご紹介する．

1. 2010 ACR/EULAR新分類基準

　表1に，2010 ACR/EULAR新分類基準を示す．この基準を用いる対象となるのは，RA以外の疾患で説明できない1カ所以上の（身体所見での）関節腫脹を認めている患者である．「RA以外の疾患」は年齢・性別・地域・人種などによって異なるため詳細は明記されていないが，全身性エリテマトーデス・乾癬性関節炎・痛風などを鑑別に含める．本邦における主な鑑別疾患については，日本リウマチ学会による鑑別疾患難易度別リスト（表2）が実地臨床に基づいており，非常に参考になる．

表1　2010 ACR/EULAR新基準

A. 腫脹または圧痛のある関節数（診察，MRI，超音波）	
大関節の1カ所	0
大関節の2〜10カ所	1
小関節の1〜3カ所	2
小関節の4〜10カ所	3
最低1つの小関節を含む11カ所以上	5
B. 血清反応	
RF，抗CCP抗体の両方が陰性	0
RF，抗CCP抗体のいずれかが低力価陽性	2
RF，抗CCP抗体のいずれかが高力価陽性	3
C. 炎症反応	
CRP，ESRの両方が正常	0
CRP，もしくはESRのいずれかが異常高値	1
D. 罹病期間	
6週未満	0
6週以上	1

文献2より引用

表2　新基準使用時のRA鑑別疾患難易度別リスト（案）

関節症状を主訴に受診する患者集団における頻度，RAとの症状・徴候の類似性，新分類基準スコア偽陽性の頻度などを総合して，新分類基準を用いる際にRAと鑑別すべき代表的疾患を鑑別難易度高・中・低の3群に分類した．疾患名は日本リウマチ学会専門医研修カリキュラムに準拠した．
鑑別難易度高：頻度もスコア偽陽性になる可能性も比較的高い
鑑別難易度中：頻度は中等または高いが，スコア偽陽性の可能性は比較的低い
鑑別難易度低：頻度もスコア偽陽性になる可能性も低い

鑑別難易度	
高	1. ウイルス感染に伴う関節炎（パルボウイルス，風疹ウイルスなど） 2. 全身性結合組織病（シェーグレン症候群，全身性エリテマトーデス，混合性結合組織病，皮膚筋炎・多発性筋炎，強皮症） 3. リウマチ性多発筋痛症 4. 乾癬性関節炎
中	1. 変形性関節症 2. 関節周囲の疾患（腱鞘炎，腱付着部炎，肩関節周囲炎，滑液包炎など） 3. 結晶誘発性関節炎（痛風，偽痛風など） 4. 血清反応陰性脊椎関節炎（反応性関節炎，掌蹠膿疱症性骨関節炎，強直性脊椎炎，炎症性腸疾患関連関節炎） 5. 全身性結合組織病（ベーチェット病，血管炎症候群，成人スチル病，結節性紅斑） 6. その他のリウマチ性疾患（回帰リウマチ，サルコイドーシス，RS3PEなど） 7. その他の疾患（更年期障害，線維筋痛症）
低	1. 感染に伴う関節炎（細菌性関節炎，結核性関節炎など） 2. 全身性結合組織病（リウマチ熱，再発性多発軟骨炎など） 3. 悪性腫瘍（腫瘍随伴症候群） 4. その他の疾患（アミロイドーシス，感染性心内膜炎，複合性局所疼痛症候群など）

文献3より引用

対象患者には，A.罹患関節，B.血清反応，C.炎症反応，D.罹病期間，の4項目をスコアリングし，その合計点数が6点以上であればRAと診断する．総点10点中の5点が関節症状，3点が免疫学的検査に割り振られている．すべての項目の重要性が均等に扱われていた1987分類基準に比べて，より重要な所見が重み付けされたスコアリングとなった．

罹患関節数を数えるうえで，変形性関節症で高頻度にみられる第1CMC関節，第1MTP関節および手足指DIP関節はカウントされない．また，罹患関節数カウント時の滑膜炎所見は身体所見以外に，画像所見（超音波，MRIなど）でも代用可能となった点も近年の画像診断における進歩を反映した結果といえる．

なお，この新基準は新規発症の関節炎患者を診断する目的で作成されているが，過去に遡って基準を満たす場合や，新分類基準を現在満たさなくてもすでにRAに典型的な骨びらんを認めている場合にもRAと診断可能となった．

■ A. 罹患関節

関節を，その大きさから大・小関節に2分し，おのおのの罹患関節数をカウントする．大関節には肩・肘・膝・足・股関節が含まれ，小関節にはPIP関節，母指のIP関節，第2～5MCP関節，手関節，足指ではPIP関節，IP関節，第2～5MTP関節が含まれる．ここではRAで高頻度にみられる小関節病変の方が高得点となる．また，「最低1カ所以上の小関節を含む11カ所以上の関節炎」における「11カ所以上の関節炎」には上記以外の関節（例：顎関節，胸鎖関節，肩鎖関節等）も含めてカウントする．

■ B. 血清反応

リウマトイド因子（RF）に加えて，新たに抗CCP抗体が加えられた．各施設基準の3倍以上の力価の陽性を高力価陽性，3倍未満の陽性を低力価陽性とする（例：抗CCP抗体異常基準値＞4.5 U/mLとした場合，13.5 U/mL以上を高力価陽性とする）．基本的にRFは定量検査が望ましいが定量検査ができない場合，定性検査での陽性を低力価陽性と見なす．早期RA患者ではいずれも陽性率40～50％で，ともに陰性の患者も約30％いるといわれているため陰性でもRAを否定することにはならない．

■ C. 炎症反応

新基準で新たに加えられた項目であり，CRPおよびESRが含まれる．各施設基準に照らしあわせて正常または異常で判定する．活動性の関節炎があっても炎症反応上昇がみられない場合も多く，陽性でも1点とウェイトは低くなっている．

■ D. 罹病期間

患者自身の報告による，関節炎症状が出現してからアセスメント時までの期間を用いる．6週間以上の場合のみ加点される．

2. 2010 ACR/EULAR新基準の検証

2010 ACR/EULAR新分類基準の発表後，実地臨床における有用性や影響に関するデータが文

表3 2010 ACR/EULAR新基準の検証に関する主な報告

	患者数(人)	罹病期間	フォロー	感度(%)	特異度(%)
Linden ら[4]	2,258	2年未満	DMARDs使用の有無を1年間,関節炎の持続を5年間	71〜84	60〜74
Kaneko ら[5]	313	中央値18週(1〜1,040週)	初診から診断まで	73.5	47.1
Varache ら[6]	270	1年未満	2年間	58	86
Britsemmer ら[7]	455	2年未満	最低1年間	85〜91	21〜50
Alves ら[8]	231	12カ月以内	1年間	69〜74	66〜72
Cader ら[9]	265	3カ月未満	18カ月間	62〜74	66〜78

DMARDs：disease modified anti-rheumatic-drugs（疾患修飾性抗リウマチ薬）

献・学会において活発に報告されている．表3に主な報告を示す．

新基準を用いて早期関節炎（発症1年〜2年以内）および極早期関節炎（発症3カ月以内）の診断を行った6つのコホート研究では，早期RAの58%〜91%，極早期RAの62%〜74%が新分類基準によって正しく診断されており，いずれの研究でもより早期から診断できることが示されている．しかし，一方で診断の特異度はそれぞれ47%〜86%および66%〜78%と低く，半数〜3分の1の患者がRAと誤診されていたという結果であり，他疾患の除外を慎重に行わなければ過剰な抗リウマチ薬投与を招く危険性が示唆されている．同様に，日本人の関節炎患者を対象として日本リウマチ学会主導による新分類基準の検証が行われ，第54回および第55回日本リウマチ学会総会・学術集会，第25回日本臨床リウマチ学会で発表された後，2011年9月に学会ホームページ上で報告書が発表された[3]．この研究では慶應早期関節炎コホート，長崎早期関節炎コホート，東京女子医科大学RA患者コホート（IORRAコホート），国立相模原病院RA患者コホート（SACRAコホート），REALコホートからのデータを集計し，早期関節炎におけるRA診断に対して感度73.5〜76.3%，特異度70.7〜71.4%，陽性尤度比2.6と良好な分類能が確認された．しかし同時に，RA以外の疾患でもスコアが6点以上になる症例が認められ，新分類基準を適用する前に，適切に他疾患を除外することの重要性も，海外からの報告と同様に報告されている．

3. 新規治療薬（生物学的製剤および低分子標的薬）

従来型の経口抗リウマチ薬は十分に症状が改善されたといえない患者が多いのも事実であった．そこで，1990年代に欧米で開発され1990年代後半に欧米で認可され，日本でも2003年に登場しリウマチの治療を大きく変えたのが生物学的製剤である．最新のバイオテクノロジー技術を駆使して開発された新しい薬で，生物が産生したタンパク質を利用してつくられているために"生物学的"製剤（バイオ）といわれている．

■ 新規治療薬の種類と効果

この薬の画期的な点は，RAによる炎症の進行に深く関係している，TNFαとインターロイキ

表4 RAに対する生物学的製剤・低分子標的薬（国内承認）

一般名	インフリキシマブ	エタネルセプト	アダリムマブ	ゴリムマブ	セルトリズマブ・ペゴル	トシリズマブ	アバタセプト	トファシチニブ
製品名®	レミケード®	エンブレル®	ヒュミラ®	シンポニー®	シムジア®	アクテムラ®	オレンシア®	ゼルヤンツ®
構造	抗TNFヒト/マウスキメラ抗体	TNF受容体：IgG1融合タンパク	完全ヒト型抗TNF抗体	ヒト型抗TNF抗体	ペグ化抗TNF抗体	抗IL-6受容体ヒト化抗体	IgG1：Fc＋CTLA-4	JAK阻害薬
標的	TNFα	TNFα, LTα	TNFα	TNFα	TNFα	膜型・可溶性IL-6受容体	抗原提示細胞 CD80/CD86	JAK1/2/3
半減期	8〜10日	3〜5.5日	〜14日	11.9〜12.6日	14日	5.5〜10日	10日	〜3時間
投与法	点滴静注	皮下注	皮下注	皮下注（自己注射不可）	皮下注	点滴静注 皮下注	点滴静注 皮下注	経口
使用量	3（〜10）mg/kg	(10〜)25 mg/50 mg	40 mg/80 mg	50 mg/100 mg	400 mg 0・2・4週 200 mg（400 mg）	8 mg/kg 162 mg	0.5 g/0.75 g/1 g 125 mg	5 mg 1日2回
使用間隔	(4〜)8週ごと	週2回/週1回	2週ごと	4週ごと	2週ごと（4週ごと）	4週ごと 2週ごと	4週ごと 週1回	連日
MTX併用	必須	推奨	推奨	単独	単独	単独	推奨	単独
適応認可（米国）	2003年7月（1999年）	2005年3月（1998年）	2008年6月（2002年）	2011年9月（2009年）	2012年12月（2009年）	2008年4月（2010年）	2010年9月（2005年）	2013年3月（2012年）
RA以外の適応	Behçet病による難治性ぶどう膜炎/乾癬/乾癬性関節炎/強直性脊椎炎/Crohn病/潰瘍性大腸炎	若年性特発性関節炎（多関節型）	乾癬/乾癬性関節炎/若年性特発性関節炎（多関節型）/強直性脊椎炎/Crohn病/潰瘍性大腸炎/腸管Behçet病			Castleman病/若年性特発性関節炎（全身型・多関節型）		

（2014年4月現在）

ン6とよばれる分子群をターゲットとしている点である．またこれらサイトカインを誘導するTリンパ球の働きを抑える薬剤もある．TNFαをブロックする薬剤には**インフリキシマブ（レミケード®）**，**エタネルセプト（エンブレル®）**，**アダリムマブ（ヒュミラ®）**，**セルトリズマブ ペゴル（シムジア®）**，**ゴリムマブ（シンポニー®）**の5剤が，インターロイキン6受容体をブロックする**トシリズマブ（アクテムラ®）**，T細胞をターゲットとする**アバタセプト（オレンシア®）**が国内で承認されている．また，経口剤でありながら炎症の細胞内シグナル伝達にかかわるJanus Kinase（JAK）を阻害し，生物学的製剤と同様の効果と副作用プロファイルを有する**トファシチニブ（ゼルヤンツ®）**も登場した．これらの治療（表4参照）により完全にリウマチが治った"完治"とは言えないが，関節の腫れや痛みがなくなり治ったのと同様の状態，いわゆる"寛解"といわれる状態を半数以上の患者で得られるようになった．

おわりに

　1987年基準同様，2010年基準も「診断」基準ではなく「分類」基準である．もちろん診断をする最高のガイドとはなるが，あくまで研究で一様なRA患者を分類する基準ということになっている．免疫抑制作用を有する新規治療薬の登場により患者の予後は大きく改善し，早期診断治療により骨びらん変形を抑制できる時代となった．しかし，診断時には鑑別診断を的確に行う必要があり，実臨床では上記分類基準の単純なスコアリングを行うのみではなく，前述のような長所・短所を熟知したうえで用いること，最終的な診断はあくまでも個々の臨床医の判断によることに留意する必要がある．

文献・参考文献

1) 「すぐに使えるリウマチ・膠原病診療マニュアル改訂版」（岸本暢将/編），羊土社，2015
2) Aletaha D, et al：2010 rheumatoid arthritis classification criteria：an American College of Rheumatology/European League Against Rheumatism collaborative initiative. Ann Rheum Dis, 69：1580-1588, 2010
3) 日本リウマチ学会：ACR/EULAR新分類基準の検証結果について新基準検証委員会報告書．2011 http://www.ryumachi-jp.com/info/news110913.pdf
4) van der Linden MP, et al：Classification of rheumatoid arthritis：comparison of the 1987 American College of Rheumatology criteria and the 2010 American College of Rheumatology/European League Against Rheumatism criteria. Arthritis Rheum, 63：37-42, 2011
5) Kaneko Y, et al：Sensitivity and specificity of 2010 rheumatoid arthritis classification criteria. Rheumatology (Oxford), 50：1268-1274, 2011
6) Varache S, et al：Diagnostic accuracy of ACR/EULAR 2010 criteria for rheumatoid arthritis in a 2-year cohort. J Rheumatol, 38：1250-1257, 2011
7) Britsemmer K, et al：Validation of the 2010 ACR/EULAR classification criteria for rheumatoid arthritis：slight improvement over the 1987 ACR criteria. Ann Rheum Dis, 70：1468-1470, 2011
8) Alves C, et al：Diagnostic performance of the ACR/EULAR 2010 criteria for rheumatoid arthritis and two diagnostic algorithms in an early arthritis clinic (REACH). Ann Rheum Dis, 70：1645-1647, 2011
9) Cader MZ, et al：Performance of the 2010 ACR/EULAR criteria for rheumatoid arthritis：comparison with 1987 ACR criteria in a very early synovitis cohort. Ann Rheum Dis, 70：949-955, 2011
10) 「関節リウマチの診かた，考えかたver.2」（岸本暢将，岡田正人/編著），中外医学社，2015

プロフィール

岸本暢将（Mitsumasa Kishimoto）
聖路加国際病院 Immuno-Rheumatology Center
卒後，沖縄県立中部病院，在沖縄米国海軍病院を経て，2001年よりハワイ大学内科レジデント，2004年よりニューヨーク大学リウマチ膠原病科フェロー，2006年から亀田総合病院リウマチ膠原病内科，2009年より現職．日本・米国内科専門医および日本・米国リウマチ科専門医　医学博士．
研修医の皆さん，今が肝心です．目標を定めて突き進んでいってください．私もエネルギーが許す限り研修医教育を熱く行っていきます！

索引 Index

数字

Ⅰ型アレルギー	129
1秒量	65
2010 ACR/EULAR新分類基準	298
Ⅲ音	274

欧文

A〜C

A–aDO$_2$	36
accelerated diagnostic protocol	172
ACTH単独欠損症	100
Addison病	94
A-DROP	219
AG	37, 165
akinesis	72
ALK融合遺伝子	110
ALP	83
ALT	80
Alvarado score	206
Alzheimer病	293
aneurythm	72
aPTT	152
Aspergillus	242
AST	80
A型肝炎	84
β$_2$アドレナリン受容体刺激薬	51
BASEL研究	271
BCG	286
β–D–グルカン	242
BE（base excess）	39
Behçet病	194
βhCG	110
BNP（Breathing Not Properly）研究	271
B型肝炎再活性化	23
Bモード	74
CA-125	112
Candida	242
CDI	208
CEA	108
Charcot3徴	83
Choosing Wisely®	22
CIAKI	258
CIN	257
CO	74
contrast induced AKI	258
contrast induced nephropathy	257
CRP	216, 280
Cryptococcus	242
C型肝炎	85

D〜I

D–dimer	152, 177
DDR	76
DIC	154
DSM–5	291
Duke'sクライテリア	232
dyskinesis	72
DXA	137
E/A比	76
E/E'	77
EF	74
EF slope	76
EGFR遺伝子変異	110
FDEIA	131
FDP	152
γGTP	83
Geckler分類	114
Gold Standard	205
Haemophilus influenzae	116
HCO$_3^-$	164
HDS-R	291
HEARTスコア	172
Helicobacter pylori	251
Henderson–Hasselbalchの式	164
HER2	110
HIV	125
HIVスクリーニング	24
hypertonic dehydration	60
hypokinesis	72
hypotonic dehydration	60
ICD	239
ICD-10	291
IFN-γ	286
IGRA	286
isotonic dehydration	60

K〜R

KRAS遺伝子変異	110
K濃度異常	50
LCZ696	274
MIC	115, 187
MMSE	291
Moraxella catarrhalis	116
MRSA	24
MSM	122
Mモード法	74
NAC	260
NASH	85
nephrogenic systemic fibrosis	261
normokinesis	72
NSF	261
N–アセチルシステイン	260
PaCO$_2$	164
PBC	86
PCT	280
PE	176
PERCルール	179
PID	123
PISP	115
PK/PD	146
Pneumocystis	242
preemptive therapy	245
PRSP	115
PSA	109, 227
PSC	86
Pseudomonas aeruginosa	116
PSSP	115
PT	151
QFT	287

RA	102, 219, 276, 298	
RAST検査	129	
RA鑑別疾患難易度別リスト	299	
RA分類基準（1987分類基準）	298	
remote ischemic preconditioning	261	
RF	101, 276, 300	

S〜Z

San Francisco syncope rule	223
scombroid poisoning	132
Simpson変法	74
SLE	194
SnNout	16
SpPin	16
STD	121
STI	121
Streptococcus pneumoniae	114
SV	74
TDM	145
TEE	236
Tei（total ejection isovolume）index	77
TIA	222
TIMIスコア	172
T-SPOT	287
TTE	235
TTF1	110
U.S. Preventive Services Task Force（USPSTF）	29
vegetation	237
VINDICATE	203
von Willebrand病	155
Well'sクライテリア	178
Zygomycetes	243

和文

あ行

アシデミア	164
アシドーシス	164
アナフィラキシー	130
アニオンギャップ	37, 165
アルカリホスファターゼ	83
アルカレミア	164
アルカローシス	164
アルコール性肝炎	85
アルツハイマー病	292
アルドステロン	51
アレルゲンコンポーネント	134
アンジオテンシン受容体-ネプリライシン阻害薬	274
胃MALTリンパ腫	251
萎縮性胃炎	253
一回拍出量	74
一過性脳虚血発作	222
インスリン	51
インスリン・ブドウ糖の静脈投与	55
インターフェロンγ遊離試験	286
院内感染対策	209
ウイルス性髄膜炎	193
植え込み型除細動器	239
うっ血肝	86
エピペン®	131

か行

潰瘍性病変	123
顎口虫症	193
喀痰培養	190
拡張能	75
確定診断 rule in	14
過剰診断	160
下垂体卒中	94
仮説形成	13
仮説検証	14
活性化部分トロンボプラスチン時間	152
活動性結核	287
カットオフ	109, 159
硝子円柱	200
顆粒円柱	200
肝機能障害	79
肝疾患	154
肝生検	81
関節リウマチ	102, 219, 276, 298
乾癬性関節炎	298
感染性心内膜炎	232
感度	204
広東住血線虫症	193
機械的合併症	232
偽性高カリウム血症	54
寄生虫性髄膜炎	193
偽痛風	218
急性B型肝炎	82, 84
急性膵炎	219
急性胆管炎	83
急性副腎不全	90
極端な異常値	162
起立性失神	222
緊急性がある	161
クオンティフェロン法	286
躯幹骨二重X線吸収法	137
駆出率	74
クラミジア	124
グラム染色	114, 186
クロストリジウム・ディフィシル	208
クロストリジウム・ディフィシル感染症	208
経胸壁心エコー	235
経口抗リウマチ薬	301
頸静脈怒張	274
経食道心エコー	236
劇症肝炎	82
血液ガス	35
血液培養	182, 184
血管炎症候群	101
血清浸透圧	42
血沈	220
血友病	154
検査異常値の定義	157
検査後確率	15
検査の性能	159
検査のフレーム	12
検査の目的	12
検査前確率	15, 270
原発性硬化性胆管炎	86
原発性胆汁性肝硬変	86
原発性中枢神経悪性リンパ腫	193
原発性副腎不全	93
抗CCP抗体	102, 276, 300
抗悪性腫瘍薬	194
抗核抗体	101
抗核抗体関連膠原病	101

項目	ページ
高カリウム血症	55
高カリウム血症の治療	56
高感度CRP	220
高感度トロポニン	172
抗凝固療法	153
口腔咽頭病変	123
好酸球	91
好酸球性髄膜炎	193
抗酸菌性髄膜炎	193
甲状腺機能検査異常	98
甲状腺機能検査結果の読み方	98
甲状腺機能検査のオーダー方法	98
甲状腺機能検査の適応	97
甲状腺機能亢進症	97
甲状腺機能低下症	97
甲状腺機能低下症のピットフォール	100
甲状腺ホルモン	51
甲状腺ホルモンの分泌調節機構	97
拘束性換気障害	65
酵素免疫測定法	210
高炭酸ガス血症	36
高張性脱水	60
高ナトリウム血症（高Na血症）	46
後負荷	74
抗リン脂質抗体症候群	155
呼吸性アシドーシス	164
コクシジオイデス症	193
骨転移	218
骨盤内感染症	123
骨密度	136
骨量	136
骨量測定	136
コロナイゼーション	183
混合性換気障害	65
コンタミネーション	183
コンポーネントRAST	134

さ行

項目	ページ
細菌性髄膜炎	193
最小発育阻止濃度	115, 187
最大dp/dt	75
左室内径短縮率	74
左室流入血流伝播速度	76
左室流入血流速波形	76
サルコイドーシス	194
酸塩基平衡	35, 51, 163
子宮頸管炎	123
事後確率	15
自己抗体	101
事前確率	15, 204
疾患のアウトカム	158
失神	222
脂肪肝	85
収縮能	73
重大な異常	161
重大な疾患が想定される	161
重炭酸溶液	259
腫瘍マーカー	108
循環容量減少	58
上皮円柱	200
静脈ガス	40
除外診断 rule out	14
食物アレルギー	129
食物依存性運動誘発アナフィラキシー	131
ショック肝	86
心エコー	232
腎外性K喪失	53
心筋梗塞	264
真菌性髄膜炎	193
神経調節性失神	222
心血管性失神	222
進行性に増悪する	162
腎実質性疾患	198
腎性K喪失	53
腎性全身性線維症	261
迅速ACTH負荷試験	93
迅速ウレアーゼ試験	251
診断特性	15
診断予測ルール	203
心電図	180
浸透圧	59
心拍出量	74
心房細動	272
随時採血コルチゾール	92
スクリーニング	27
スパイロメトリー	64
性感染症	121
脆弱性骨折	137
精巣上体炎	123
生物学的製剤	301
生理食塩水	259
赤血球円柱	200
赤血球沈降速度	220
セレスタミン®	91
潜在性結核	288
潜在性甲状腺機能亢進症	98
潜在性甲状腺機能低下症	98
全身性エリテマトーデス	298
全身の状態をあらわす指標	18
前負荷	73
前立腺癌	227
前立腺特異抗原	227
前立腺肥大症	228
造影CT	176
造影剤起因急性腎障害	258
造影剤腎症	257
造影ヘリカルCT	176
臓器（疾患）特異的な指標	18
早朝採血コルチゾール	93
僧帽弁前尖拡張期後退速度	76
塞栓症	237
続発性副腎不全	94

た行

項目	ページ
代謝性アシドーシス	37, 163
大動脈解離	155
大動脈弁閉鎖不全症	239
体内総水分量	59
脱水	58
断層法	74
単独ACTH欠損症	94
張度	42
治療効果の指標	18
痛風	298
ツベルクリン反応	286
低アルドステロン症	54
低カリウム血症	50, 54
低血糖	91
低張性脱水	60
低張性低Na血症	43

低ナトリウム血症（低 Na 血症）
　　……………………………… 41, 91
低分子標的薬 ……………………… 302
低マグネシウム血症 ………………… 55
電撃性肺水腫 ……………………… 272
伝染性単核球症 …………………… 86
等張性脱水 ………………………… 60
動脈硬化 …………………………… 220
特異度 ……………………………… 204
トラフ値 …………………………… 146
トロポニン ………………………… 264

な行

乳酸アシドーシス ………………… 168
尿円柱 ……………………………… 198
尿浸透圧 …………………………… 44
尿素呼気試験 ……………………… 251
尿中 ………………………………… 247
尿中 Na 濃度 ……………………… 45
尿道炎 ……………………………… 123
認知機能の低下 …………………… 291

は行

%FS ………………………………… 74
肺炎 ………………………………… 219
肺炎球菌 …………………………… 247
バイオマーカー …………………… 112
肺気量分画 ………………………… 65
肺血栓塞栓症 ……………………… 176
肺静脈血流速波形 ………………… 76

肺塞栓 ……………………………… 272
梅毒 ………………………………… 124
曝露後精査 ………………………… 289
はずれ値 …………………………… 157
白血球円柱 ………………………… 200
パラコクシジオイデス症 ………… 193
非Ⅰ型アレルギー ………………… 129
ピーク値 …………………………… 146
非ステロイド系抗炎症薬 ………… 194
ヒストプラズマ症 ………………… 193
フィブリノゲン …………………… 152
フィブリン/フィブリノゲン分解産物
　……………………………………… 152
副腎クリーゼ ……………………… 90
副腎不全 …………………………… 90
副腎不全の見逃しパターン ……… 92
ブリック検査 ……………………… 129
フローボリューム曲線 …………… 64
プロカルシトニン ………………… 280
プロトロンビン時間 ……………… 151
ベイズ理論 ………………………… 24
閉塞性換気障害 …………………… 65
ペースメーカ ……………………… 239
ヘパリン …………………………… 153
ヘルペス髄膜炎 …………………… 193
ヘルペス脳炎 ……………………… 193
変形性関節症 ……………………… 299

ま行

見逃し ……………………………… 160

無菌性髄膜炎 ……………………… 192
メタアナリシス …………………… 205
モラレ髄膜炎 ……………………… 193

や行

薬剤性肝障害 ……………………… 87
薬剤性失神 ………………………… 222
尤度比 ……………………………… 204
有病率 ……………………………… 204
陽イオン交換樹脂 ………………… 55
予期していなかった異常値 ……… 161

ら行

ライム病 …………………………… 193
ラテント癌 ………………………… 228
リードタイムバイアス …………… 33
リウマチ因子（リウマトイド因子）
　………………………… 101, 276, 300
リウマチ膠原病疾患 ……………… 101
リウマチ性多発筋痛症候群 ……… 218
リケッチア感染症 ………………… 193
リステリア ………………………… 193
緑膿菌 ……………………………… 116
淋菌 ………………………………… 124
レジオネラ ………………………… 247
レングスバイアス ………………… 29
蝋様円柱 …………………………… 200

わ行

ワルファリン ……………………… 153

執筆者一覧

■編集
野口善令	名古屋第二赤十字病院 総合内科

■執筆（掲載順）

野口善令	名古屋第二赤十字病院 総合内科
朽谷健太郎	京都大学大学院医学研究科 社会健康医学系専攻 医療疫学分野
山本舜悟	神戸大学医学部附属病院 感染症内科
早川　仁	自治医科大学附属さいたま医療センター 血液科
神田善伸	自治医科大学附属病院・附属さいたま医療センター 血液科
南郷栄秀	東京北医療センター 総合診療科
前川道隆	豊橋市民病院 腎臓内科
山中克郎	諏訪中央病院 総合診療科
黒田浩一	亀田総合病院感染症科
小出滋久	藤田保健衛生大学病院 腎臓内科
徳田安春	JCHO本部総合診療顧問
杉本幸弘	社会医療法人青洲会 福岡青洲会病院 呼吸器内科
小形幸代	自治医科大学 循環器内科学部門 兼 臨床検査医学
谷口信行	自治医科大学 臨床検査医学
横江正道	名古屋第二赤十字病院 総合内科
脇坂達郎	国立病院機構名古屋医療センター 総合内科
田中和豊	済生会福岡総合病院 臨床教育部・総合診療部
中西研輔	沖縄県立北部病院 内科
金城光代	沖縄県立中部病院 総合内科・リウマチ膠原病科
堀之内秀仁	国立がん研究センター中央病院 呼吸器内科
	国立がん研究センター人材育成センター
平島　修	徳洲会奄美ブロック総合診療研修センター
藤本卓司	田附興風会医学研究所 北野病院 総合内科
星　哲哉	手稲家庭医療クリニック
続木康伸	札幌徳洲会病院 小児科・アレルギー科
陶山恭博	JR東京総合病院 リウマチ膠原病科
岡田正人	聖路加国際病院 Immuno-Rheumatology Center
木村万希子	東京都立大塚病院
望月敬浩	静岡県立静岡がんセンター 薬剤部
大曲貴夫	国立国際医療研究センター病院 国際感染症センター，国際診療部
末松篤樹	名古屋第二赤十字病院 総合内科
加藤之紀	大津市民病院 救急，集中治療科
川村正太郎	一宮西病院 救急科
林　寛之	福井大学医学部附属病院 総合診療部
大野博司	洛和会音羽病院 ICU/CCU
大路　剛	神戸大学大学院医学系研究科 微生物感染症学講座 感染治療学分野
	神戸大学都市安全研究センター リスクマネジメント分野
福間真悟	京都大学大学院医学研究科 医療疫学分野
竹島太郎	自治医科大学地域医療学センター 地域医療学部門，附属病院総合診療内科
本村和久	沖縄県立中部病院 総合診療科
東　秀律	武蔵野赤十字病院 救命救急科
宮田靖志	愛知医科大学 医学教育センター
吉田路加	大垣市民病院 循環器内科
上田晃弘	東海大学医学部付属病院 総合内科
島田利彦	草津総合病院 総合診療科
小林健二	亀田京橋クリニック 消化器内科
小丸陽平	東京大学医学部附属病院 救急部集中治療部／腎臓内分泌内科
	湘南鎌倉総合病院 腎免疫血管内科
土井研人	東京大学医学部附属病院 救急部集中治療部
佐藤幸人	兵庫県立尼崎総合医療センター 循環器内科
庄司　聡	武蔵野赤十字病院 循環器科
香坂　俊	慶應義塾大学 循環器内科
西村邦宏	藤田保健衛生大学
	国立循環器病研究センター循環器病統合情報センター統計解析室
内田大介	稲城市立病院 腎臓内科
岩田健太郎	神戸大学医学部附属病院 感染症内科
大倉敬之	神戸大学医学部附属病院 感染症内科
河合　真	スタンフォード大学 睡眠医学センター
岸本暢将	聖路加国際病院 Immuno-Rheumatology Center

編者プロフィール

野口善令（Yoshinori Noguchi）

1957年	愛知県生まれ
1982年	名古屋市立大学卒業
	大学病院，市中病院で，内科研修，内科勤務医を10年間
1993年	Beth Israel Medical Center, NY レジデント
1995年	New England-Tufts Medical Center, Boston フェロー
1997年	京都大学医学部附属病院総合診療部　助手
2004年	藤田保健衛生大学医学部一般内科　助教授
2006年	名古屋第二赤十字病院総合内科　部長
2014年	名古屋第二赤十字病院　副院長 兼 総合内科部長

［学会資格］
日本内科学会総合内科専門医，日本プライマリ・ケア連合学会プライマリ・ケア認定医，米国内科専門医，医学博士，Master of Public Health Harvard School of Public Health

急性期型市中病院の救急外来，一般外来，急性期病棟を活動の場としています．どうやって診断に至るかその考え方を判りやすく他人に教えることに情熱をそそいでいます．いままで暗黙知であった診断の思考プロセスを言語化して他人に教えられる形でまとめることに一番興味があります．
この増刊号が，研修医の先生方の診断にまつわる不安を少しでも軽減することができれば幸いです．

レジデントノート　Vol.18　No.8（増刊）

もっと診断に直結する！検査の選び方、活かし方 Update

臨床の疑問を解決し、賢く検査を使いこなす！

編集／野口善令

レジデントノート増刊

Vol. 18　No. 8　2016〔通巻228号〕
2016年8月10日発行　第18巻　第8号
ISBN978-4-7581-1573-5
定価　本体4,500円＋税（送料実費別途）

年間購読料
　24,000円＋税（通常号12冊，送料弊社負担）
　51,000円＋税（通常号12冊，増刊6冊，送料弊社負担）
郵便振替　00130-3-38674

© YODOSHA CO., LTD. 2016
Printed in Japan

発行人　一戸裕子
発行所　株式会社 羊土社
　〒101-0052
　東京都千代田区神田小川町2-5-1
　TEL　03（5282）1211
　FAX　03（5282）1212
　E-mail　eigyo@yodosha.co.jp
　URL　www.yodosha.co.jp/

装幀　野崎一人
印刷所　広研印刷株式会社
広告申込　羊土社営業部までお問い合わせ下さい．

本誌に掲載する著作物の複製権・上映権・譲渡権・公衆送信権（送信可能化権を含む）は（株）羊土社が保有します．
本誌を無断で複製する行為（コピー，スキャン，デジタルデータ化など）は，著作権法上での限られた例外（「私的使用のための複製」など）を除き禁じられています．研究活動，診療を含み業務上使用する目的で上記の行為を行うことは大学，病院，企業などにおける内部的な利用であっても，私的使用には該当せず，違法です．また私的使用のためであっても，代行業者等の第三者に依頼して上記の行為を行うことは違法となります．

JCOPY ＜（社）出版者著作権管理機構　委託出版物＞
本誌の無断複写は著作権法上での例外を除き禁じられています．複写される場合は，そのつど事前に，（社）出版者著作権管理機構（TEL 03-3513-6969，FAX 03-3513-6979，e-mail：info@jcopy.or.jp）の許諾を得てください．

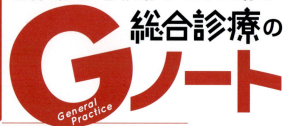

増刊 レジデントノート バックナンバー

☐ 年6冊発行　☐ B5判　☐ 定価(本体4,500円+税)

Vol.18 No.5　増刊（2016年6月発行）
内科の視点で診る
手術前後の入院患者管理
編集／小林裕幸，五十野博基

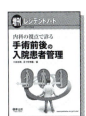

☐ ISBN978-4-7581-1570-4

Vol.18 No.2　増刊（2016年4月発行）
あらゆる場面で自信がもてる！
輸液療法 はじめの一歩
基本知識と状況に応じた考え方、ピットフォール
編集／石丸裕康

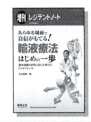

☐ ISBN978-4-7581-1567-4

Vol.17 No.17　増刊（2016年2月発行）
栄養療法がわかる！できる！
プレゼンのカリスマから学ぶ基本知識と症例問題で身につく実践力で、治療がグッとうまくいく！
編集／泉野浩生

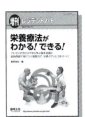

☐ ISBN978-4-7581-1564-3

Vol.17 No.14　増刊（2015年12月発行）
皮膚診療ができる！
診断と治療の公式44
外来でも病棟でも一瞬で答えにたどりつく、虎の巻・龍の巻！
編集／梅林芳弘

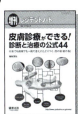

☐ ISBN978-4-7581-1561-2

Vol.17 No.11　増刊（2015年10月発行）
整形外科の基本
救急での診察・処置に自身がつく！
編集／高橋正明

☐ ISBN978-4-7581-1558-2

Vol.17 No.8　増刊（2015年8月発行）
呼吸器診療の疑問、これでスッキリ解決！
みんなが困る検査・手技、鑑別診断、治療のコツを教えます
編集／羽白 高

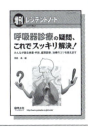

☐ ISBN978-4-7581-1555-1

Vol.17 No.5　増刊（2015年6月発行）
救急エコースキルアップ塾
正確にサッと描出し、患者状態をパッと診るワザを伝授！
編集／鈴木昭広，松坂 俊

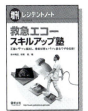

☐ ISBN978-4-7581-1552-0

Vol.17 No.2　増刊（2015年4月発行）
新・日常診療での薬の選び方・使い方
日頃の疑問をズバッと解決！
編集／本村和久，徳田安春，岸本暢将，堀之内秀仁，本田 仁

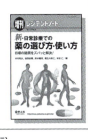

☐ ISBN978-4-7581-1549-0

Vol.16 No.17　増刊（2015年2月発行）
糖尿病診療でみんなが困る疑問を集めました。
血糖コントロールがうまくいくコツ
編集／坂根直樹

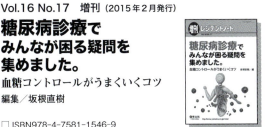

☐ ISBN978-4-7581-1546-9

Vol.16 No.14　増刊（2014年12月発行）
90疾患の臨床推論！
診断の決め手を各科専門医が教えます
編集／大西弘高，福士元春，木村琢磨

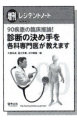

☐ ISBN978-4-7581-1543-8

発行　羊土社 YODOSHA　〒101-0052　東京都千代田区神田小川町2-5-1　TEL 03(5282)1211　FAX 03(5282)1212
E-mail：eigyo@yodosha.co.jp
URL：www.yodosha.co.jp/

ご注文は最寄りの書店，または小社営業部まで

羊土社のオススメ書籍

診断に自信がつく 検査値の読み方 教えます！
異常値に惑わされない
病態生理と検査特性の理解

野口善令／編

異常値は何を意味しているのか，どう解釈するのか，代表的な検査を病態生理から解説し，診断に結びつける考え方を伝授！豊富なイラストやフローチャートでイメージしやすく，診断までの流れを示した症例も充実！

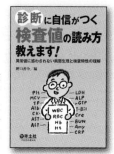

- 定価（本体3,600円＋税）　■ A5判
- 318頁　■ ISBN 978-4-7581-1743-2

研修医のための 臨床検査・病理 超マニュアル
適切に検査をオーダーし，結果を正しく解釈するための，必須ポイントが身に付く！

小倉加奈子，三宅紀子，小栗豊子／著

臨床検査と病理検査をこの1冊で総合的に身につけられる！各検査の考え方や適切なオーダー法，結果の正しい解釈法などについて，本当に必要な知識を厳選．カラー写真が満載なので，アトラスとしても使える！

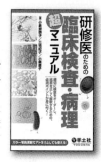

- 定価（本体3,800円＋税）　■ B6変型判
- 383頁　■ ISBN 978-4-7581-1736-4

主訴から攻める 心電図
異常波形を予測し，
緊急症例の診断に迫る！

渡瀬剛人／編
EM Alliance教育班／著

どのような主訴・症状の患者さんに心電図をとるべきか？どのような所見を予想して心電図を読むのか？患者さんを前にした医師に必要な思考プロセスを解説．豊富な症例で，多様なパターンの心電図を読む力が身につく！

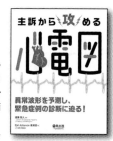

- 定価（本体3,800円＋税）　■ A4変型判
- 198頁　■ ISBN 978-4-7581-0755-6

トライアングルモデルで身につける 感染症診療の考え「型」
"患者背景からPitfall，今後のマネジメントまで"
デキる医師の思考プロセス完全版

佐田竜一／編

「トライアングルモデル」を使えば感染症診療の基本となる考え方が身につく！患者背景からPitfall，治療後のマネジメントまでを見やすく，丸ごと解説．この1冊で，見逃しのない感染症診療ができる！

- 定価（本体3,800円＋税）　■ B5判
- 198頁　■ ISBN 978-4-7581-1789-0

発行　羊土社 YODOSHA
〒101-0052　東京都千代田区神田小川町2-5-1　TEL 03(5282)1211　FAX 03(5282)1212
E-mail：eigyo@yodosha.co.jp
URL：www.yodosha.co.jp/

ご注文は最寄りの書店，または小社営業部まで